感染性疾病临床剖析

刘　磊　范大平　程　昱◎主编

中国纺织出版社有限公司

图书在版编目（CIP）数据

感染性疾病临床剖析 / 刘磊，范大平，程昱主编
. -- 北京 ：中国纺织出版社有限公司，2021. 4
ISBN 978-7-5180-7761-8

Ⅰ. ①感… Ⅱ. ①刘… ①范… ①程… Ⅲ. ①呼吸系统疾病－防治 Ⅳ. ①R56

中国版本图书馆 CIP 数据核字（2020）第 153902 号

责任编辑：武洋洋　　责任校对：高　涵　　责任印制：储志伟

中国纺织出版社有限公司出版发行
地址：北京市朝阳区百子湾东里 A407 号楼　邮政编码：100124
销售电话：010—67004422　传真：010—87155801
http://www.c-textilep.com
官方微博 http://weibo.com/2119887771
北京市密东印刷有限公司印刷　各地新华书店经销
2021 年 4 月第 1 版第 1 次印刷
开本：787×1092　1/16　印张：15
字数：220 千字　定价：65.00 元

前 言

感染性疾病简称为感染病，是由病原微生物感染所致疾病，包括传染病和非传染性感染病。人类对此类疾病的认识最早可追溯到中世纪。但直到1683年，荷兰人列文·虎克首次在显微镜下发现“细菌”，人类才开始有能力去认识此类疾病。随后，经过法国的巴斯德、德国的科赫等科学家的不断努力，人们对致病微生物的研究逐渐深入，对治疗致病微生物药物的需求也日益增长。早在唐朝，中国的裁缝就发现长有绿毛的糨糊有助于被剪刀划破的伤口的愈合；1928年，英国的弗莱明偶然间发现青霉素，为人类抵抗感染性疾病提供了有力的武器，直到今天，青霉素及其衍生物仍是治疗感染性疾病的一线药物。

感染科是大内科的重要组成部分，是一门重点研究各种感染病的病原、发病机制、临床表现、诊断和治疗以及疾病预后的学科，同时兼顾流行病学和预防。因此，感染科医师应具有扎实的内科学基础的同时，还需掌握感染病与其他各临床科室具有相似临床表现的疾病的诊断与鉴别诊断，形成具有严密逻辑性的临床思维。

本书共分七章，将对感染性疾病的临床知识进行剖析。第一章是对感染性疾病的概述，重点阐述感染性疾病的临床诊断、流行病学、疾病特征、预防和控制原则。第二章是对感染性疾病临床症候群的说明，具体包括感染与发热、感染与出疹、感染与出血、败血症、感染性休克。第三章是对病毒性肝炎的临床剖析，主要从肝炎的病原病因学、肝炎的发病机制、病毒性肝炎的临床表现、病毒性肝炎的临床诊断进行阐述。第四章是对常用抗感染药物及临床应用的分析，主要包括抗病毒药物、抗菌药物、抗真菌药物、抗结核药物、抗寄生虫药物、糖皮质激素、抗感染药物的临床应用。第五章是对社区获得性肺炎、医院获得性肺炎、侵袭性真菌感染、急性肾盂肾炎、下尿路感染、胆道感染、阑尾炎、腹腔感染八种常见感染性疾病的发病机制与临床治疗进行分析。第六章则从感染性疾病的四大类型病毒性感染、螺旋体感染、细菌性疾病、立克次体感染入手，对感染性疾病的治疗方法进行叙述。第七章是对感染性疾病临床操作技术的介绍，具体包括腹腔穿刺术、胸腔穿刺术、骨髓穿刺（活检）术、腰椎穿刺术、肝脏穿刺活检术、肝脏穿刺抽脓术、导尿术、淋巴结穿刺术、淋巴结活检术、股静脉置管术、胃管插入术、结核菌素试验。

本书在编写过程中参考了许多相关专业的著作与文献资料，也得到了许多一线医护人员的支持和帮助，在此郑重地表示感谢。限于编者水平，书中难免有错漏之处，欢迎读者指正。

作者

2020 年 7 月

目　录

第一章　感染性疾病概述

感染性疾病（infectious diseases）是人体感染病原体（pathogens）所引起的一类疾病，包括传染病（communicable diseases）和非传染性感染病（noncommunicable infectious diseases）。病原体是指感染人体后可导致疾病的微生物和寄生虫。传染病是由病毒、支原体、立克次体、细菌、真菌、螺旋体等病原微生物，以及原虫、蠕虫、医学昆虫等寄生虫感染人体引起的有传染性、在一定条件下可造成流行的疾病。感染性疾病临床表现多样，可表现为隐性感染、显性感染、病原携带状态或潜伏性感染等多种形式。虽然经典传染病发病率已大幅下降，感染病在我国已不再是引起死亡的首要原因，但感染病流行形势仍然相当严峻。尤其值得重视的是，一些基本控制的传染病重燃，新发感染病（emerging infectious diseases，EID）还可能随时流入，以及已经存在流行的新感染病尚未被认知等，感染病的防治研究，任重道远。

第一节　感染性疾病的临床诊断

感染病与其他疾病的诊断（diagnosis）要素基本相似，特殊性在于其有相应的病原体才能确诊。及早正确诊断，可给疾病的有效治疗和预防控制提供依据。

一、流行病学资料

流行病学资料（epidemiological data）包括发病季节，地区，患者年龄、性别、职业，接触史，家庭或单位有无类似发病情况，旅居地区史等。

（一）地区性

有些感染病呈世界性分布，如流行性感冒等；另一些则有严格的地区性（localization），如日本血吸虫病流行于我国长江流域及其以南地区，与中间宿主钉螺的存在有关；登革热主要流行于我国的广东、广西、海南、台湾地区。因此，了解自然疫源地、地方性感染病的分布，对诊断十分重要。

（二）季节性

肠道感染病主要在夏秋季流行；呼吸道感染病主要发生在冬春季；虫媒感染病易在夏季高发，如乙型脑炎季节性就非常明显，每年7、8、9三个月高发等。

（三）患者特征

各种感染病好发人群的分布与性别、年龄、职业等有关。血吸虫病多见于农民、渔民；布鲁杆菌病常见于牧民；森林脑炎以林业工人居多；儿童手部卫生差，肠道感染居多。

（四）预防接种史

有些疾病在疫苗全程正规接种后发病的可能性小，如白喉等；有些疫苗的免疫效果不持久，如霍乱疫苗即使接种仍有发病可能；有些疫苗具有型特异性，多种血清型无交叉免疫，如流感疫苗接种后仍可发生其他型别感染等。

二、临床资料

临床症状与体征是诊断的重要线索。全面准确的临床资料来源于翔实的病史采集和细致的查体及病情的发展变化。

（一）详实采集病史

翔实的病史采集（detailed history taking）包括：询问起病诱因及发病时间，了解起病缓急，有无前驱症状，所有症状的起始时间、程度、性质及演变过程。尤其要明确症状之间的主次关系，对疾病诊断有重要参考价值。如以发热起病者，应询问开始时间、发热程度和变化规律，是否伴随恶寒、寒战、出汗，及其程度等；如以腹泻为主者，了解大便的次数、性状，是否伴有里急后重等；如以出疹为主者，了解出疹的时间、部位、顺序及伴随症状等。

（二）全面、细致体格检查

体格检查（physical examination）对诊断至关重要。要详细描述阳性体征，以及有鉴别诊断价值的阴性体征。重视对诊断有特征性的体征，如麻疹早期的科氏斑，流行性腮腺炎发热伴单侧或双侧腮腺非化脓性肿痛等。某些体征一旦出现异常则需高度怀疑某种感染病，如肾综合征出血热患者发热，伴颜面、颈、上胸部充血潮红，头痛、腰痛、眼眶痛，腋下有搔抓样出血点等。另外，腹泻、脱水等一般性体征对某些感染病诊断有参考意义。

（三）病情发展的特点

感染病的病程发展有一定规律性，密切动态观察临床变化及病情演变经过，对于确诊有重大意义。如间日出现“寒战—高热—大汗”虽不是疟疾所特有，但结合流行病学史对诊断间日疟疾有重要价值。

不同病原体，或非感染病侵犯同一系统、器官时也可有相似临床表现。如多种病毒引起的中枢神经系统感染均可有发热、头痛、呕吐等；多种病原体引起肠道感染均可腹泻等；溃疡性结肠炎、结肠癌等均可引起脓血便等。

三、实验室检查及其他检查

（一）一般检查

1. 血常规

细菌感染白细胞总数和中性粒细胞比例异常增高；白细胞正常或减少可见于伤寒及病毒性感染；传染性单核细胞增多症常出现变异淋巴细胞；急性寄生虫病嗜酸性粒细胞常增多。

2. 尿常规

泌尿系感染者尿液检测有重要意义；肾综合征出血热尿中有蛋白、红细胞，尤其出现膜状物有较特异性意义；胆红素、尿胆原的检测有助于黄疸的鉴别。

3. 粪常规

感染性腹泻粪便可检见红细胞、白细胞、脓细胞及吞噬细胞；病毒所致腹泻以粪便形态异常为主；粪便检出寄生虫卵可确诊肠道寄生虫病。

4. 生化检查

可以初步判定感染主要累及器官及损伤程度，评价病原体及产物对机体的影响。

（二）病原学检查

1. 直接显微镜检查

（1）直接镜检（direct microscopic examination）：包括粪便、血液、阴道分泌物、尿液等的细菌和脓细胞及寄生虫检测，如大便查见白色假丝酵母菌菌丝等。无菌部位查见细菌具有诊断价值。

（2）涂片染色镜检（smear staining）：革兰染色可区分革兰阳性或阴性细菌。多用于无菌体液（脑脊液、腹水、胸水），痰标本，皮疹、脓液及尿液标本检测，如脑脊液和皮肤瘀点刺破涂片染色镜检可查见病原体等。

2. **病原体分离与培养（isolation and culture of pathogens）**

是感染病确诊的依据。多数病原体可从临床标本（血液、骨髓、体液等）中培养分离鉴定获得。培养基种类可根据不同病原体加以选用。

（三）免疫学检查

应用已知抗原或抗体，检测血清或体液中相应抗体或抗原，是最常用的免疫学检查（immunological tests）方法。

1. **特异性抗体检测**

又称血清学检查（serological tests）。由于免疫学技术的发展，血清学诊断方法不断推陈出新，目前检测方法较多，可分为以下几种：

（1）凝集试验（agglutination test）：直接凝集指细菌、螺旋体等颗粒抗原，在适当条件下直接与相应抗体结合出现的凝集现象，如肥达反应、外斐反应等；间接凝集试验是将病原体的可溶性抗原吸附于红细胞或其他载体上，后再与相应抗体（患者血清）发生凝集，又称为被动凝集试验，可用于某些寄生虫及病毒感染的诊断。

（2）补体结合试验（complement fixation test）：根据抗原抗体复合物可结合补体而抑制溶血反应的原理实施的试验，用于诊断病毒感染。

（3）中和试验（neutralization test）：将标本加入组织培养板或注入鸡胚、动物体内，检测标本中有无抗体减低或抑制病毒的致病力。

（4）放射免疫测定（radioimmunoassay）：利用放射性同位素标记抗原与非标记抗原对相应抗体竞争性结合，检测标本中抗体的含量。此法灵敏度高，但受放射性核素衰变影响，定量检测有局限性。

（5）酶联免疫吸附试验（enzyme linked immunosorbent assay，ELISA）：将有显示系统的酶联结于特异抗体，然后与被检标本作用，如有相应抗原，与酶联结抗体结合后，加底物产生显色反应。ELISA 已演变成许多种方法，广泛用于各种感染病的诊断。

（6）蛋白印迹法（western blotting）：指将微生物蛋白用十二烷基硫酸钠聚丙烯酰胺凝胶电泳分离，并转移至硝酸纤维膜，膜上的蛋白条带与稀释后的患者血清相互作用，其特异性的抗体与蛋白结合，可用酶标的抗体检出。

2. **抗原检测**

用于抗体检测的免疫学试验方法均可用抗原检测。另外尚有皮肤试验（如囊虫皮肤试验等）、T 细胞亚群检测等。

（四）分子生物学技术

分子生物学技术（molecular biology techniques）具有特异性强、灵敏性高的优点。目前常用于下列技术，使细菌及病毒的鉴定、耐药基因检测、分子流行病学调查更加准确、简便、快速。

1. **聚合酶链反应（polymerase chain reaction，PCR）**

是利用 DNA 半保留复制及碱基互补配对原则，以 DNA 片段为模板，在体外扩增出大量需要的 DNA 序列，再经产物的大小、测序及分子杂交等多种方法检测。如不同的核酸扩增技术（nucleic acid amplification technique，NAAT）、基因芯片（gene chip）技术、分子扩增方法（molecular amplification method）应用等，对病毒（如 HIV、HBV）感染的诊断、基因分型，以及 HIV、HBV、HCV 抗病毒疗效评价均有重要意义。

2. **限制性片段长度多态性分析（restriction fragment length polymorphism，RFLP）**

其原理是基于限制性核酸内切酶消化核酸及标记的 DNA 探针能与任何序列相似的片段杂交，经片段长度的变异检测多态性。目前，在诊断病原微生物上运用最多的是 PCR RFLP，该法采用 PCR 扩增特异性基因组序列，然后将扩增的序列为模板进行 RFLP 技术分析，常用于病原体量少或难以培养的检测鉴定。如 HBV 病毒变异位点可采用特异性 PCR RFLP 检测，为后续抗病毒治疗提供依据。

（五）其他检查

1. **内镜检查（endoscopy examination）**

乙状结肠镜和纤维结肠镜常用于诊断及鉴别慢性腹泻；腹腔镜可检查肝胆病变；纤维胃镜可确定肝硬化食管静脉曲张与出血等。

2. **影像检查（imaging examination）**

超声可协助诊断阿米巴肝脓肿；X 线检查有助于诊断肺吸虫病，伤寒肠穿孔及其鉴别；计算机断层扫描（CT）和磁共振（MRI）对化脓性脑膜炎并脑脓肿及脑囊虫病等有一定诊断价值。

3. **活体组织病理检查（living tissue pathologg examination）**

肝穿刺组织、直肠黏膜活检等均可行病理检查。某些疾病的局部组织活检可行病理诊断，如旋毛虫病、肺吸虫病，发热待查肿大的淋巴结等；某些侵袭性真菌病确诊也有赖于活体组织检查等。

第二节　感染性疾病的流行病学

感染病的流行病学（epidemiology of infectious diseases）是现代流行病学的重要组成部分。感染病在人群中发生、传播和终止的过程即为感染病的流行过程。感染病在人群中的传播必须具备感染源、感染途径和易感人群三个基本条件。感染病流行各个环节之间的相互作用受到生产、生活中所处条件的影响，即自然因素和社会因素的影响。如能切断任何一个环节，则感染病的流行可以不发生或可以终止。

一、流行过程的基本条件

（一）感染源

病原体在体内生长繁殖并能将其排出体外的人和动物即为感染源（source of infection）。主要为患者、隐性感染者、病原携带者和受感染动物。

1. 患者

多数感染患者是重要的感染源。通常临床症状期感染性大，因这时排出病原体数量多。病愈后病原也随着消失，如麻疹、急性细菌性痢疾等。某些感染病在潜伏期即具有感染性，如甲型肝炎等。急性患者及其症状（如咳嗽、呕吐、腹泻等）而促进病原体的播散；慢性患者可长期污染环境；轻型患者数量多，且症状轻而不易被发现等，均具有重要的流行病学意义。

2. 病原携带者

无临床症状而能排出病原体的个体称为病原携带者（pathogen carriers），是重要的感染源。按病原携带时间可分为潜伏期病原携带者、病后病原携带者和健康病原携带者。后两者称为暂时病原携带者，超出 3 个月为慢性病原携带者。病原携带者作为感染源的意义取决于排出病原体的数量、携带时间、携带者的职业、人群生活环境和卫生习惯等。

3. 隐性感染者

在某些感染病，如流行性脑脊髓膜炎、脊髓灰质炎等，隐性感染者是重要的感染源。隐性感染虽无临床症状，但体内有病原生物滋生繁殖，并可经一定途径排出体外。

4. 受感染动物

作为感染源的动物即为受感染动物（infected animals），以啮齿类最重要，其次是家畜家禽。有些动物本身发病，如狂犬病、鼠疫等；有些动物不发病，为带病原状态，如地方性斑疹伤寒等。

（二）感染途径

病原体从感染源排出后再侵入其他易感者所经过的途径称为传播途径（route of transmission）。各种感染病有各自的传播途径。

1. 呼吸道传播

也称空气传播（airborne transmission）。包括飞沫、尘埃等传播，主要见于以呼吸道为进入门户的感染病，如百日咳等。当患者咳嗽、打喷嚏等时，从鼻咽部喷出大量含病原体的黏液飞沫，若被易感者吸入，即可造成感染。

2. **消化道传播**

包括经水传播（water-borne transmission）和经食物传播（food-borne transmission）。水源受病原体污染，可发生感染病流行，不少肠道感染病，如霍乱、伤寒等，可经水传播，钩体病等可经疫水接触传播。动植物食品在贮藏、运输和加工过程中被病原体污染，以及患病动物的肉、蛋、奶及其制品，鱼、蟹等水产品本身携带病原。当人生吃或食用半熟含病原或被病原污染的食物被感染即为食物传播，如沙门菌、痢疾等。食物污染可引起聚餐者发生食物型暴发。

3. **接触传播**

与被污染的水或土壤接触而获得感染称为接触传播（contact transmission），如痢疾、破伤风等属于接触传播，不洁性接触可传播艾滋病等；被狂犬所咬，接触带状疱疹和单纯疱疹患者等，经皮肤黏膜感染也是直接接触传播。

4. **血液传播**

病原存在于携带者或患者的血液中，经输血及血制品、单采血浆、器官和骨髓移植传播，称为血液传播（blood transmission）。未使用一次性或消毒的注射器，医疗检查、治疗和手术器械及针灸等使用后消毒不严，可将病原注入或经破损伤口侵入易感者传播，如乙型肝炎病毒（hepatitis B virus，HBV）感染等。

5. **虫媒传播**

节肢动物如蚊、蚤、螨等叮咬吸血传播某些感染病称为虫媒传播（arthropod borne），如疟疾、黑热病等。虫媒传播的疾病，根据节肢动物的生活习性有严格的季节性，有些病例还与患者的职业与地区有关。

6. **医源性传播**

在医疗、预防工作中造成某些感染病的传播称为医源性传播（iatrogenic transmission）。其中一类是易感者在接受治疗、预防或检验措施时引起的传播，如乙型肝炎等；另一类是药厂或生物制品受污染引起的传播，如用因子Ⅷ制剂引起艾滋病等。

7. **垂直传播**

有血缘关系的亲代将携带的病原传播给下一代称为垂直传播（vertical transmission），如母婴传播 HBV、HIV、丙型肝炎病毒（hepatitis C virus，HCV）等。母婴传播又包括宫内感染胎儿、产程感染新生儿和生后哺乳密切接触感染婴幼儿。发生在产前的传播常称为宫内感染。婴儿经母亲或父亲获得的感染称为先天性感染（congenital infection），如梅毒、弓形虫病等。

有的感染病仅一个传播途径，如伤寒只经消化道传播；有的可有多种传播途径，如疟疾可经虫媒传播、血液传播及母婴传播。

（三）易感者

对某一感染病缺乏特异免疫力的人称为易感者（susceptibles），易感者在某一特定人群中的比例决定该人群的易感性。易感者在人群中达到一定水平，恰又有感染源和合适的传播途径，则容易发生感染病流行。某些病后免疫力较巩固的感染病（如麻疹），经一次流行之后，要过几年，当易感者比例再次上升至一定水平，才发生另一次流行。在普遍推行人工自动免疫的干预下，把易感者水平降至最低，就能使流行不再发生。

二、影响流行过程的因素

（一）自然因素

自然环境中的各种因素，如地理、气象和生态等，对感染病流行的发生和发展有重要影响。寄生虫病和虫媒感染病对自然条件依赖性尤为明显。感染病的地区性和季节性与自然因素密切相关，如我国北方有黑热病地方性流行区、南方有血吸虫病地方性流行区及乙型脑炎的严格夏秋季发病分布都与自然因素有关。自然因素可直接影响病原体在外环境中的生存能力，如钩虫病少见于干旱地区；机体非特异性免疫力降低可促进流行过程的发展，如寒冷可减弱呼吸道抵抗力，炎热可减少胃酸的分泌等；某些自然生态环境为感染病在野生动物之间的传播创造了良好的条件，如鼠疫等。人类进入这些地区时亦可受感染，称为自然疫源性感染病或人畜共患病（zoonosis）。

（二）社会因素

包括社会制度，经济、生活条件以及文化水平等，对感染病流行过程有很大影响。社会因素对传播途径的影响十分明显，钉螺的消灭、饮水卫生、粪便处理的改善，使血吸虫病、钩虫病等得到控制就是明证。开发边远地区、改造自然、改变利于感染病流行的生态环境，可有效防治自然疫源性感染病，说明社会因素可作用于自然因素而影响流行过程。

三、流行的传播方式

（一）共同来源传播

一组感染者同时暴露于共同的感染源，并经相同传播途径而引起感染病的传播称为共同来源传播，有下列三种情况。

1. 同源一次暴露

易感者在相同时间内暴露，发病时间也集中于同一个潜伏期内，发病数骤然上升并迅速达到高峰，随后很快下降。多见于水或食物的一次性污染所致的感染病暴发流行。

2. 重复暴露

同一暴露因素间隔一定的时间再次发生，每暴露一次出现一个发病高峰。如一次强降雨可能导致1次钩体病暴发，2次或多次的强降雨会导致多次暴发。

3. **同源持续暴露**

同一暴露因素在一段时间持续存在，发病时间持续较长，病例数骤然升高并持续较长时间后逐渐下降。

（二）连续传播

致病性病原从一个易感者体内传至另一易感者体内，不断形成新感染者的过程即为连续传播（continuous transmission）。最初病例称为原发病例，其后一个最短潜伏期内发病者为同发病例，经一个最短潜伏期之后发病者为续发病例。在连续传播中常有“代”现象，即为原发病例的易感者接触发病后作为新的感染源实现新的传播过程。潜伏期较短的感染病发生连续传播时，流行曲线呈波浪形，“波”代表连续传播的“代”，两个波峰之间的间隔为平均潜伏期。潜伏期较长的感染病，病例数缓慢增多，整个流行过程持续时间较长，流行曲线呈较宽的高峰波形或不规则形。

（三）混合传播

共同来源传播与连续传播的结合型称为混合型传播（mixed transmission），即在一次共同来源传播之后，患者作为感染源，引起连续传播。如一次水型伤寒暴发后，常继续发生以日常生活接触为主要传播途径的连续传播，常见于卫生条件差的地区。

第三节　感染性疾病的特征

感染病的基本特征是感染病所特有的征象，感染病的临床特点是其他疾病所不具备的。这两点可作为诊断以及与其他疾病鉴别的主要依据。但对于这些特征或特点，应综合看待而不能孤立考虑。

一、基本特征

（一）有传染性

所有经典的传染病患者或病原携带者能排出病原并传给他人引起疾病的特性称为传染性（infectivity）或感染性。如耳源性脑膜炎和流行性脑脊髓膜炎都表现为化脓性脑膜炎，但前者无传染性，无须隔离，后者传染性强，必须隔离。感染病有感染性的时期称为感染期，感染期可作为隔离患者的重要依据之一。

（二）有病原体

感染病均由病原体所致。病原体包括引起感染病的病原微生物（pathogenic micro-organism）和寄生虫。病原微生物占绝大多数，包括病毒、衣原体、立克次体、支原体、细菌、螺旋体和真菌等；寄生虫主要有原虫和蠕虫等。机体遭病原体侵袭后是否发病，取决于机体免疫力和病原体致病性强弱与侵入数量的多寡。通常数量越大，发病的可能性越大，尤其致病性较弱的病原体常需较大数量才可能致病。少数微生物致病性相当强，少量感染即可致病，如鼠疫、狂犬病等。免疫力降低时，耐甲氧西林金黄色葡萄球菌（Methicillin-resistant Staphylococcus aureus，MRSA）以及产超广谱β-内酰胺酶（extended spectrum β-lactamase，ESBL）包括产CTX-M型ESBL，或产碳青霉烯酶-新德里金属β内酰胺酶-1（New Delhi metallo-beta lactamase 1，NDM-1）革兰阴性细菌常引起感染，且治疗较困难。

（三）流行病学特征

在一定条件影响下，感染病具有下列流行病学特征（epidemiological feature）：

1. 流行性

按照感染病流行过程的强度及广度，可为散发性发病、暴发、流行和大流行。

（1）散发：感染病在人群中散在发生称为散发（sporadic）。散发可能因人群对某种感染病的免疫水平较高，或某病的隐性感染率较高（如脊髓灰质炎、乙型肝炎），或某病不容易传播等。感染病在某地的常年发病情况或常年一般发病率水平称为散发发病率。

（2）流行：某地区某种感染病的发病率显著超过常年发病率水平或为散发发病率的数倍时称为流行（epidemic）。还应根据不同疾病在不同地区、不同历史条件下具体区分散发与流行。

（3）大流行：某种感染病在一定时间内迅速传播，波及全国各地，甚至超过国界或洲界，称为大流行（pandemic）。如2003年的传染性非典型肺炎大流行，2009年的甲型H_1N_1流感大流行，2014年非洲西部埃博拉出血热（Ebola hemorrhagic fever，EHF）流行波及几内亚、塞拉利昂、利比里亚、尼日利亚多个国家等。

（4）暴发：某局部地区或集体单位在短期内出现很多同类感染病患者称为暴发流行（epidemic outbreak）。这些患者多为同一感染源或同一感染途径，如流行性感冒、细菌性食物中毒等。

2. 季节性

部分感染病的发病率每年在一定的季节会有升高，称为季节性。这主要与气温高低和昆虫媒介相关。呼吸道感染病常发生寒冷的冬春季，肠道感染病多发生于炎热的夏秋季。

夏秋季的温度与湿度有利于蚊虫的生长繁殖，因此疟疾、乙型脑炎等虫媒性感染病容易流行。

3. **地方性**

部分感染病因存在中间宿主、地理条件、气候条件、人民生活习惯等多种因素影响，其发生常局限于一定的地理范围内，称为地方性感染病。如血吸虫病、恙虫病、丝虫病、并殖吸虫病、疟疾等。主要以野生动物为感染源的自然疫源性疾病也属于地方性感染病。

4. **外来性**

有的感染病可经过外来人口或物品从流行区带入。感染病的流行病学特征也包括发病率在不同人群（性别、年龄、职业）中的分布等。

（四）有免疫性

人体感染病原后多数都能产生针对病原及其产物（如毒素）的特异性免疫，称为感染后免疫（post infection immunity）。保护性免疫常经过特异性抗体（如抗毒素、中和抗体等）检测而获知。感染后获得的免疫力与疫苗接种一样，属于主动免疫；经注射或从母体所获得抗体的免疫力，属于被动免疫。机体获得的免疫状态在不同的感染病中有所不同，如细菌性痢疾、阿米巴病、钩体病等患病后免疫持续较短，一般为数月至数年；蠕虫病后常无免疫性。麻疹、水痘等少数传染病，一次患病后几乎不再感染，称为持续免疫。由于免疫状态的差异，临床可出现下列情况。

1. **复发感染病**

初次发病后病情已进入恢复期或痊愈初期，体温已降至正常一段时间，由于残存于体内的病原再度繁殖，导致临床症状重现，体温再次上升，称为复发（relapse），可见于疟疾、细菌性痢疾、伤寒等。

2. **再燃**

初次发病后病情已经进入缓解期，体温尚未降至正常，由于潜伏于血液或组织中的病原再度繁殖，使体温再次升高，初发病的症状、体征再度出现，称为再燃（recrudescence），但一般为期较短，可见于伤寒等。

3. **再感染**

同一传染病在痊愈后，经过长短不同的间隙期再次感染，称为再感染（reinfection），如细菌性痢疾、流行性感冒等。

4. **重复感染**

感染病尚在持续过程中，同一种病原体再次侵入而感染称为重复感染（repeated infection），如血吸虫病、并殖吸虫病、丝虫病等。重复感染是疾病发展为重症的主要原因，晚期血吸虫病、丝虫病象皮肿均为重复感染的结果。

二、临床特点

（一）病程发展的阶段性

感染病发展过程具有一定的规律性，即从一个阶段进展到另一阶段。每一种感染病的发生、发展与转归，大多可以分为几个时期：

1. 潜伏期

从病原体侵入人体到出现临床症状为止，之前的一段时间称为潜伏期（incubation period）。不同感染病的潜伏期不同，同一种感染病的潜伏期也有一定范围的变动，多呈常态分布。潜伏期的长短，与病原体的种类、数量、毒力和人体的免疫力强弱有关。短者仅数小时，如细菌性食物中毒；多为数日以内，如白喉、猩红热、细菌性痢疾、人感染高致病性禽流感等；有的可为数月，如狂犬病；长者可数年或更长，如艾滋病、麻风等。了解潜伏期有助于感染病的诊断、检疫和流行病学调查。潜伏期相当于病原体在体内定位、繁殖和转移，引起组织损伤和功能改变导致临床症状出现之前的整个过程。

2. 前驱期

从起病至症状明显开始为止的时期称为前驱期（prodromal period）。在前驱期，病原体繁殖产生的毒性物质使患者出现非特异性的症状，如头痛、发热、疲乏、食欲减退和肌肉酸痛等，为众多感染病所共有，一般持续 1~3 天。一般感染病的前驱期已具有感染性。并非所有感染病都有前驱期，起病急骤者可无前驱期。

3. 症状明显期

某些急性感染病患者在度过前驱期后出现明显的临床症状阶段称为症状明显期（period of apparent manifestation）。在该期各种感染病所特有的症状、体征随病程发展会陆续出现。症状常由轻而重，由少至多，逐渐或迅速达到高峰，随着机体免疫力的产生与提高趋向于恢复。此期间常可表现疾病所特有的症状及体征，如皮疹、黄疸、肝大、脾大和脑膜刺激征等。但在脊髓灰质炎、流行性乙型脑炎等某些感染病，大多数可随即进入恢复期称为顿挫型（abortive type），仅少部分进入症状明显期。

4. 恢复期

感染病患者机体免疫力增长至一定程度，体内病理生理过程基本终止，病原体完全或基本消灭，病变修复，临床症状陆续消失的时间称为恢复期（convalescent period）。该期患者体内可能有残余的病理改变，如伤寒等；或生化改变，如病毒性肝炎等；病原体尚未被完全清除，如细菌性痢疾、霍乱等。该期患者食欲和体力逐渐恢复，血清中的抗体效价亦逐渐上升至最高水平，体内病原体大多被清除，不再感染他人，但伤寒、病毒性肝炎等患者，仍能继续排出病原体。

有些感染病在恢复期可出现复发（如细菌性痢疾等）或再燃（如伤寒、疟疾等）。有的感染病恢复期结束后，某些器官功能长期未能恢复正常者称为后遗症（sequela），多见于以中枢神经系统病变为主的感染病，如脊髓灰质炎、流行性脑脊髓膜炎、乙型脑炎等。

（二）常见症状及体征

1. 发热

多数感染病由于病原体及其产物激活单核—吞噬细胞、内皮细胞和B淋巴细胞等，释放内源性致热原引起发热。因病种不同，发热程度、过程与热型均可有明显的差异。

（1）发热程度：测体温的部位可在口腔舌下、腋下或直肠。其中，口腔和直肠需要测3min，腋下需要测10min。如以口腔温度为标准，发热程度可分：体温37.5~37.9℃为低热；体温38~38.9℃为中度发热；体温39~40.9℃为高热；体温41℃以上为超高热。

（2）发热过程：感染病发热可出现下列三个阶段：

①体温上升期：在病程中体温上升的时期称为体温上升期（effervescence）。如体温逐渐升高，可出现畏寒，可见于伤寒等；如体温急剧上升达39℃以上，常伴有寒战，可见于疟疾、脓毒症等。

②极期：体温上升至一定的高度后，持续一段较长的时间称为极期（fastigium）。感染病发热的极期可持续数日或数周。

③体温下降期：升高的体温缓慢或快速下降的时期称为体温下降期（defervescence）。伤寒、结核病等患者的体温下降期可为数天或更长时间；疟疾、脓毒症等可在数十分钟内体温降至正常水平，同时患者常伴有大量出汗。

（3）热型及其意义：热型是感染病的重要特征之一，具有一定的鉴别诊断意义。

①稽留热：体温升高达39℃以上并且24h波动不超过1℃称为稽留热（continuous fever），可见于伤寒等疾病的极期。

②弛张热：高热状态24h体温波动相差超过2℃且最低点未达到正常体温水平称为弛张热（remittent fever）。弛张热是感染病常见热型，可见于副伤寒、肾综合征出血热、各种化脓性感染等。

③间歇热：24h体温波动于高热与正常之间，或高热期与无热期（不超过2天）交替出现，称为间歇热（intermittent fever），可见于疟疾、脓毒症等。

④回归热：高热骤起持续数日后自行消退，但数日后又再次发热，称为回归热（relapsing fever），可见于回归热、布鲁菌病等。如病程中多次重复出现回归热型并持续数月之久称为波状热（undulant fever），可见于布鲁菌病等。

⑤不规则热：发热的体温曲线无一定规律性的热型称为不规则热（irregular fever），可见于流行性感冒、脓毒症、阿米巴肝脓肿等。

2. 皮疹

不少感染病在发热的同时伴发疹（eruption）称为发疹性感染病（eruptive infectious

diseases)。发疹时可见皮疹，包括外疹（exanthema）及内疹（enanthema，黏膜疹）。名种致病微生物引起感染均可出现皮疹，同一种皮疹可见于不同疾病，同一疾病可表现不同的皮疹。皮疹出现的时间、部位及先后次序对疾病的诊断与鉴别均有重要的参考意义，例如，水痘多于病程第 1 天出皮疹，猩红热常于第 2 日，天花多于第 3 日，麻疹常于第 4 日，斑疹伤寒多于第 5 日，伤寒常于第 6 日出皮疹等。水痘的皮疹主要分布于躯干；麻疹的皮疹先出现于耳后发际，然后面部，再向躯干、四肢蔓延，同时有黏膜疹（科氏斑，koplik spot）。常见皮疹有下列类型：

（1）斑丘疹：感染病患者同时存在斑疹（macule）和丘疹（papule）称为斑丘疹（maculopapularrash），可见于麻疹、风疹、猩红热、脓毒症、登革热、柯萨奇病毒、EB 病毒感染等。斑疹呈红色不凸出皮肤，可见于猩红热、斑疹伤寒等；丘疹呈红色凸出皮肤，可见于恙虫病、麻疹、传染性单核细胞增多症等；玫瑰疹（rose spots）呈粉红色，属于丘疹，可见于伤寒、沙门菌感染等。

（2）出血疹：也称为瘀点（petechia），可相互融合成为瘀斑（ecchymosis）。出血疹多见于肾综合征出血热、流行性脑脊髓膜炎、脓毒症、登革热等。

（3）疱疹：表现为隆起呈水晶样含浆液的皮疹称为疱疹（vesicle）。常见于病毒感染，如水痘、单纯疱疹、带状疱疹等，也可见于立克次体病和金葡菌脓毒症等。如疱疹液呈脓性称为脓疱（pustule）。

（4）荨麻疹：不规则呈片块状瘙痒性丘疹称为荨麻疹（urticaria），可见于急性寄生虫病如蠕虫蚴移行症、急性血吸虫病、钩虫病等。

有些感染病有较固定的皮疹类型，如焦痂（eschar）主要见于恙虫病、北亚蜱媒立克次体病等；有的感染病可出现多种形态的皮疹，如流行性脑脊髓膜炎、登革热等，可同时出现斑丘疹和出血疹等。

3. 毒血症状

病原体繁殖所产生的内毒素与外毒素进入血液循环导致全身出现中毒症状称为毒血症（toxemia）。感染病患者出现高热、寒战、全身无力、厌食、头痛、关节痛等表现称为毒血症状（toxemic symptom）。严重者可出现意识障碍、谵妄、脑膜刺激征、中毒性脑病、呼吸衰竭、休克等。

4. 单核—吞噬细胞系统反应

在致病微生物及其代谢产物作用下，单核—吞噬细胞系统可以出现充血、增生等反应，表现为肝脏、脾脏肿大。急性感染时，因充血和炎性细胞浸润引起的肝脾肿大常为轻度或中度肿大，质地较软；慢性感染者的肝大常为中度，脾大可为中度或重度，质地较韧或偏硬。

（三）临床类型

1. 分类

感染病可以从多种角度进行分类。按病原体可分为细菌、病毒、衣原体、朊毒体、支原体、螺旋体、立克次体、真菌、原虫、蠕虫感染等；按传播途径可分为呼吸道、消化道、血液、虫媒、动物源性、性传播感染等；按病变部位可分为局部感染（如疖、痈等）、全身性感染（如脓毒症等）、神经系统感染、泌尿系统感染、肝炎、脑炎、肺炎等；按流行特点可分为流行性、地方性、季节性、自然疫源性、人畜共患性、烈性等；按传染病防治法分为甲类、乙类、丙类。

2. **分型**

根据临床症状可分为无症状（隐性、亚临床性）感染与有症状（显性、临床性）感染；根据病程可分为急性、慢性、亚急性；根据病情可分为轻型、中型、重型。发病急骤而病情严重者称为暴发型，如暴发型流行性脑脊髓膜炎、暴发型肝炎（急性重肝）等，轻型、重型、暴发型属于非典型类型，中型为典型类型。感染病的分型是相对的，可以相互转变，如破伤风轻型未能及时有效控制，发生一次喉痉挛即为重型等。临床类型的识别和划分对于诊断的确立、预后的判断、治疗措施的制定和流行病学调查均有重要意义。

第四节　感染性疾病的预防和控制

感染病的预防（prevention）与控制是一项长期而艰巨的任务。预防是为了控制和消灭感染病，达到保护人民群众健康的目的。针对感染病流行的 3 个基本环节，必须同时采取下列 3 个方面的综合预防措施，以便取长补短、相辅相成。但还应根据不同病种的特点和具体情况，针对传播的主导环节采取重点措施，达到综合措施与重点措施相结合的目的，预防和控制感染病继续传播。

一、管理感染源

管理感染源是感染病预防的基本措施，包括严格执行感染病报告制度，对患者进行隔离和治疗，对病原携带者进行隔离、教育和治疗，对接触者进行检疫，对感染动物进行处理等。

（一）传染病分类

2013 年 6 月 29 日第十二届全国人民代表大会常务委员会第三次会议修订的《中华人民共和国传染病防治法》，将 38 种感染性强的感染病列为法定管理的传染病，并根据传播方式、速度及对人类危害程度的不同，分 3 类进行分级管理。

1. **甲类传染病**

鼠疫和霍乱。

2. 乙类传染病

传染性非典型肺炎、艾滋病、病毒性肝炎、脊髓灰质炎、人感染高致病性禽流感、麻疹、流行性出血热、狂犬病、流行性乙型脑炎、登革热、炭疽、细菌性和阿米巴性痢疾、肺结核、伤寒和副伤寒、流行性脑脊髓膜炎、百日咳、白喉、新生儿破伤风、猩红热、布鲁氏菌病、淋病、梅毒、钩端螺旋体病、血吸虫病、疟疾。

3. 丙类传染病

流行性感冒、流行性腮腺炎、风疹、急性出血性结膜炎、麻风病、流行性和地方性斑疹伤寒、黑热病、包虫病、丝虫病，除霍乱、细菌性和阿米巴性痢疾、伤寒和副伤寒以外的感染性腹泻病。

（二）尽早报告

（1）发现甲类和乙类传染病中的肺炭疽、传染性非典型肺炎、脊髓灰质炎、艾滋病、人感染高致病性禽流感患者或疑似患者时，或发现其他传染病和不明原因疾病暴发时，应于2h内将传染病报告卡通过网络报告；未实行网络直报的责任报告单位应于2h内以最快的通信方式向当地县级疾病预防控制机构报告，并于2h内寄送出传染病报告卡。

（2）对其他乙、丙类传染病患者或疑似患者和规定报告的传染病病原携带者在诊断后，实行网络直报的责任报告单位应于24h内进行网络报告；未实行网络直报的责任报告单位应于24h内寄送出传染病报告卡。

（三）处理接触者和病原携带者

对被传染病病原体污染的场所、物品及医疗废物必须进行消毒和无害化处理。对患者和病原体携带者实施管理与积极治疗，特别对食品制作供销人员、炊事员、保育员作定期带菌检查，做到及时发现、及时治疗与调换工作。尽可能在人群中检出病原携带者，进行治疗、教育、调整工作岗位和随访观察。对病原接触者进行医学观察、留观、集体检疫，必要时进行药物预防或预防接种。

（四）处理动物传染源

被感染的动物传染源，如有经济价值的野生动物及家畜，应隔离治疗，并加以消毒；对无经济价值的野生动物予以捕杀，并进行无害化处理。

二、切断传播途径

切断传播途径是预防感染病继续传播的有效措施。根据感染病传播途径的不同，采用切断传播途径的相应措施。消化道感染病、虫媒感染病以及许多寄生虫病，切断传播途径通常是起主要作用的预防措施。肠道感染病因病原体从肠道排出，应做好床边隔离、吐泻物消毒、加强饮食卫生及个人卫生；经昆虫媒介传播的疾病，可根据不同媒介昆虫的生态习性特点采取不同的杀虫办法，采用药物杀虫、防虫、驱虫；呼吸道感染病可采取消毒空气、戴口罩、通风等措施。

消毒（disinfection）是用化学、物理、生物的方法消除和杀灭环境中致病微生物的一种措施，对切断传播途径有重要作用，可分为预防性消毒及疫源地消毒两大类。预防性消毒是指饮水消毒、空气消毒、乳品消毒等；疫源地消毒即对现有或曾有传染源的疫源地进行消毒，目的是杀灭由传染源排出的病原体。疫源地消毒又可分为随时消毒与终末消毒。随时消毒指疫源地有传染源存在时，随时对其排泄物、分泌物进行消毒；终末消毒指传染源已迁走后（死亡、痊愈等），对疫源地进行一次彻底消毒，以消除遗留在外界环境中的病原体。有物理消毒法和化学消毒法，可以根据不同感染病选择采用。

三、提高人群免疫力

保护易感人群使其不被传染是预防的重点措施之一。非特异性措施包括改善营养、锻炼身体和提高生活水平等，增强体质，可提高机体非特异性免疫力。起关键作用的是预防接种（vaccination）以提高人群的主动或被动特异性免疫力。有重点、有计划的预防接种各种疫苗后可使机体对相应的病原体感染具有特异性主动免疫力，同时加入适量的佐剂（adjuvant），如氢氧化铝，可提高人群接种疫苗的免疫效果。

（一）预防接种类型

1. 人工自动免疫

将免疫原性物质接种于人体后自行产生特异性免疫称为人工自动免疫（artificial active immunity）。主要制剂有：①减毒活疫苗，由免疫原性强而毒力弱的活菌株经人工培养而成，如卡介苗等；由减毒的活病毒或立克次体制成，如麻疹活疫苗等。②灭活疫苗，将免疫原性强的细菌或病毒等灭活后制成，如百日咳菌苗等。③类毒素，将细菌毒素以甲醛去毒而仍保留免疫原性的制剂，如破伤风类毒素等。④合成肽疫苗，又称抗原肽疫苗，是根据有效免疫原的氨基酸序列设计和合成的免疫原性多肽。⑤结合疫苗，是细菌荚膜多糖的水解物化学连接到某一种载体上，使其成为T细胞依赖性抗原，载体蛋白有白喉类毒素等。⑥核酸疫苗，包括DNA疫苗和RNA疫苗，能引起长期有效的免疫反应，因制作简单、经济安全、易于贮存运输等备受重视。

2. 人工被动免疫

注射以含抗体的血清或制剂，如注射抗毒血清、丙种球蛋白等，接种人体获得的抗体而受到保护称为人工被动免疫（artificial passive immunity）。免疫力出现快，但抗体的半衰期不超过1个月，主要在有疫情时紧急需要时应用。主要制剂有：①免疫血清，用毒素免疫动物后取得含有特异性抗体血清称抗毒素；②免疫球蛋白，由人血液或胎盘提取的丙种球蛋白制成，可作为甲型肝炎等特殊需要的预防接种用。

（二）预防接种应用

1. 接种对象

根据传染病流行特征，如地区分布、年龄分布、免疫学特点选择对象。如 HBV 感染常以母婴传播为主，卡介苗以未受结核菌感染的人群为主，因而新生儿预防规划接种乙肝疫苗和卡介苗。伤寒、副伤寒各年龄组人群均可发病，成人、儿童均可接种伤寒、副伤寒联合疫苗等。

2. 接种途径

接种途径可直接影响免疫效果及反应，不同生物制品需采用不同的接种途径。由于死菌（疫）苗和类毒素接种量较大，多采用皮下注射；活菌（疫）苗多以皮下划痕、皮下注射、口服或喷雾法接种；丙种球蛋白；动物血清制品如抗毒素用肌肉或静脉注射。

3. 接种剂量、次数与再接种

免疫形成需要足够抗原刺激，剂量不够或过大均可影响免疫效果，因此每种制品都有规定的接种量。死菌（疫）苗接种量较大，常分 2~3 次注射，每次间隔时间根据免疫力形成的快慢而定；伤寒菌疫苗等产生免疫较快，每次间隔 7~10 天；类毒素吸收慢，免疫产生也慢，需要每次间隔 3~4 周。预防接种后，免疫持续时间也因菌（疫）苗种类不同而异。为使免疫效果持续存在应定期再进行接种，一般在 1~2 年后再注射 1 次即可。

4. 接种的反应、处理与禁忌

应用生物制品后，少数可出现接种局部炎症反应。有时附近淋巴结肿痛，多于接种后 24h 内出现；全身反应有体温升高、头昏、恶心、腹泻等，多持续 1~2 天，常不需处理，适当休息即可。极少出现的异常反应及处理包括：局部化脓，如脓肿应引流或抽脓，酌情抗菌治疗；晕厥，应使患者平卧、头部放低、注意保暖、口服糖水、按压人中等，如仍未见好转应送医院抢救；过敏性皮疹，可给抗过敏药物；抗毒素血清等可发生过敏性休克，应用前先皮试，出现变态反应时使患者平卧、头部放低、注意保暖、立即肌内注射 1∶1 000 肾上腺素 0.5~1.0mL，呼吸衰竭者可肌内注射尼可刹米，并吸入氧气等；其他，如急性弛缓性麻痹、臂丛神经炎、淋巴结炎、脑膜炎及骨髓炎等。具有下列情况者不能接种：发热特别是高热患者；各种感染病及恢复期患者；各种器质性疾病患者包括循环、消化、泌尿系统疾病等；有过敏史者；妇女经期；孕妇及哺乳期母亲；年老及过度体弱者等。

第二章　感染性疾病临床症候群

本章主要对感染性疾病临床症候群进行说明，具体包括感染与发热、感染与出疹、感染与出血、败血症、感染性休克五种。

第一节　感染与发热

发热是大部分感染性疾病最常见的临床表现。病原体及其产物作为外源性致热原侵入机体，刺激体温调节中枢将体温调定点调高，使产热大于散热引起体温上升。

一、发热的概念及分类

正常人的体温受体温调节中枢所调控，并通过神经、体液因素使产热和散热过程呈动态平衡，保持体温在相对恒定的范围内。当机体在致热原作用下或其他原因引起体温调节中枢的功能障碍时，体温调定点上移，体温升高并超出正常范围，称为发热。发热不是独立的疾病，大多数情况下，发热是人体对致病因子的一种病理生理反应，目的是增强炎症反应、抑制病原体生长，创造一个不利于感染发生的病理生理环境。在整个病程中，体温的变化特点对于疾病诊断、评价疗效和预后评估都具有重要的参考价值。发热常见的临床分类如下。

（一）热度

按体温的高低可将发热分为：低热 37.3～38℃，中等热 38.1～39℃，高热 39.1～41℃，超高热>41℃。低热多见于慢、轻症疾病，高热多为急、重症感染，但是热度高低并不是衡量疾病轻重的最重要指标。

（二）热程

可划分为短、中、长程三种，通常将<1 个月、1～3 个月、>3 个月作为划分界限。一般来说，热程短，伴随有高热、寒战等中毒症状者，有助于感染性疾病的诊断；热程中等，伴随渐进性消耗、衰竭者，以结核和恶性肿瘤多见；热程长，无毒血症状，发作与缓解交替出现，则有利于结缔组织病的诊断。

（三）常见热型及其临床意义

热型对于疾病的诊断及鉴别有重要意义，临床上不同的疾病常可以表现为不同的热型。需要注意的是，抗生素、解热药或糖皮质激素的应用使某些疾病的特征性热型变得不典型或不规则。临床上常见的热型有稽留热、弛张热、间歇热、回归热、波浪热和不规则热。

二、发热的病因

发热的病因可分为感染性和非感染性。感染性发热（infective fever）是由外源性致热原引起，过程可以是急性、亚急性或慢性，亦可以是全身性或局部性感染所致。外致热原是外来致热物质的总称，其病原体可以是病毒、细菌、支原体、立克次体、螺旋体、真菌和寄生虫等。患者除发热外，还伴随有全身毒血症状。

（一）细菌

细菌感染后，不论是局部还是全身性，均可出现发热。①G^+细菌：主要包括葡萄球菌、链球菌、肺炎球菌、白喉杆菌和枯草杆菌等。这类细菌的整个菌体及代谢产物均是外致热原，如葡萄球菌释放的可溶性外毒素、A族链球菌产生的致热外毒素以及白喉杆菌释放的白喉毒素等。②G^-细菌：典型菌群有大肠杆菌、伤寒杆菌、淋球菌、脑膜炎球菌和痢疾志贺菌等。G^-细菌的全菌体和细胞壁中的肽聚糖是外致热原，最为重要的发热激活物是细胞壁中的脂多糖（lipopolysaccharide，LPS），为内毒素（endotoxin，ET）的主要成分。③分枝杆菌：典型的菌群为结核杆菌，是目前临床上常见的引起中长期发热的原因，其全菌体和细胞壁中的肽聚糖、多糖和蛋白质都具有致热作用。

（二）病毒

绝大多数的病毒感染均可引起发热，如流感病毒、出血热病毒、麻疹病毒、柯萨奇病毒和重症急性呼吸综合征（severe acute respiratory syndrome，SARS）冠状病毒等。病毒或所含成分能引起发热和炎症反应。

（三）真菌

常见的真菌感染有组织胞浆菌、球孢子菌、念珠菌、曲霉菌、隐球菌以及毛霉菌等。深部的真菌感染多伴有发热，常规抗生素治疗效果不佳。

（四）螺旋体

常见的有钩端螺旋体、梅毒螺旋体和回归热螺旋体等。钩端螺旋体产生的溶血毒素和细胞毒因子等可作为外致热原，引起高热、恶寒、全身酸痛等症状。

（五）原虫

原虫感染是人体寄生虫病，临床常见的有疟原虫、阿米巴滋养体、利什曼原虫等。原虫的代谢产物和崩溃的虫体可成为致热原。

非感染性发热可由多种原因引起，机制复杂，热程一般较长。常见的病因有各种组织损伤和无菌性炎症、变态反应、结缔组织病、肿瘤、调节体温的中枢神经系统功能失常及机体产热、散热障碍等。

三、感染性发热的机制

（一）致热原

致热原是一类能引起人体和动物发热的物质，可分为外源性和内源性两大类。引起感染性发热的病原体及其释放的毒素是最常见的致热原。

1. 外源性致热原（exogenous pyrogen）

细菌及其毒素、病毒、真菌、衣原体、支原体、立克次体、螺旋体、原虫、炎性渗出物及无菌性坏死组织、抗原抗体复合物等均属于外源性致热原。外源性致热原多为大分子物质，结构复杂，不能通过血脑屏障直接作用于体温调节中枢，而是通过激活血液中的中性粒细胞、嗜酸性粒细胞和单核—吞噬细胞系统，使其产生并释放内源性致热原。

2. 内源性致热原（endogenous pyrogen，EP）

又称白细胞致热原，是从宿主细胞内衍生的致热物质。体外细胞培养显示其主要来源于大单核细胞和吞噬细胞，如白介素（IL-1）、肿瘤坏死因子（TNF-α）和干扰素（IFN-α）等。可通过血—脑脊液屏障直接作用于体温调节中枢的体温调定点，使调定点（温阈）上升，体温调节中枢必须对体温加以重新调节发出冲动，并通过垂体内分泌因素使代谢增加或通过运动神经使骨骼肌阵缩（临床表现为寒战），使产热增多；另外可通过交感神经使皮肤血管及竖毛肌收缩，停止排汗，散热减少。这一综合调节作用使产热大于散热，体温升高引起发热。

（二）发热的机制

感染性发热时病原微生物作为外源性致热原激活巨噬细胞、淋巴细胞、单核细胞等致热原细胞合成、释放 EP。EP 经下丘脑终板血管区或血脑屏障到达下丘脑体温调节中枢，刺激合成前列腺素 E2、cAMP 或增高 Na^+/Ca^{2+} 比值，使体温调定点上移，通过神经、体液调节机制，促使皮肤血管收缩，减少散热。骨骼肌紧张、收缩，增加产热，从而使体温升高至调定点相适应的水平，此时人体即表现为发热（图 2-1）。

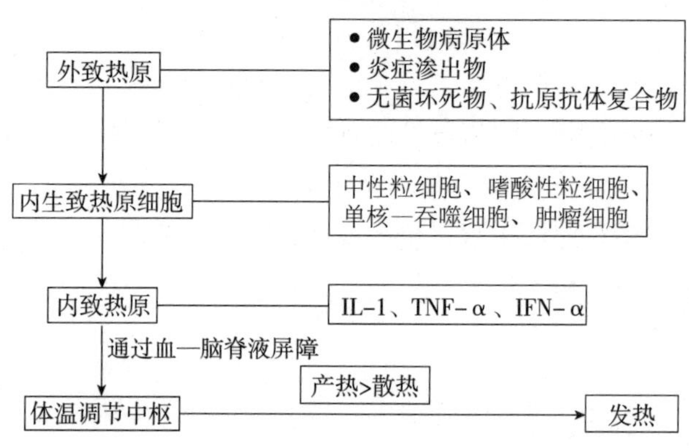

图 2-1　致热原性发热的作用机制图

（三）发热时机体功能变化

发热对各组织器官皆能产生一定影响，体温上升时机体可有下列功能变化。

1. 中枢神经系统

发热使神经系统兴奋性增高。在体温上升期和高热持续期，交感神经的紧张性增高，患者可有烦躁不安、头昏、头痛、失眠等症状。特别是当体温达 40~41℃时，患者可出现幻觉、谵妄，甚至发生昏迷和抽搐等。而小儿因其神经系统尚未完全发育成熟，高热易引起热惊厥。当身体虚弱者或某些感染伴发热时，患者的神经系统可能会处于抑制状态，出现淡漠、嗜睡、昏迷等症状。

2. 心血管系统

发热时交感-肾上腺系统功能增强，加之血温升高对窦房结的刺激，患者的心血管系统功能有所增强，表现为心跳加快、心肌收缩力加强、心排血量增加、血流加快等、心血管紧张性亦增高，血压也可略见升高。一般情况下，体温每升高 1℃，心率约增加 20 次/min，儿童心率可增加更多。在一定范围内（≤150 次/min），心率加快可以增加心输出量，满足组织对血液的需求，具有代偿意义；当心率>150 次/min 时，心输出量反而下降，心率过快和心肌收缩力加强，还会增加心脏负担，对有心脏潜在性病灶或心肌劳损的患者，则易诱发心力衰竭，应给予特别注意。

3. 呼吸系统

发热时因血温升高和酸性代谢产物增加，可刺激呼吸中枢，使 CO_2 生成增多，引起呼吸加深加快，此时会有更多热量伴随呼吸运动排出，利于散热。但通气过度时，因 CO_2 排出过多，患者发生呼吸性碱中毒。若持续体温过高，使大脑皮质和呼吸中枢抑制，反而会使呼吸变浅、变慢或不规则。

4. 消化系统

发热时由于交感神经兴奋，会使消化液分泌减少及胃肠蠕动减弱，致消化吸收障碍。唾液分泌减少可致舌和口腔黏膜干燥，有利于细菌和其他病原体的侵袭和生长，而引起舌炎、齿龈炎等；胃液分泌量减少及胃肠蠕动减弱，使食物在胃内滞留发酵，胃内分解产物也会刺激胃黏膜，使患者食欲低下、恶心及呕吐；胰液、胆汁分泌量不足及肠道蠕动减慢，可致脂肪和蛋白质消化吸收不良，食糜在肠道滞留发酵、产气。所以发热患者常有便秘和腹胀感，应给予患者多糖、多维生素类的清淡饮食。

5. 泌尿系统

发热早期因交感神经兴奋，肾血管收缩，肾血流量下降，患者会出现功能性少尿，尿比重相对升高。高热持续期可致肾小管上皮细胞水肿，患者尿中可出现蛋白和管型。体温下降期，患者尿量可逐渐增加，尿比重也逐渐降至正常。

6. 代谢变化

发热时分解代谢大为增强，耗氧量增加。体温升高 1℃，基础代谢率提高 13%。由于交感—肾上腺系统的兴奋和垂体—肾上腺皮质分泌增多，糖代谢增强，肝糖原、肌糖原大量分解，使患者血糖升高，甚至出现糖尿；发热时氧供应相对不足，无氧糖酵解增强，ATP 生成减少而乳酸生成增多，患者常出现肌肉酸痛；蛋白质和脂肪分解显著增加，引起氮质、酮体等代谢产物积聚；高热期间通过呼吸加快和体表的蒸发，水的丢失增多；在退热期由于出汗和利尿的增强，有大量水和电解质排出；发热患者的维生素消耗量增加，长期发热患者易出现维生素的缺乏。

四、发热的伴随症状

多数疾病发热时常伴随其他的临床症状及体征：

（1）寒战。常见于大叶性肺炎、败血症、急性胆囊炎、急性肾盂肾炎、流行性脑脊髓膜炎、钩端螺旋体病、药物热、急性溶血或输血反应等。

（2）结膜充血。常见于麻疹、肾综合征出血热、斑疹伤寒、钩端螺旋体病等。

（3）单纯疱疹。口唇单纯疱疹多出现于急性发热性疾病，常见于大叶性肺炎、流行性脑脊髓膜炎、间日疟、流行性感冒等。

（4）淋巴结肿大。常见于传染性单核细胞增多症、风疹、淋巴结结核、局灶性化脓性感染、丝虫病、白血病、淋巴瘤、转移癌等。

（5）肝脾肿大。常见于传染性单核细胞增多症、病毒性肝炎、肝及胆道感染、布鲁杆菌病、疟疾、结缔组织病、白血病、淋巴瘤及黑热病、急性血吸虫病等。

（6）出血。发热伴皮肤黏膜出血可见于重症感染及某些急性传染病，如肾综合征出血热、病毒性肝炎、斑疹伤寒、败血症等，也可见于某些血液病，如急性白血病、严重型再生障碍性贫血、恶性组织细胞病等。

（7）关节肿痛。常见于败血症、猩红热、布氏菌病、风湿热、结缔组织病、痛风等。

（8）皮疹。常见于麻疹、猩红热、风疹、水痘、斑疹伤寒、风湿热、结缔组织病、药物热等。

（9）昏迷。先发热后昏迷者常见于流行性乙型脑炎、斑疹伤寒、流行性脑脊髓膜炎、中毒性菌痢、中毒等；先昏迷后发热者见于脑出血、巴比妥类中毒等。

五、区别感染性与非感染性发热

感染性发热的特点如下：①起病较急，常伴有发冷或寒战；②常有全身乏力、头痛等感染中毒症状；③有一个或多个组织器官炎症的表现，如呼吸道症状：咽痛、流涕、咳嗽等，消化道症状：恶心、呕吐、腹泻等，中枢神经系统感染表现：头痛、呕吐、颈强直等，脑膜刺激征等；④外周血象异常改变：细菌感染时常伴有白细胞和（或）中性粒细胞比例增高，急性病毒感染时白细胞计数下降，淋巴细胞百分比上升；⑤C 反应蛋白测定：急性病毒性感染时常为阴性，化脓性细菌感染、风湿热等呈阳性；⑥病原学检测对于感染性疾病的诊断有重要意义。

非感染性发热的特点：①热程超过 1 个月，热程越长，诊断非感染性发热可能性越大；②虽长期发热但是一般情况好，无明显中毒症状；③常伴随贫血、无痛性淋巴结肿大及肝脾大。

六、感染性发热的诊断思路

感染性发热的病因虽然极为复杂，但如能详细询问病史，进行全面的体格检查以及必要的实验室和辅助检查，则大多数发热病因可查明。

（一）详细询问病史

感染性疾病与病原体、易感宿主以及环境因素相关，对确诊或疑似感染的患者应反复追溯病史尤其是流行病学史，需特别注意外科手术史、输血史、职业史、动物接触史、旅游史以及个人卫生习惯等重要的参考因素，如屠宰场及畜牧业工作者是布氏菌病的高危人群。

（二）临床症状和体征

热程长短与热型对于不同病原体导致的感染性疾病的诊断有参考意义。此外，感染性发热疾病常伴发其他的症状和体征，发热过程中是否伴有寒战、结膜充血、皮疹、呼吸道症状、胃肠道症状、神经系统症状、肝脾肿大、出血现象等均有重要参考价值，可按照症状、体征做出相应诊断。

（三）实验室检查及辅助检查

结合临床表现有选择地进行辅助检查。常规检查包括血、尿常规、生化检查、影像学检查等，必要时可行组织学活检、骨髓穿刺等特殊检查。病原学和免疫学检查有助于明确感染的病原体，此外分子生物学检测以其灵敏、特异、快速的特点已逐步应用于临床诊断，如荧光定量 PCR 技术检测病毒定量，T-SPOT 对结核杆菌感染进行辅助诊断，DNA 芯片技术检测耐药基因等。

七、感染性发热的处理原则

（一）病原治疗

感染性发热时，首先要明确病因、确定诊断，然后针对病因选择有效的药物进行抗感染治疗。

（二）对症支持治疗

体温过高或患者出现明显不适、头痛、意识障碍和惊厥等症状时，应及时退热。物理降温是主要的措施，当其效果欠佳时可给予药物降温，常为非甾体类解热镇痛药。同时应加强对高热或持久发热患者的护理和支持治疗，补充液体、热量，保持水电解质平衡。

第二节　感染与出疹

一些感染性疾病在发热期间同时出现皮疹，称为发疹性传染病。由于皮疹的形态、表现、出现时间、出疹的部位和顺序有所不同，皮疹对发疹性感染疾病有重要的诊断和鉴别诊断的价值。

一、皮疹分类

感染性疾病常见皮疹有斑疹、丘疹、斑丘疹、出血疹（出血点、瘀点、瘀斑）、疱疹、荨麻疹、黏膜疹和焦痂等。

二、皮疹特点对疾病的鉴别诊断意义

（一）出疹顺序

不同出疹性疾病出疹顺序存在差异，可供临床鉴别诊断。如麻疹皮疹首先见于耳后、发际，渐及前额、面、颈，自上而下至胸、腹、背及四肢，最后达手掌与足底，呈离心性发展。猩红热出疹顺序为耳后、颈部、上胸部，后迅速蔓延至全身。斑疹伤寒皮疹多自躯干开始遍布全身。

（二）出疹时间

各种感染性出疹疾病的出疹时间有一定的规律，如水痘、风疹多发生于病程第 1 天。猩红热发生于第 2 天，麻疹为第 4 天，斑疹伤寒及恙虫病多为第 5 天，伤寒为第 6 天。

（三）皮疹分布特点

不同疾病的皮疹分布亦不尽相同。如水痘多在躯干部；猩红热及麻疹散在分布全身；带状疱疹沿神经节段的局部皮肤呈带状分布；手足口病皮疹多分布于双手、足、肛周及口腔内。斑疹伤寒皮疹多分布于躯干及四肢近端，而手掌、足底及颜面部多无皮疹。由于恙螨幼虫喜好叮咬人体湿润、气味较浓以及被压迫的部位，故恙虫病患者典型焦痂多见于腋窝、外生殖器、腹股沟、会阴、肛周和腰背等处。莱姆病患者典型的环形红斑多分布于腋下、大腿、腹部和腹股沟，儿童多见于耳后发际。

（四）其他

有些皮疹可有色素沉着，如麻疹、斑疹伤寒、恙虫病等。有些皮疹恢复期可有脱屑表现，如麻疹、猩红热等。有些感染性疾病皮疹呈现形态多样性，如水痘患者在病程中可出现丘疹、疱疹、结痂同时存在的情况。以上这些特点都可用于对感染性疾病的鉴别。

三、常见出诊性疾病皮疹特点

常见出疹性疾病皮疹的临床特点如表 2-1 所示。

表 2-1　常见出疹性疾病皮疹的临床特点

项目	麻疹	水痘	带状疱疹	手足口病
病原学	麻疹病毒	水痘—带状疱疹病毒	水痘—带状疱疹病毒	肠道病毒
传播途径	呼吸道	飞沫、直接接触	潜伏性感染病毒再激活	粪—口；飞沫；直接接触
皮疹类型	淡红色充血斑丘疹，大小不一，初疹间皮肤正常，后可融合成片；少见出血性皮疹	初为红色斑疹，后变为丘疹、疱疹，少数为出血性瘀点、瘀斑	成簇红色斑丘疹，后发展为水疱，最终可转为脓疱	暗红色丘、疱疹
出疹时间	病程第 3~第 4 天	病程第 1 天	病程 1~3 天	病程初期
出疹顺序	耳后、发际、前额、面、颈、胸、腹、背、四肢、手掌、足底	分批出现，自颜面、躯干开始	分批出现	多先出现于口腔内，后出现于四肢远端及肛周
分布特点	散在分布全身	向心性分布。躯干、头面多见，四肢少见	沿神经支配的皮肤呈带状排列	双手、足、肛周及口腔黏膜
是否融合成片	出疹高峰期可有	否	否	否
色素沉着	有	有	有	无
脱屑	有	无	无	无
项目	猩红热	斑疹伤寒	恙虫病	莱姆病
病原学	A 组 β 型溶血性链球菌	普氏立克次体；莫氏立克次体	恙虫病东方体	蜱传伯氏疏螺旋体
传播途径	飞沫；皮肤创伤处接触；间接接触	人虱；鼠蚤	恙螨	蜱
皮疹类型	红色充血性针尖大小丘疹，压之退色，或为带黄白色脓头“粟粒疹”；可见草莓舌；口周苍白圈	鲜红色充血性斑丘疹，压之退色；可有出血性皮疹	焦痂和溃疡；暗红色充血性斑丘疹，少数呈出血性，大小不一，无瘙痒	蜱咬处慢性游走性红斑或丘疹，后扩散成大的环形充血皮疹，外缘鲜红，中心苍白，可有水疱伴坏死
出疹时间	病程第 2 天	病程第 4~第 5 天	病程第 4~第 6 天	病程初期

续表

项目	猩红热	斑疹伤寒	带状疱疹	莱姆病
出疹顺序	始于耳后、颈部及上胸部，后迅速蔓延至全身	由躯干遍及全身	同时弥漫性出现	自蜱咬处出现，后可出现于身体任何部位
分布特点	散在分布于全身	散在分布躯干及四肢，但手掌、足底、颜面多无	散在分布躯干及四肢，面部、手掌、足底少见。焦痂多分布于腋窝、外生殖器、腹股沟、会阴、周等	可分布在任何部位，多见于腋下、大腿、腹部及腹股沟，儿童多见于耳后、发际
是否融合成片	是	否	极少见	否
色素沉着	有	有	有	否
脱屑	有	手	无	否

第三节　感染与出血

出血（hemorrhage）是常见临床症状，可以表现为皮肤、黏膜的出血点、瘀点、瘀斑，也可以表现为深部组织和内脏出血。导致出血的原因包括遗传性与获得性因素，其发病机制分为血管异常、血小板数量或功能异常以及凝血机制障碍等。许多感染性疾病伴有出血症状，如伤寒、细菌性腹泻、肺结核、流行性脑脊髓膜炎、钩端螺旋体病、阿米巴病、肠道寄生虫病以及各种病毒性出血热等。

一、出血的类型

出血的临床类型常因发病机制的不同而异。

（一）皮肤黏膜下出血

皮肤、黏膜下出血是伴有出血症状的感染性疾病最常见、最易发现的症状和体征，其表现因出血程度、范围及出血部位不同而呈现下列类型。

1. 出血点

指皮肤上直径 2mm 以内的出血，多如针头大小，通常不高出皮面，按压不退色。早期呈暗红色，1~2 周内完全吸收。出血点可散在分布全身各部位，以四肢较多见，躯干下部较常见。

2. 紫癜

为直径 3~5mm 的皮下出血，不高出皮面，压制不退色，其性质、特点、部位及临床意义与出血点相同。

3. 瘀斑

为直径 5mm 以上的皮下片状出血，分布部位与出血点、紫癜相同。单发及多发小片状瘀斑，一般提示为血管或血小板疾病；大片瘀斑常见于严重血小板减少或功能缺陷及严重凝血功能障碍。

4. 血疱

口腔黏膜血疱常为重症血小板减少的表现。

5. 鼻出血和牙龈出血

血小板数量或功能异常以及其他凝血功能异常者常见。

6. 眼结膜下出血

血小板数量或功能异常以及其他凝血功能异常者常见。

（二）深部组织出血

深部组织出血常见于较深皮下、肌肉、关节腔及浆膜腔等部位，常见于凝血机制障碍。

1. 血肿

较深部皮下、肌肉及其他软组织出血。血肿较大时可引起胀痛，压迫邻近组织器官引起疼痛及功能障碍等。

2. 关节出血

常见于负重关节如膝、踝、肘、腕及髋关节等。早期可见关节肿胀、疼痛，关节穿刺可抽出不易凝固的陈旧性血液。反复关节出血可导致关节永久性畸形及严重功能障碍。

3. 浆膜腔出血

主要见于腹腔、胸膜、心包及睾丸鞘膜出血。

4. 眼底出血

多见于严重血小板减少及严重血管病变者。

（三）内脏出血

内脏出血临床可表现为咯血、呕血、便血、血尿、引导出血及中枢神经系统出血，出血量较大。除相应器官、系统症状外，还可伴有失血引起的循环障碍，甚至休克等症状。

二、常见伴出血表现的感染病临床特点

常见伴出血表现的感染病临床特点见表 2-2。

表 2-2　常见伴出血表现的感染病临床特点

病原学	汉坦病毒	登革热	发热伴血小板减少综合征	埃博拉出血热
传播途径	呼吸道、消化道、直接接触等	登革病毒	发热伴血小板减少综合征病毒	埃博拉病毒
出血类型	皮肤黏膜下、内脏出血	蚊虫	蜱	直接接触
出血时间	多发于发热期、低血压休克期、少尿期	皮肤黏膜下、内脏出血	皮肤黏膜下、内脏出血	皮肤黏膜下、内脏出血
发病机制	血管损伤、血小板减少和功能异常、凝血	病程第 5~第 8 天	病程极期	病程极期
实验室检查	机制异常	血管损伤、血小板减少和功能异常、凝血机制异常	血小板减少和功能异常、凝血机制异常	血管损伤、血小板减少和功能异常、凝血机制异常
肾综合征出血热	白细胞增高、出现异形淋巴细胞，血小板减少；凝血功能异常	白细胞减少、血小板减少；凝血功能异常	白细胞减少、血小板减少；凝血功能异常	早期白细胞减少，7 日后增高，出现异形淋巴细胞，血小板减少；凝血功能异常

三、出血的诊断

根据患者的病史及体检，判断是否存在血管损伤、血小板减少和功能异常、凝血机制异常的病因，有选择性地进行实验室检查和其他必要的辅助检查。

（一）筛选试验

包括毛细血管脆性试验、血小板计数、出血时间、凝血时间、部分活化的凝血酶时间、凝血酶原时间、凝血酶时间等。

（二）确诊试验

（1）血管异常包括毛细血管镜检查和 vWF 测定等。

（2）血小板异常包括血小板黏附和聚集试验等。

（3）凝血异常包括各种凝血因子的抗原及活性测定、凝血酶生成及纠正试验等。

（4）抗凝异常包括抗凝血酶Ⅲ抗原及活性或凝血酶，抗凝血酶复合物、蛋白 C、狼疮抗凝物测定等。

（5）纤溶异常包括鱼精蛋白副凝试验、纤维蛋白原降解产物、D-二聚体、纤溶酶原测定等。

（三）特殊检查

对感染导致的出血，尽早进行病原学检查，将有助于明确诊断。

四、伴有出血表现的感染病的治疗原则

出血发病机制各异，应根据不同病因及发病机制给予相应治疗措施。

（一）一般治疗

包括支持治疗、对症治疗等。

（二）出血的治疗

根据出血的可能机制，可以给予减低血管脆性和通透性的药物、促进血小板生成药物、增强血小板功能药物治疗。必要时可以补充维生素 K、输注血小板、血浆和凝血因子等血液制品。对于药物治疗无效或脾亢所致血小板明显减少，可考虑做脾切除术以减少血小板破坏场所。

（三）病原治疗

如果明确了病原，应尽早进行病原特异性治疗。

第四节　败血症

败血症（septicemia）是指病原微生物侵入血流并生长繁殖，产生毒素及其分解代谢产物等引起的全身严重毒血症综合征。病原微生物常指具有致病性或条件致病性的各种细菌，也可为真菌、分枝杆菌、支原体、衣原体、病毒等。血培养多为一种病原菌，但也可

以有两种或两种以上。病原菌感染后，由于炎症介质的激活与释放而引起寒战、高热、呼吸急促、心动过速、皮疹瘀点、肝脾肿大及外周血白细胞升高等全身中毒表现。感染可以继发于身体特定部位的感染灶，也可以是未发现明确病灶的原发感染。同其他感染相似，败血症的血流感染（bloodstream infection，BSI）划分为社区获得性血流感染（community-acquired BSI）与医院内血流感染（nosocomial BSI）。由血管内导管置入引起的导管相关性血流感染（catheter related bloodstream infection，CRBSI）是主要的医院内感染类型。

当病原微生物进入血液循环，不繁殖或很少繁殖，迅速被机体防御系统清除，多不引起炎症反应称为菌血症（bacteremia）。病原菌随血流播散出现迁徙性炎症病灶，全身多处可形成脓肿称为脓毒败血症（septicopyemia）。严重脓毒症可进一步并发多器官功能障碍综合征（MODS）。

全身炎症反应综合征（systemic inflammatory response syndrome，SIRS）是指各种损害因素作用于机体所引起的全身性炎症反应，临床上符合以下两项或两项以上标准，则 SIRS 诊断成立：①体温>38℃或<36℃；②心率>90 次/min；③呼吸>20 次/min 或 $PaCO_2$<4.3kPa（32mmHg）；④白细胞计数>12×10^9/L 或<4×10^9/L；或未成熟中性粒细胞>10%。感染和非感染因素均可导致 SIRS，故败血症是其重要的病因。

一、病原学与流行病学

病原学

1. 革兰阳性球菌

较常见的有三种：①葡萄球菌：以金黄色葡萄球菌（简称金葡菌）最常见，是出现多重耐药菌性的菌株，尤其是耐甲氧西林金葡菌（MRSA）和耐药凝固酶阴性葡萄球菌（MRCNS）。这类菌株易于发生皮肤及黏膜感染，并导致血行播散，进一步形成转移性脓肿。表皮葡萄球菌由于易黏附于医用塑料制品如静脉导管、气管导管等，细菌包埋于黏质中，可逃避机体防御与抗生素的作用，近年导致血行感染率明显增加。②肠球菌：从 20 世纪 80 年代开始，肠球菌所致败血症比例逐年增加。该菌是人体肠道中的常驻菌，有的肠球菌败血症不易找到原发灶，耐药性较强。③链球菌：肺炎链球菌可引起免疫缺陷者、老年人和婴幼儿败血症；B 组溶血性链球菌可致新生儿败血症。耐青霉素肺炎球菌（PRSP）败血症报道呈逐年增高趋势，应引起重视。

2. 革兰阴性杆菌

常见为大肠埃希菌、克雷伯菌、铜绿假单胞菌、变形杆菌等。因多种抗生素的不断筛选，条件致病菌比例亦明显上升，如鲍曼不动杆菌、嗜麦芽窄食单胞菌、洋葱伯克霍德菌等。近年产超广谱 β-内酰胺酶（ESBLs）的肺炎克雷伯菌、多重耐药（MDR）或泛耐药（PDR）或极端耐药（XDR）的铜绿假单胞菌、产气杆菌、阴沟肠杆菌等所致败血症有增多趋势。

3. 厌氧菌

占败血症的5%~7%。以脆弱类杆菌为主，其次为梭状芽孢杆菌属、消化链球菌属及产气荚膜杆菌等，主要为医院获得性感染，多见于老年人、术后或免疫抑制剂使用患者。

4. 真菌

白色假丝酵母菌占绝大多数，热带念珠菌、毛霉菌等也可以引起败血症。曲霉菌或马尔尼菲青霉菌（penicillium marneffei）败血症常见于器官移植后及恶性肿瘤患者。

5. 其他细菌

单核细胞增多性李斯特菌、聚团肠杆菌及腐生葡萄球菌等致病力低的细菌所致败血症也有报道。脑膜炎奈瑟菌感染多见于4岁以下或10岁左右两个年龄段。艾滋病或长期服用免疫抑制剂者，偶可发生分枝杆菌败血症。

败血症致病菌的种类可因不同年龄、性别、感染灶、原发病和免疫功能有一定差别。近年来，需氧菌与厌氧菌、革兰阴性菌与革兰阳性菌、细菌与真菌等多种病原菌混合感染病例逐年增加。在同一血标本或3天内从同一患者不同血标本培养分离出两种或两种以上致病菌称复数菌败血症，多见于ICU及长期应用广谱抗生素或免疫抑制剂的患者。

二、败血症致病菌流行特征

20世纪的常见败血症致病菌以革兰阴性杆菌为主，所占比例高达70%。在我国近期血流感染患者细菌的分布及耐药性分析中，最常见病原菌依次为凝固酶阴性葡萄球菌、大肠埃希菌、克雷伯菌、金葡菌及鲍曼不动杆菌属。革兰阳性菌败血症呈显著上升趋势，所占比例达50%，MRSA和MRCNS的检出率分别为50.8%和67.4%。革兰阴性菌超广谱β-内酰胺酶（ESBLs）和头孢菌素酶（AmpC酶）的产生，导致近年来多重耐药菌株在医院内迅速传播。随着厌氧培养技术的提高，厌氧菌败血症除常见于腹腔感染、外科术后及妇产科等疾病外，亦可见于老年患者及恶性肿瘤患者。值得注意的是，随着持续抗生素及免疫抑制剂的应用、长期留置静脉导管等，国内外医院真菌败血症呈显著增多趋势，可占到5%~12%。败血症的致病菌所占比例可因不同时期、不同地区及抗菌药物的应用情况而存在差异。

三、病理与发病机制

病原菌经各种途径进入血液循环后是否引起败血症，取决于人体的免疫功能和致病菌的种类、数量及毒力等多种因素。

（一）发病机制

1. 人体因素

机体免疫防御功能缺陷或下降是败血症的高危因素。健康者在病原菌侵入血流后，常仅表现为短暂菌血症，细菌可被免疫防御系统迅速消灭，不出现明显症状；当免疫防御功能缺陷或降低（包括局部或全身屏障功能丧失）均易诱发败血症。

（1）皮肤及黏膜的防御作用。

完整的皮肤和黏膜是防止细菌入侵的天然屏障。挤压皮肤炎症或脓肿，可使局部防御功能破坏，细菌入侵淋巴和血液循环；严重烧伤时，皮肤与黏膜破损为细菌入侵敞开门户，坏死物和血浆渗出为细菌繁殖创造良好条件，因此败血症发生率较高。

（2）全身性免疫反应。

各种原因引起的中性粒细胞缺乏或减少是诱发败血症的重要原因，当中性粒细胞低于 0.5×10^9/L 时，败血症发病率明显增高，常见于急性白血病、骨髓移植后、恶性肿瘤患者接受化疗后，以及再生障碍性贫血等患者；严重的原发疾病，如肝硬化、结缔组织病、糖尿病、尿毒症、慢性肺部疾病等也是败血症的诱因。

（3）医源性因素。

肾上腺皮质激素等免疫抑制剂、放射治疗、细胞毒类药物的应用均可削弱细胞免疫和体液免疫功能；广谱抗生素可使体内菌群失调，导致耐药条件致病菌繁殖的二重感染；气管插管、气管切开、人工呼吸器的应用，各种插管检查，如内镜检查、插管造影都可破坏局部屏障防御功能，有利于病原菌的入侵。

留置静脉导管或内引流装置引起葡萄球菌败血症在医院感染败血症中占重要地位，留置导管 72h 以上即可发生静脉炎，进而诱发导管相关性败血症（catheter-related bacteriemia，CRB)，其病原菌主要为革兰阴性杆菌。如患者同时存在两种或两种以上诱因时，发生败血症的危险性明显增加。

2. 病原菌因素

革兰阳性菌生长过程中可分泌针对机体靶细胞毒性作用的蛋白质，如外毒素。金葡菌可产生释放多种酶和外毒素，其中起主要致病作用的有血浆凝固酶、溶血毒素、杀白细胞素、肠毒素（A、B、C、D、E，以 A 型多见）、剥脱性毒素、A 群链球菌致热外毒素(SPE)、红疹毒素等，可导致严重毒血症状。肠毒素 F 与中毒性休克综合征（TSS）的发生有关。革兰阴性杆菌产生的内毒素能损伤心肌和血管内皮细胞，激活补体和激肽系统、凝血与纤溶系统、交感—肾上腺皮质系统、ACTH/内啡肽系统等。当激活各种血细胞和内皮细胞，可产生 IFN-α、IL-1、IL-6、IL-8 等多种细胞因子，以及炎症介质、心血管调节肽等，导致微循环障碍、感染性休克、弥散性血管内凝血（DIC）或多器官功能衰竭(MOF)。铜绿假单胞菌可产生多种致病物质，如蛋白酶、磷脂酶 C 及外毒素 A 等。外毒素 A 是一种很强的蛋白合成抑制剂，可导致组织坏死；其与弹性蛋白酶同时存在时毒力明显增强。肺炎球菌致病主要依赖其荚膜抗吞噬作用，也可与其产生的溶血素和神经氨酸酶有关。肺炎克雷伯菌等也有荚膜，有拮抗吞噬和体液中杀菌的作用。

（二）病理改变

病原菌毒素可引起全身组织和细胞变性，出现水肿、脂肪变性和坏死。毛细血管损伤造成皮肤和黏膜瘀点、瘀斑及皮疹。有些细菌如化脓性球菌引起的败血症，可形成肺、肝、肾、脾、骨及皮下组织等迁徙性脓肿，并可并发心内膜炎、脑膜炎、骨髓炎等。单核—吞噬细胞增生活跃，肝、脾均可肿大。重型败血症可进一步发展为感染性休克、DIC、MODS，并出现相应病理改变。

四、临床表现

（一）基本表现

1. 败血症共同表现

（1）毒血症状。

常有寒战、高热，多为弛张热或间歇热，少数为稽留热、不规则热或双峰热。部分患者体温不升甚至低于正常，以老年体弱者、慢性重症疾病及免疫力严重低下者多见，且预后不佳。患者一般全身感染症状严重，可伴全身不适、头痛、肌肉及关节疼痛、软弱无力，脉搏、呼吸加快。可有恶心、呕吐、腹胀、腹痛、腹泻等胃肠道症状。严重败血症可出现中毒性脑病、中毒性心肌炎、肠麻痹、感染性休克及 DIC 等。

（2）过度换气和精神状态改变。

过度换气是败血症较重要的早期体征，甚至可出现在发热和寒战前。由于过度换气，可导致呼吸性碱中毒。精神状态改变表现为定向障碍或性格改变、谵妄症候群。严重者可出现昏迷。

（3）皮疹。

以革兰阳性菌感染多见。皮肤、黏膜瘀点最常见。也可为荨麻疹、猩红热样皮疹、烫伤样皮疹、脓疱疹、瘀斑等，瘀斑可融合成片。革兰阴性菌皮疹较少，且不易查见，如伤寒的玫瑰疹。

（4）关节损害。

多见于革兰阳性球菌和产碱杆菌败血症，主要表现为髋、膝关节红肿、疼痛、活动受限，少数有关节腔积液或积脓。

（5）肝脾大。

肝脾多为轻度肿大，并发中毒性肝炎或肝脓肿时肝脏可显著肿大，伴压痛，也可有黄疸。

（6）原发病灶。

革兰阳性菌败血症常见的原发病灶为皮肤及黏膜的感染。革兰阴性菌败血症多来自腔道的原发感染，如呼吸道、泌尿道、胆道、消化道、生殖系统感染。部分病例可无明确原发感染灶。

（7）迁徙性病灶。

多见于病程较长的革兰阳性化脓性球菌和厌氧菌败血症，少数革兰阴性杆菌如肺炎克雷伯菌、鼠伤寒沙门菌等所致败血症也可引起迁徙性病灶或损害。常见转移性病灶有皮下（腰背、四肢的皮下及深部软组织）脓肿、肺脓肿、骨髓炎、关节炎和心包炎等。

（8）感染性休克。

见于1/5~1/3败血症患者，有些败血症起病时即表现为休克或快速（数小时内）发展为休克，但多数先有血流动力学改变（如血压不稳），数小时后出现休克。表现为烦躁不安、面色苍白、口唇发绀、皮肤花斑、四肢厥冷、脉搏细速、尿量减少及血压下降。

2. 常见败血症的临床特点

（1）革兰阳性细菌败血症。

①以金葡菌败血症常见（20%~30%），约半数以上为医院感染。多见于严重疖痈、急性蜂窝织炎、骨关节化脓症以及大面积烧伤等患者。主要表现为发病急、寒战、高热，呈弛张热或稽留热型，脓点、多形性皮疹常见，也可见脓疱疹。约1/4病例伴大关节红肿疼痛，迁徙性损害是金葡菌败血症的特点。有心脏瓣膜病或其他基础疾病的老年人和静脉药瘾者易并发心内膜炎；②凝固酶阴性葡萄球菌败血症占10%~15%，其中70%以上为医院感染，常见于体内异物留置者，如人工关节、人工瓣膜、各种导管及起搏器等。MRCNS菌株比例逐年上升，在接受广谱抗菌药物时，肠道和呼吸道中MRCNS菌株数明显增多，易引起全身感染；③肠球菌败血症占院内感染败血症的10%左右，泌尿生殖道、消化道及血管导管是常见的入侵途径。常发生于消化道肿瘤和腹腔感染患者。易并发心内膜炎，对各种抗菌药物，包括头孢菌素类耐药。

（2）革兰阴性杆菌败血症。

患者发病前一般情况常较差，多有严重原发疾病如胆道、肠道、泌尿道感染，或免疫功能低下或使用免疫抑制药物的病史等。致病菌常为大肠埃希菌、铜绿假单胞菌、肺炎克雷伯菌等。患者中毒症状多较明显，临床常以寒战开始，间歇发热，严重时体温不升或低于正常。感染性休克发生率高达20%~60%，且出现早、持续时间长，病死率高。

（3）厌氧菌败血症。

厌氧菌常与需氧菌或兼性菌共同引起复数菌败血症，侵入途径以胃肠道及女性生殖道为主，其次为褥疮溃疡及坏疽。临床表现与需氧菌败血症大致相似，局部分泌物常有特殊腐败臭味，部分患者可出现黄疸（10%~40%）、血栓性静脉炎和迁徙性化脓病灶。约30%可发生感染性休克或DIC。患者病情轻重不一，轻者未经治疗亦可暂时好转；重者可呈暴发性，部分出现溶血或MOF等。

（4）真菌败血症。

好发于医院感染和免疫力低下人群。致病真菌以白色假丝酵母菌及热带假丝酵母菌等为主。常累及肺、脾、心内膜等。临床表现与革兰阴性菌败血症相似，可有寒战、发热、出汗、肝脾大等，偶仅为低热，甚至不发热。患者病情严重，病死率达20%～40%。因常与细菌感染混合存在，毒血症被合并细菌感染所掩盖，临床不易区别，部分病例死后尸检方能确诊。

3. 特殊类型败血症

（1）新生儿败血症。

感染途径多为呼吸道、脐带或破损皮肤等。大肠埃希菌、B组溶血性链球菌、葡萄球菌等为常见致病菌。主要临床表现为食欲减退、呕吐、腹胀、精神萎靡、呼吸困难、黄疸、惊厥等，仅部分患儿有发热。新生儿血脑屏障功能不健全，易并发颅内感染。

（2）老年人败血症。

老年人机体免疫功能差，局部感染后容易扩散而发生败血症。多继发于肺部感染及压疮，致病菌以大肠埃希菌、肺炎克雷伯菌等革兰阴性细菌及厌氧菌为主。起病急骤，发热为主要表现，易出现神志改变；病程中易并发心内膜炎，可因心、肺、脑、肾等重要器官功能障碍而死亡。

（3）烧伤后败血症。

多发生于烧伤后36h组织液由外渗开始回收时细菌随之而入，创面肉芽肿形成后败血症发生机会减少。早期多为单一细菌感染，晚期常为混合感染。常见致病菌为金黄色葡萄球菌、铜绿假单胞菌、大肠埃希菌或变形杆菌。临床表现较一般败血症重，可为过高热（T>42℃）或低体温，多为弛张热，心动过速明显，可发生中毒性心肌炎、中毒性肝炎及休克等。常出现麻痹性肠梗阻或意识障碍。

（4）医院感染败血症。

也称医院血流感染（NBSI），占败血症的30%～60%。患者多有严重基础疾病或曾接受过较大手术、侵入性诊疗操作，或长期应用免疫抑制剂及广谱抗生素等。致病菌以大肠埃希菌、铜绿假单胞菌、克雷伯菌、不动杆菌等革兰阴性耐药菌为主。革兰阳性球菌中MRSA、MRCNS较多见，真菌中白色假丝酵母菌较常见。临床表现常因基础疾病症状掩盖而不典型，可发热或低体温、寒战，白细胞增高或正常。病情危重，预后差，病死率高。

中性粒细胞缺乏时发生败血症较多，多为血液系统肿瘤化疗或骨髓移植引起粒细胞缺乏者。感染入侵途径有肺炎、齿龈炎、皮肤软组织炎、肛周炎等，致病菌多为耐药葡萄球菌、铜绿假单胞菌和其他革兰阴性菌。由于机体炎症反应差，凡患者发热38℃以上时应做血培养，并及时给予抗菌药物治疗。

输液引起的败血症与液体污染和导管置留有关。液体污染以肺炎克雷伯菌和聚团肠杆菌多见。高营养液中白色假丝酵母菌等真菌易于生长。全血污染多为耐药大肠埃希菌、铜绿假单胞菌。导管相关性血流感染（catheter related blood stream infection，CRBSI）是指带有血管内导管或者拔除血管内导管48h内，患者临床出现脓毒症表现，除血管导管外没有其他明确的感染源，同时外周静脉血培养显示细菌或真菌阳性；或从导管段及外周静脉血培养出相同种类、相同药敏结果的细菌或真菌，则可诊断为 CRBSI。常见病原菌为凝固酶阴性葡萄球菌、鲍曼不动杆菌、铜绿假单胞菌及假丝酵母菌等。

（二）并发症

败血症可并发肾衰竭、中毒性心肌炎、中毒性脑病、肝脏损害、肠麻痹或急性呼吸窘迫综合征（ARDS）。革兰阳性细菌败血症可并发多出脓肿及化脓性脑炎、心包炎、心内膜炎等。革兰阴性菌败血症可并发感染性休克及 DIC 等。

五、实验室检查及其他检查

（一）一般检查

外周血白细胞增高，多为（10~30）$\times 10^9$/L，中性粒细胞比例增高，可有明显核左移及细胞内中毒颗粒；免疫反应差者及少数革兰阴性菌败血症白细胞数可正常或降低，但中性粒细胞比例升高。病程长者可有贫血，并发 DIC 时血小板减少。尿中可见蛋白或少量管型。

（二）病原学检查

1. 血培养

血培养是确诊败血症的主要依据。采血应在抗菌药物应用前、寒战、高热时进行。于不同部位采集血液标本 2 次，每次采血量 10~20mL，可提高培养阳性率。标本应分送需氧菌和厌氧菌培养，必要时还可送真菌培养。如患者使用过抗菌药物，要用含树脂或活性炭的中和抗生素培养瓶采样；儿童、婴幼儿采血量最大不超过总血容量的 1%。导管相关性败血症患者，外周导管应在无菌状态下拔除，剪下 5cm 导管头端进行半定量培养；中心静脉导管或静脉留置管患者，则经导管采血及外周静脉采血同时做细菌定量培养。当普通血培养阴性又疑似败血症时需采用特殊培养基针对某些特殊病原培养，如 L 型细菌、军团菌、分枝杆菌、巴通体及真菌等。

2. 骨髓培养

由于骨髓中细菌较多且受抗菌物药影响较小，其阳性率高于血培养。因此血培养加骨髓培养可明显提高阳性率。

3. 体液培养

脓液、胸水、腹水、脑脊液或瘀点挤液涂片或培养均有重要诊断参考价值。

4. 免疫学及分子生物学检查

对生长缓慢的细菌或真菌可进行抗原抗体检测。免疫荧光法可快速、敏感地鉴定厌氧菌，免疫酶标组化可快速鉴定产氧荚膜杆菌。应用 PCR 法可检测病原菌 DNA 或 RNA，对外伤或烧伤后败血症病原菌的诊断有参考意义。基因芯片根据病原菌 16S rRNA 保守区设计探针可高通量快速检测标本中的微生物。

5. **其他检查**

血液真菌细胞壁成分 1，3-β-D 葡聚糖（glucan，G）检测（G 实验）有助于真菌败血症的诊断；血清半乳甘露聚糖（galactomannan，GM）含量有助于诊断曲霉菌；鲎试验（limulus lysate test，LLT）阳性可提示血清中存在内毒素，有助于革兰阴性杆菌败血症的检测。

（三）炎性相关指标

降钙素原（procalcitonin，PCT）是降钙素（calcitonin，CT）的激素原，主要是在细菌毒素和炎性细胞因子的刺激下产生，而在非感染性炎性反应状态下水平一般不升高，对于系统性细菌感染和败血症等具有较高敏感度和特异性。重症感染患者 PCT 浓度的动态监测对治疗、预后的判定具有重要意义；测定血浆 TNF-α、α-反应蛋白（CRP）、IL-6 等有助于判断炎性应答的强度；IL-10 及血浆可的松浓度可反应机体的代偿性抗感染的状态；小肠脂肪酸结合蛋白（intestinal fatty acid binding rotein，iFABP）可特异反应肠黏膜的损伤。

（四）其他辅助检查

病程中如出现心、肝、肾等器官损害，发生感染性休克、DIC 时应做相关检查。同时可按需要进行 B 超、X 线、计算机断层扫描（CT）、磁共振（MRI）及心电图等检查。

六、诊断和鉴别诊断

（一）诊断依据

急性高热患者外周血白细胞及中性粒细胞明显增高，具有明显感染中毒症状，不限于某一系统感染时应考虑败血症的可能。新出现的皮肤、黏膜感染或创伤，有挤压疮疖史，局部症状加重伴高热、寒战及全身中毒症状者；或尿路、胆道、呼吸道感染及局部感染，经有效抗生素治疗不能控制者；或有急性高热、寒战，而化脓性关节炎、骨髓炎、软组织脓肿、皮肤脓点怀疑为迁徙病灶者；或有严重基础疾病、静脉或动脉放置器械或导管而出现发热（T>38℃）或低体温者；或低血压（收缩压<90mmHg）、少尿（每小时<20mL），原有疾病或其他原因不能解释者，均应怀疑败血症。血培养和（或）骨髓培养阳性是确诊的依据。

（二）鉴别诊断

1. 成人 Still’s 病

青少年多见。为变态反应性疾病，主要表现是发热、皮疹、关节痛、咽痛、淋巴结及肝脾肿大，白细胞和中性粒细胞增高，极易与败血症混淆。两者不同之处为：①高热，病程可长达数周或数月，但多无明显毒血症状，且可有缓解期；②皮疹短暂，但反复出现；③多次血及骨髓培养均无细菌生长；④抗生素正规治疗无效；⑤肾上腺皮质激素或非甾体类药物如吲哚美辛（消炎痛）可使症状缓解。该病没有特异性诊断手段，需除外其他疾病后尚可考虑。

2. 恶性肿瘤

以淋巴瘤为主要代表，其种类众多。常急性起病，不规则发热伴畏寒，多进行性消瘦、贫血及衰竭，肝脾进行性肿大，出血倾向较明显。通过血液和骨髓培养排除败血症。诊断靠骨髓穿刺、淋巴结或其他组织活检做病理检查确诊。

3. 其他

尚需与风湿热、伤寒、粟粒性肺结核、系统性红斑狼疮、皮肌炎、疟疾、血小板减少性紫癜等鉴别。

（三）预后

病死率达 30%~40%，影响预后的因素主要有：①老年人和儿童病死率高；②真菌败血症和复数菌败血症的病死率较高；③医院感染败血症病死率较高；④有严重并发症患者病死率较高；⑤有严重基础疾病患者，如恶性肿瘤、肝硬化、糖尿病、ARDS 等均增加了预后不良的风险；⑥在药敏报告之前经验性及时选用正确的抗菌药物可显著降低病死率。

七、治疗和预防

（一）内科综合治疗

卧床休息，给予高热量和易消化的饮食。高热时酌情物理降温，补充适量维生素，维持水、电解质和酸碱平衡。感染性休克者扩容、纠酸、血管活性药物或肾上腺皮质激素治疗。严重败血症酌情输入新鲜血浆或白蛋白等。同时应积极治疗医院感染败血症的基础疾病。器官移植后或免疫抑制者，应酌情减量或停用免疫抑制剂。近年来抗内毒素抗体、抗 TNF-α、血清免疫球蛋白以及血浆交换等治疗的疗效已逐渐受到重视。

（二）病原治疗

1. 病原治疗原则

败血症诊断一旦成立，在未获得病原学结果之前，应尽快给予经验性抗菌药物治疗。临床应个体化选用抗菌药，重视药代动力学、药效学知识，以确保安全有效。通常给予抗菌谱较广的一种或两种药物联合治疗。原发感染在肺部多为肺炎链球菌或流感杆菌等所致，可选用青霉素或半合成青霉素或一代头孢菌素等。原发感染灶在膈肌以下多为革兰阴性细菌所致，可选用三代头孢菌素和β-内酰胺类（或联合氨基苷类）抗菌药。免疫低下者败血症多为革兰阴性细菌所致，常用三代头孢菌素或广谱碳青霉烯类（broad spectrum carbapenems）抗生素治疗。

降阶梯治疗适用于危及生命的严重病例，以便迅速控制病原菌。对细菌学未明的严重败血症，应根据患者基础疾病、原发感染灶、致病菌入侵途径和临床特征，并结合当地致病菌的流行和耐药情况，经验性应用疗效好的抗菌药物。而一旦病原菌明确，应根据药敏结果再适当调整用药。

联合用药可获得“相加”或“协同”作用，增强疗效，但也可导致菌群失调而增加治疗困难。败血症早期或病原菌未明前可两种抗生素联合应用，病情好转后单一抗菌药物能达到有效治疗时，避免不必要的联合应用。

2. 常见败血症的病原治疗

由于抗生素的广泛应用，细菌耐药情况十分严峻。对败血症这类严重的血流感染性疾病，除已明确查得为敏感细菌所致，已很少按经验性选用一代、二代β-内酰胺类抗菌药。

（1）革兰阳性细菌败血症。

社区获得革兰阳性菌败血症多为不产青霉素酶的金葡菌或A组溶血性链球菌所致，通常对青霉素敏感，可选用普通青霉素或半合成青霉素苯唑西林等，或第一代头孢菌素如头孢唑啉等；B组溶血性链球菌败血症宜与氨基糖苷类抗菌药物联合治疗；医院感染葡萄球菌败血症90%以上为MRSA所致，多数凝固酶阴性葡萄球菌呈多重耐药性，因此金葡菌败血症可选用多肽类抗菌药物如万古霉素（vancomycin）或替考拉宁（teicoplanin，壁霉素），或χ唑烷酮类药物利奈唑胺（linezolid），或与利福霉素类抗菌药物利福平联合应用；肠球菌常对多种抗生素耐药，治疗时应联合用药，可用半合成青霉素类氨苄西林联合氨基糖苷类，或多肽类万古霉素联合氨基糖苷类，或半合成青霉素类与链阳菌素（streptogramins）联合。

（2）革兰阴性细菌败血症。

多数革兰阴性细菌耐药性突出，应以第三代头孢菌素为主，或与氨基糖苷类联合治疗，参考方案：①大肠埃希菌、克雷伯菌、肠杆菌败血症可用第三代头孢菌素类如头孢噻肟、头孢曲松或第四代头孢菌素如头孢吡肟；②铜绿假单胞菌败血症可选用头孢哌酮或头孢他啶，或碳青霉烯类药物如亚胺培南/西司他丁、美罗培南、比阿培南（biapenem）或氟喹诺酮类药物环丙沙星等；③不动杆菌败血症可选用氨基糖苷类如阿米卡星加第三代头孢菌素类，或酶抑制剂如氨苄西林/舒巴坦加氨基糖苷类如妥布霉素，或头孢哌酮/舒巴坦或多肽类药物如多黏菌素；④“超级细菌（super-bug）”即产金属β-内酰胺酶-1（NDM-1）细菌败血症可用米诺环素衍生物如替加环素（tigecycline），或多肽类药物多黏菌素，或磷霉素类联合氨基糖苷类如异帕米星（isepamicin）或阿贝卡星（arbekacin）等。

（3）厌氧菌败血症。

可用化学合成类药物如替硝唑或奥硝唑。半合成头霉素类如头孢西丁、头孢替坦及碳青霉烯类药物亚胺培南对常见脆弱杆菌属均敏感。因需氧菌常与兼性厌氧菌混合感染，故应同时对需氧菌进行有效抗菌治疗。

（4）真菌败血症。

可选用三唑类如氟康唑（FCZ）、伊曲康唑（ICZ）、伏利康唑，或多烯类如两性霉素B，或棘白菌素类如卡泊芬净（caspofungin）等。两性霉素B抗真菌作用强，但毒性反应大，必要时可用两性霉素脂质体治疗。

3. 剂量与疗程

败血症用抗菌药物的剂量（按体重或体表面积计算）可达治疗量的高限。疗程至少2周，如有原发或转移性感染病灶者适当延长，一般用至体温正常及感染症状、体征消失后5~7天，真菌性败血症则继续用药至少2周。合并感染性心内膜炎者疗程为4~6周。

（三）祛除感染病灶

脓肿应切开引流，胸腔、腹腔或心包腔等脓液应酌情穿刺抽脓，或手术引流。胆道或泌尿道梗阻者应手术治疗。导管相关性败血症应及早去除或更换导管。

（四）预防

1. 控制传染源

对于医院高危患者MRSA、MRCNS及其他多重耐药病原菌行常规监测，隔离治疗耐药菌感染者。避免滥用抗菌药物和免疫抑制剂，减少耐药菌株的产生及二重感染的发生。对化脓性感染及已感染伤口积极治疗。疖、痈等皮肤感染切忌针挑或挤压，加强压疮的防治等。

2. 切断传播途径

医护人员必须严格执行消毒隔离制度及无菌操作规程，勤洗手，防止致病菌及条件致病菌在医院内的交叉感染。严格规范各种侵袭性操作，掌握创伤性诊治适应证，尽量减少血管内装置和监护装置使用时间和频率。静脉插管及时更换，注意长期留置导管的操作和规范。使用一次性医疗物品等。

3. 保护易感人群

对糖尿病、慢性肝病、艾滋病等易继发感染的原发疾病应积极治疗。及时处理局部损伤，以免发生感染。对粒细胞缺乏、严重免疫抑制患者严格消毒，必要时可预防性服用抗菌药。加强营养支持，提高机体免疫力。

4. 病原菌及其耐药性监测

建立和完善医院感染管理系统，及时掌握细菌耐药性变迁动态，制定规范并指导临床合理使用抗生素，追踪和控制多重耐药菌株的流行。

第五节　感染性休克

一、病原学及流行病学

（一）流行情况

美国每年约有 75 万例严重败血症或感染性休克患者，估计全球每年约有 1800 万例，并且每年以 1.5%的速度增加。发病率增加的原因包括：人口老龄化、有创操作增加、生命支持技术提高，以及随之增加的耐药致病菌、免疫系统低下等因素。老年人感染性休克的发生率很高，约占全部感染性休克的 40%。我国感染性休克占老年人休克的 60%。败血症患者总体医院病死率为 28.6%，而严重败血症及感染性休克患者病死率分别为 25%～30%和 40%～70%，感染性休克及其并发症是非冠心病性重症监护病房患者最常见的死因。

（二）病原微生物

感染性休克的病原菌包括革兰阴性及革兰阳性细菌、真菌，罕见为原虫及立克次体等。常见革兰阴性细菌，如肠杆菌科细菌（大肠埃希菌、克雷伯菌、肠杆菌等）、不发酵杆菌（铜绿假单胞菌、不动杆菌属等）、脑膜炎球菌、类杆菌等；革兰阳性细菌，如葡萄球菌、肺炎链球菌、梭状芽孢杆菌等。近年来，耐药菌引起的感染性休克越来越常见，如甲氧西林耐药金黄色葡萄球菌（methicillin resistant staphylococcus aureus，MRSA）、万古霉素耐药肠球菌（vancomycin resistant enterococcus，VRE）、青霉素耐药肺炎链球菌（penicillin resistant streptococcus pneumoniae，PRSP）及耐药的革兰阴性细菌。临床上常见的引起感染性休克的疾病有肺炎、腹腔感染、肾盂肾炎、脓肿（尤其是腹腔脓肿）、败血症、化脓性胆管炎、蜂窝织炎、坏死性肌筋膜炎及脑膜炎等。

（三）宿主因素

原有慢性基础疾病，如肝硬化、糖尿病、恶性肿瘤、白血病、器官移植以及长期接受糖皮质激素等免疫抑制剂、抗代谢药物、细胞毒类药物和放射治疗，或留置导尿管或静脉导管等，在继发细菌感染后易并发感染性休克。因此，感染性休克也常见于医院内感染患者，其中老年人、婴幼儿、分娩妇女、大手术后体力恢复较差者尤发生。

（四）特殊类型的感染性休克

中毒性休克综合征（toxic shock syndrome，TSS），是由细菌毒素引起的严重感染性中毒休克症候群。最初报道的 TSS 是由金葡菌所致，近年来发现类似症候群也可由链球菌引起。

1. 金葡菌 TSS

金葡菌 TSS 是由非侵袭性金葡菌产生的外毒素引起。首例报道于 1978 年，早年多见于应用阴道塞的经期妇女，有明显地区性分布，主要见于美国，次为加拿大、澳大利亚及欧洲某些国家。随着阴道塞的改进，停止使用高吸水性阴道塞后，金葡菌 TSS 发病率已明显下降。而非经期 TSS 增多，其感染灶以皮肤和皮下组织、伤口感染居多，次为上呼吸道感染等，无性别、种族和地区特点。国内所见病例几乎均属非经期 TSS。从金葡菌 TSS 患者的阴道、宫颈局部感染灶中可分离到金葡菌，但血培养为阴性。从该非侵袭性金葡菌中分离到致热原性外毒素 C 和肠毒素 F，统称为中毒性休克综合征毒素 1（toxic shock syndrome toxin 1，TSST-1），被认为与 TSS 发病有关。用提纯的 TSST-1 注入动物，可引起类似人类 TSS 的症状。TSS 的主要临床表现为急起高热、头痛、神志模糊，猩红热皮疹，1~2 周后皮肤脱屑（足底尤著）、严重低血压或直立性晕厥。常有多系统受累现象，包括：胃肠道（呕吐、腹泻、弥漫性腹痛）、肌肉（肌痛、血肌酸激酶增高）、黏膜（结膜、咽、阴道）充血、中枢神经系统（头痛、眩晕、定向力障碍、神志改变等）、肝脏（黄疸、ALT 和 AST 值增高等）、肾脏（少尿或无尿、蛋白尿，血尿素氮和肌酐增高等）、心脏（可出现心力衰竭、心肌炎、心包炎和房室传导阻滞等）、血液（血小板降低等）。经期 TSS 患者阴道常有排出物，宫颈充血、糜烂，附件可有压痛。经期 TSS 患者中约有 30%复发，但非经期性 TSS 的复发很罕见。

2. 链球菌 TSS（streptococcus toxic shock syndrome，STSS）

又称链球菌 TSS 样综合征（streptococcal toxic shock-like syndrome，TSLS），是由于链球菌感染引起的急性严重综合征，以局部疼痛、高热、低血压及多器官受累等为特征。可由 A 群链球菌、缓症链球菌（S. mitis）或草绿色链球菌（S. viridans）引起，病菌主要经黏膜或皮肤侵入人体，大多数患者在轻微局部创伤的基础上发生感染，部分患者系术后感染所致。多见于 50 岁以下成人，以冬春季多见。

自 1983 年起北美及欧洲相继报道 A 组链球菌所致的中毒性休克综合征（STSS），现已累及世界各个地区的各年龄组。STSS 的发生可能与致病菌本身毒力增加有关，患者体内分离出的 A 族链球菌（GAS）绝大部分属 M1、M3、M6 和 T3 型。所有的致病株均产生一种称为 NAD 酶的毒素。主要致病物质为致热性外毒素 A，其作为超抗原（super-antigen，SAg）刺激单核细胞产生肿瘤坏死因子（TNF-α）及 IL-1，并可直接抑制心肌，引起毛细血管渗漏而导致休克。

二、病理和发病机制

感染性休克的发病机制极为复杂。20 世纪 60 年代提出的微循环障碍学说获得多数学者的公认，但微循环障碍学说并未完全揭示感染性休克的发病机制。目前的研究已从微循环障碍向细胞代谢障碍及分子水平的异常等方面深入。必须指出，感染性休克是多种因素相互作用、互为因果的综合结果。

（一）微循环障碍学说

在休克的发生发展过程中，微血管经历痉挛、扩张和麻痹三个阶段。初期为缺血缺氧期：通过神经反射、病因的直接作用等引起体内多种缩血管的体液因子增加，其中有交感—肾上腺髓质系统释放的儿茶酚胺、肾素—血管紧张素—醛固酮系统的激活、血小板黏附聚集产生的血栓素 A2（thromboxane a2，TXA2）和血小板活化因子（plateletactivating factor，PAF）、花生四烯酸代谢产物白三烯（leukotrienes，LT）以及内皮素等。上述因子的共同作用使 β 受体支配的微血管（主要有皮肤、骨骼肌、肾、肺、肝、胃肠道微血管等）强烈收缩，外周阻力增高，造成毛细血管网灌注不足，导致缺血、缺氧，以及毛细血管静脉压降低，由 β 受体支配的动、静脉短路开放。中期为瘀血缺氧期：随着休克的发展，快速糖代谢异常和无氧糖酵解，导致乳酸生成增多，以及组胺和缓激肽等血管活性物质释放，微动脉与毛细血管前括约肌舒张，而微静脉则持续收缩，加上白细胞附壁黏着、嵌塞，致微循环内血流淤滞，其流体静水压增高，毛细血管通透性增加，血浆外渗、血液浓缩，有效循环血量减少、回心血量进一步降低，血压明显下降。此期缺氧和酸中毒更明显，氧自由基生成增多，引起广泛的细胞损伤。晚期为微循环衰竭期：血液进一步浓缩、血细胞聚集、血液黏滞性增高，又因血管内皮损伤等原因致凝血系统激活而引起 DIC，导致微血管床堵塞、出血，血液灌流更加减少，导致多器官功能衰竭，使休克难以逆转。

（二）休克的细胞机制

微循环障碍在休克的发生中固然重要，但现在认为细胞损伤可能发生在血流动力学改变之前，细胞代谢障碍可为原发性，由病原微生物及其产物引起。感染性休克是败血症发生发展过程中的并发症，是严重感染引起的全身炎症反应综合征（systemic inflammatory response syndrome，SIRS）的一部分。SIRS 的本质是在病原微生物及其产物刺激下机体失去控制的、自我持续放大和自我破坏的炎症反应，表现为播散性炎症细胞活化、炎症介质 TNF-α、IL-1、IL-6、IL-8、IL-12 等大量产生和释放形成瀑布效应，并由此引起远隔部位的炎症反应。这些炎症介质主要是单核吞噬细胞系统对病原微生物及其产物激活的过度反应，大量的炎症介质释放一方面对控制病原菌感染有一定的作用，另一方面则引起组织细胞功能受损，如血管内皮细胞受损导致组织缺血缺氧，微循环障碍，导致各种组织器官的功能衰竭。

休克发生时细胞膜的功能障碍出现最早，胞膜损伤使细胞膜上的 Na^+-K^+-ATP 酶转运失灵，致细胞内 Na^+增多、K^+降低，细胞出现水肿。休克时细胞内最先发生变化的是线粒体病变，有：①呼吸链功能发生障碍，造成代谢紊乱；②氧化磷酸化功能降低，致三羧酸循环不能正常运行，ATP 生成减少，乳酸积聚；③胞膜上的离子泵发生障碍，K^+和 Ca^{2+}从线粒体丢失，胞质内 Ca^{2+}增多。此外，胞膜上的磷脂酶 A2 被激活，使胞膜磷脂分解，造成胞膜损伤，通透性增高，Na^+和水进入线粒体，使之肿胀、结构破坏。溶酶体含多种酶，为细胞内主要消化系统，休克时溶酶体膜通透性增高，溶酶释出，造成细胞自溶死亡。

（三）休克的分子机制

近 30 年以来，人们致力于感染性休克的分子机制研究。现已认识到人体通过一系列的模式识别受体来识别病原微生物的保守结构，即病原相关分子模式，这种先天性模式识别受体包括 Toll 样受体（ToU-like receptors，TLRs）、核苷酸结合寡聚化结构域（nucleotide-binding oligomerization domain，NOD）蛋白质和解旋酶中的维 A 酸诱导基因 I（retinoic acid induciblegene 1，RIG-1），广泛参与细胞内病原微生物的识别和介导信号转导。其中 Toll 样受体研究最为深入。革兰阳性细菌的肽多糖及革兰阴性细菌脂多糖（lipopolysaccharide，LPS）分别与 TLR-2 及 TLR-4 结合，从而启动细胞内信号传递。活化的核因子 NF-κB 从胞浆转入胞核，并结合到转录起始位点，促进细胞因子如 TNF-α 及 IL-1、IL-13、IL-10 等的表达。TNF-α 及 IL-β 是促炎因子，能活化机体的获得性免疫，但同时也对机体造成直接及间接的损害。TNF-α、IL-1 又可引起细胞因子 IL-6、IL-8、IL-12、IFN-α、血栓素、白三烯及血小板活化因子（PAF）等的释放，进一步放大炎症反应。

近年来，一氧化氮（nitric oxide，NO）被确认为导致低血压的重要介质。NO 激活可溶性鸟苷酸环化酶，提高细胞内 cGMP 水平，引起血管平滑肌扩张和降低收缩反应性，引起顽固性低血压的发生和心肌收缩性的抑制。并可增加血管通透性，抑制线粒体呼吸，降低血管平滑肌反应性，增加内毒素对内皮细胞的损害。

感染性休克时，氧自由基和蛋白酶可引起弥漫性血管内皮损伤，暴露下层的胶原基质，胶原广泛暴露触发内源性凝血途径，导致纤维蛋白沉积和血栓形成。此外，TNF 抑制蛋白 C 活化和血浆中纤溶酶原激活因子抑制因子（fibrinolytic enzyme activation factor inhibitor，PAll）的增多，导致抗凝系统和纤溶系统活性下降。凝血途径的激活和抗凝系统、纤溶系统活性下降，使得凝血因子大量消耗，导致以微血管内纤维蛋白的沉积为特征的 DIC 发生，表现为广泛的微血管血栓、组织灌注不良和器官衰竭。

（四）休克时的代谢改变

在休克应激情况下，糖原和脂肪代谢亢进，初期血糖、脂肪酸、甘油三酯增加；随着休克的进展，出现糖原耗竭、血糖降低、胰岛素分泌减少、胰高血糖素分泌增多。休克早期，由于细菌毒素对呼吸中枢的直接刺激或有效循环血量降低的反射性刺激，引起呼吸增快、换气过度，导致呼吸性碱中毒；继而因脏器氧合血液不足、生物氧化过程障碍，线粒体三羧酸循环受抑制，ATP 生成减少，乳酸形成增多，导致代谢性酸中毒，呼吸深大而快；休克后期，可因肺、脑等脏器功能损害，导致混合性酸中毒，可出现呼吸幅度和节律的改变。ATP 生成不足使细胞膜上钠泵运转失灵，细胞内外离子分布失常，Na^+内流（带入水），造成细胞水肿、线粒体明显肿胀，基质改变；Ca^{2+}内流，胞浆内钙超载，激活磷脂酶，水解胞膜磷脂产生花生四烯酸，进而经环氧化酶和脂氧化酶途径生成前列腺素、前列环素（prostacyclin，PGI2）和 TXA2，以及白三烯等炎症介质，引起一系列病理生理变化，使休克向纵深发展。

（五）休克时重要脏器的功能和结构改变

1. **肺**

感染性休克时肺的微循环灌注不足，肺表面活性物质减少，使大小肺泡不能维持一定张力，从而发生肺萎陷。当肺部发生 DIC 时，微血栓形成致肺组织瘀血、出血，间质水肿，肺泡有透明膜形成，进而发展为肺实变。

2. **心**

休克时心肌纤维变性、坏死或断裂、间质水肿、心肌收缩力减弱，冠状动脉灌注不足，心肌缺血缺氧。亚细胞结构发生改变，肌浆网摄 Ca^{2+}能力减弱，Na^+-K^+-ATP 酶泵失活，代谢紊乱，酸中毒等可致心力衰竭。

3. **肾**

休克时为保证心脑的血供，血液重新分配而致肾小动脉收缩，使肾灌注量减少。因此在休克早期就有少尿甚至间隙性无尿。在严重而持续性休克时，可造成肾小管坏死，间质水肿，致急性肾衰竭。并发 DIC 时，肾小球血管丛有广泛血栓形成，造成肾皮质坏死。

4. **脑**

脑组织需氧量很高，但其糖原含量甚低，主要依靠血流不断供给。休克时脑灌注不足，星形细胞发生肿胀而压迫血管，血管内皮细胞亦肿胀，造成微循环障碍和血液流态异常而加重脑缺氧，致脑水肿。

5. 肝和胃肠

休克时易致缺氧，持久的缺氧使肝脏代谢氨基酸和蛋白质分解产物的功能受损，糖原耗竭。肝小叶中央区出现肝细胞变性、坏死。胃肠黏膜在休克各期也同样存在微循环的变化，缺血的黏膜损伤可以形成溃疡，患者表现为呕吐或血便。

三、临床表现

（一）休克早期表现

休克早期机体应激产生大量儿茶酚胺，除少数高排低阻型休克（暖休克）病例外，患者大多有交感神经兴奋症状，神志尚清，但烦躁、焦虑，面色和皮肤苍白、口唇和甲床轻度发绀、肢端湿冷。可有恶心、呕吐、心率增快、呼吸深而快，血压尚正常或偏低，脉压小。眼底和甲皱微循环检查可见动脉痉挛，尿量减少。

（二）休克中期表现

主要表现为低血压和酸中毒。收缩压下降至 80mmHg 以下，脉压小，呼吸浅快，心率快且心音低钝，脉搏细速，皮肤湿冷，可见花斑，烦躁不安或嗜睡或意识不清，尿量更少或无尿，表浅静脉萎陷，抽取的血液极易凝固。

（三）休克晚期表现

休克晚期可出现 DIC，患者有顽固性低血压、广泛出血（皮肤黏膜、内脏）和重要脏器功能衰竭，主要包括以下几点：①急性肾功能不全，表现为尿量明显减少或无尿。尿比重固定，血尿素氮、肌酐和血钾增高。②急性心功能不全，患者常有呼吸突然增快、发绀、心率加速、心音低钝或有奔马律等心律失常，亦有患者心率不快或呈相对缓脉，面色灰暗，中心静脉压和（或）肺动脉楔压升高，心电图可示心肌损害、心内膜下心肌缺血、心律失常和传导阻滞等改变。③成人呼吸窘迫综合征（ARDS），表现为进行性呼吸困难和发绀，吸氧亦不能使之缓解，无节律不整；肺底可闻及湿啰音，呼吸音减低，X 线摄片示散在小片状浸润影，逐渐扩展、融合；血气分析 $PaO_2<60mmHg$，重者 $PaO_2<50mmHg$ 或 $PaO_2:FiO_2\leqslant200$。④脑功能障碍，可引起昏迷、一过性抽搐、肢体瘫痪及瞳孔、呼吸改变等。⑤其他：肝功能衰竭引起肝性脑病、黄疸等。胃肠功能紊乱表现为肠胀气、消化道出血等。

休克为一严重的、动态的病理过程，其临床表现随病理过程进展而有不同。但上述分期基本包括绝大多数患者的临床过程。近年来报告的中毒性休克综合征是感染性休克的特殊类型，是由金黄色葡萄球菌或链球菌产生的外毒素引起的，以高热、休克、多脏器功能损害（重者可出现昏迷）为主要临床表现，恢复期可出现皮肤脱屑。

四、实验室及其他检查

（一）常规检查

1. 血常规

白细胞计数大多增高，为（10~30）$\times 10^9$/L，中性粒细胞增多，有中毒颗粒伴核左移现象。血细胞比容和血红蛋白增高为血液浓缩的标志。在休克晚期血小板计数下降且进行性减少，凝血时间延长，提示 DIC 的发生。

2. 尿常规和肾功能检查

尿常规可有少量蛋白、红细胞和管型。发生急性肾衰竭时，尿比重由初期的偏高转为固定、尿/血肌酐比值<15，尿渗透压降低，尿/血渗透压之比<1.5，尿钠排泄量>40mmol/L 等有助于与肾前性功能不全鉴别。

3. 生化检查

血清电解质测定血钠多偏低，血钾高低不一，取决于肾功能情况。休克晚期尿素氮、血清丙氨酸氨基转移酶（ALT）、肌酸磷酸激酶（CPK），乳酸脱氢酶同工酶均升高，甚至出现高胆红素血症，提示心肝肾功能受损。

4. 血气分析

休克早期主要表现为动脉血 pH 偏高，氧分压（PaO_2）降低，剩余碱（BE）不变。休克晚期则转为 pH 偏低，PaO_2 降低，BE 负值增大。血乳酸含量测定有助于预后判断，严重休克时多明显升高。

5. 血液流变学和有关 DIC 的检查

休克时血液黏度增加，初期呈高凝状态，其后纤溶亢进转为低凝。发生 DIC 时，血小板计数进行性降低，凝血酶原时间及凝血活酶时间延长，纤维蛋白原减少、纤维蛋白降解产物增多；血浆鱼精蛋白副凝试验（plasma protamine paracoagulation test，3P 试验）阳性。有条件时可快速检测纤维蛋白溶解产物（FDP），如超过正常则反映有血管内溶血（继发性纤溶）。

（二）病原学检查

1. 细菌培养及药敏

为明确病因，在抗感染药物治疗前取血、脑脊液、尿、便及化脓性病灶渗出物进行培养（包括厌氧培养），培养阳性者做药敏试验。

2. 血溶解物试验（limulus lysate test，LLT）

LLT 有助于微量内毒素的检测，对判定革兰阴性细菌感染有帮助。

3. **降钙素原（procalcitonin，PCT）**

PCT是判断全身性细菌感染的有力工具，逐步降低的PCT浓度水平，可以评估抗生素治疗有效。

（三）特殊检查

心电图、X线以及B超、CT等检查，按需进行。

五、诊断与鉴别诊断

感染性休克的诊断必须具备感染及休克综合征这两个条件。

（一）感染依据

大多数患者可找到感染病灶。重症肺炎、暴发性流脑、中毒型菌痢及重型肝病并发自发性腹膜炎等均有其特殊的临床表现。个别患者不易找到明确的感染部位，要注意与其他原因引起的休克相鉴别。

（二）休克的诊断

临床上出现血压下降、脉压差缩小、心率加快、呼吸急促、面色苍白、皮肤湿冷或花斑、唇指发绀、尿量减少、烦躁不安或意识障碍时可以诊断为休克综合征。休克晚期可见皮肤瘀斑、出血不止甚至抽搐昏迷等症状。对易于诱发休克的感染性疾病患者应密切观察病情变化，下列征象的出现预示休克发生的可能。

1. **体温骤升或骤降**

突然寒战高热，体温>40.5℃者；唇指发绀者；或大汗淋漓，体温不升<36℃者。

2. **神志的改变**

非神经系统感染而出现神志改变，经过初期的躁动不安后转为抑郁而淡漠、迟钝或嗜睡，大小便失禁。

3. **皮肤与甲皱微循环的改变**

皮肤苍白、湿冷发绀或出现花斑，肢端与躯干皮肤温差增大。可见甲皱毛细血管袢数减少，往往痉挛、缩短、呈现“断线状”，血流迟缓失去均匀性。眼底可见小动脉痉挛，提示外周血管收缩，微循环灌流不足。呼吸加快伴低氧血症，和（或）出现代谢性酸中毒，而胸部X线摄片无异常发现。

4. **循环功能改变**

血压低于80/50mmHg，心率明显增快（与体温升高不平行）或出现心律失常。休克早期可能血压正常，仅脉压差减小，也有血压下降等症状出现在呼吸衰竭及中毒性脑病之后。

对严重感染的老年或儿童要密切观察临床症状的变化，不能仅凭血压是否下降来诊断感染性休克。某些时候感染性休克的早期症状是尿量减少。

实验室检查发现血小板和白细胞（主要为中性粒细胞）减少、血清乳酸值增高、不明原因的肝肾功能损害等。休克晚期除临床有瘀斑血瘀倾向外，3P 实验等检查有助于 DIC 的诊断。

（三）鉴别诊断

感染性休克应与低血容量性休克、心源性休克、过敏性休克、神经源性休克等鉴别。低血容量性休克多因大量出血（内出血或外出血）、失水（如呕吐、腹泻、肠梗阻等）、失血浆（如大面积烧伤等）等使血容量突然减少所致。心源性休克系心脏搏血功能低下所致，常继发于急性心肌梗死、急性心包填塞、严重心律失常、各种心肌炎和心肌病、急性肺源性心脏病等。过敏性休克常因机体对某些药物（如青霉素等）或生物制品发生过敏反应所致。神经源性休克可由外伤、剧痛、脑脊髓损伤、麻醉意外等引起，因神经作用使外周血管扩张、有效血容量相对减少所致。

六、治疗和预防

感染性休克的治疗应是综合性的，包括积极控制感染和抗休克治疗两方面。

（一）病因治疗

应积极迅速地控制感染。在病原菌未明前可根据临床表现、原发病灶等推断最可能的致病菌开始经验性治疗，致病菌确定后再根据药敏结果调整用药方案。抗生素使用原则是：选择强有力、抗菌谱广、对病原微生物敏感的抗生素；剂量要足，首次可加倍；联合用药，静脉给药；尽快给药。临床研究证实感染性休克患者应用抗生素每延误 1h 其病死率增加 7.6%，因此，力争在诊断脓毒症及感染性休克 1h 内静脉给予抗生素治疗，并提出了速度就是生命的观点（Speed is life）。经验性治疗疗程一般不超过 3~5 天。一般抗生素治疗时间推荐为 7~10 天，对治疗反应缓慢、感染病灶无法通畅引流、免疫缺陷包括中性粒细胞减少的患者可延长疗程以获得充分治疗。

在强有力抗生素治疗的同时，感染源控制的原则还包括迅速定位诊断，选择合适的感染源控制措施如脓肿引流、清除感染坏死组织、去除体内可能感染的器具、明确控制正在进行污染的微生物感染源。这些感染的控制应在成功的液体复苏后尽早进行。完成感染源的控制应尽可能少地破坏正常组织（脓肿穿刺引流要优于外科手术，内窥镜胆汁引流要优于外科手术）。当血管内导管可能是脓毒症和脓毒症休克的感染源时，应在建立新的血管通路后立即拔除。

（二）抗休克治疗

1. 早期复苏

一旦临床诊断为感染性休克，应尽快进行积极的液体复苏。在复苏的最初 6h 内应达到复苏目标：中心静脉压（CVP）8～12mmHg；平均动脉压（MAP）≥65mmHg；尿量>0.5mL/（kg·h）；中心静脉血氧饱和度（$ScvO_2$）或混合静脉血氧饱和度（SvO_2）分别>70%和 65%。如果感染性休克患者经补液 20～40mL/（kg·h）后仍呈低血压状态，或不论血压水平如何而血乳酸升高>4mmol/L，即应开始早期目标导向性治疗（early goal directed therapy，EGDT）。EGDT 是指在做出感染性休克诊断后最初 6h 内达到血流动力学最适化并解决全身组织缺氧，通过纠正前负荷、后负荷、氧含量达到组织氧供需平衡的目标。并提出了“金时银天”（golden hour and silver day）的理念，强调这些管理措施应在最初 6h 内完成。

2. 液体治疗

感染性休克时由于缺氧及毒素的影响，致使患者血管床容量加大及毛细血管通透性增高，均有不同程度的血容量不足。有效循环血量的不足是感染性休克的突出矛盾，补充血容量是治疗抢救休克最基本而重要的手段之一。液体复苏的早期目标为 CVP 至少 8mmHg（机械通气患者 12mmHg），并常需进行进一步液体治疗。晶体液和胶体液具有同等的安全性和有效性。对可疑低血容量患者的补液试验，开始 30min 内至少输入 1000mL 晶体液或 300～500mL 胶体液。只要血流动力学（即动脉压、心率、尿量）持续改善就继续补液。当心脏充盈压（CVP 或肺动脉球楔压）升高而血流动力学没有同时改善时，应减慢补液速度。

（1）胶体液。

低分子右旋糖酐（分子量 2 万~4 万）：其主要作用是：①防止红细胞、血小板的互聚作用，抑制血栓形成和改善血流；②提高血浆胶体渗透压，拮抗血浆外渗，从而达到扩充血容量的目的；③稀释血液，降低血液黏稠度，加快血液流速，防止 DIC 的发生。其分子量小，易从肾脏排泄，且肾小管不重吸收，具有一定的渗透性利尿作用。低分子右旋糖酐每日用量为 500～1500mL，有出血倾向和心、肾功能不全者慎用。偶可引起过敏反应。羟乙基淀粉（代血浆）：能提高胶体渗透压，而且副作用少。其他如白蛋白、血浆：使用一定量低分子右旋糖酐后血容量仍不足时，可适量使用血浆、白蛋白。血细胞压积以维持在 30%～40%为宜。

（2）晶体液。

碳酸氢钠或林格液等平衡盐溶液所含离子浓度接近生理水平，应用后可提高功能性细胞外液容量，并可纠正酸中毒，对有明显肝功能损害者以用前者为宜。5%～10%葡萄糖液主要供给水分和能量，减少蛋白和脂肪的分解。25%～50%葡萄糖液尚有短暂扩容和渗透性利尿作用，休克早期不宜应用。

扩容治疗要求做到：①组织灌注良好，神清、口唇红润、肢端温暖、发绀消失；②收缩压>90mmHg，脉压>30mmHg；③脉率<100 次/min；④尿量>30mL/h；⑤血红蛋白恢复至基础水平，血液浓缩现象消失。

3. 血管活性药物

在危及生命的低血压状态需要升压药治疗维持生命和组织灌注，低于某一 MAP 时各种血管床的自动调节能力丧失，而灌注对压力呈线性依赖。因此，一些患者需要升压药治疗以维持最低限度的灌注压和维持足够的血流。

（1）缩血管药物。

通过其较强的 α 受体兴奋作用，可提高 MAP 而改善组织灌注，但血管管径却缩小。在下列情况下可考虑应用：①血压骤降，血容量一时未能补足，可短期内应用小剂量以提高血压，加强心肌收缩力，保证心脑血供；②与 α 受体阻滞剂或其他扩血管药物联合应用，以消除其 α 受体兴奋作用而保留其 β 受体兴奋作用，并可对抗 α 受体阻滞剂的降压作用，尤适用于伴有心功能不全的休克病例。感染性休克时推荐用去甲肾上腺素 2~20μg/（kg · min）或多巴胺 5~20μg/（kg · min）作为一线升压药，但一定要在充分补充血容量的基础上使用，尽量经中心静脉导管给药。两者的主要差异是通过对心脏指数和外周血管阻力不同的影响升高 MAP。多巴胺主要通过增加心脏指数升高 MAP，对血管阻力影响较小。多巴胺达到 10μg/（kg · min）时具有 α 和 β 肾上腺素能受体兴奋作用，当患者需要联合升压药和正性肌力药时可备选，应避免用于心动过速（心率>120 次/min）的患者。去甲肾上腺素主要通过增加血管阻力而增加 MAP，对心脏指数影响较小，更为有效并避免了多巴胺引起的心动过速。去甲肾上腺素能比多巴胺更有效地逆转感染性休克患者的低血压。

（2）扩血管药。

适用于低排高阻型休克（冷休克），应在充分扩容的基础上使用。常用者有：①α 受体阻滞剂：可解除去甲肾上腺素引起的微血管痉挛和微循环淤滞。可使肺循环内血液流向体循环而防止肺水肿。酚妥拉明作用快而短，易于控制。剂量为 0.1~0.5mg/kg，加入100mL 葡萄糖液中静脉滴注，情况紧急时可以 1~5mg 稀释后静脉缓注，余量静滴。不宜用于心肌梗死、心力衰竭者，必要时应与等量去甲肾上腺素同时滴注以防血压急骤下降而造成不良后果。②抗胆碱能药：为我国创用，有阿托品、山莨菪碱、东莨菪碱等。本组药物具有解除血管痉挛、阻断 M 受体、维持细胞内 cAMP/cGMP 的比值；兴奋呼吸中枢、解除支气管痉挛、保持通气良好；调节迷走神经、提高窦性心律、降低心脏后负荷、改善微循环；稳定溶酶体膜、抑制血小板和中性粒细胞聚集等作用。剂量和用法：山莨菪碱每次 0.3~0.5mg/kg（儿童剂量可酌减）；阿托品每次 0.03~0.05mg/kg；东莨菪碱每次 0.01~0.03mg/kg；每 10~30min 静脉注射 1 次。病情好转后延长给药间隔，连续用药 10 次而无效者可改用或加用其他药物。副作用有口干、皮肤潮红、散瞳、兴奋、心跳加快、灼热等。青光眼患者忌用。③多巴胺：具有兴奋 α、β 和多巴胺受体的作用。当剂量较小时 2~5μg/（kg · min），主要是兴奋多巴胺受体，使内脏血管扩张，尿量增加；中等剂量时 6~

15μg/（kg·min），主要是兴奋β受体，使心肌收缩力增强，心输出量增加，但对心率的影响较少，也较少引起心律失常；当剂量过大时，大于20μg/（kg·min），则主要兴奋α受体，肾血管收缩。

4. 维持水、电解质及酸碱平衡

根据实验室检查的结果及时调整，保持内环境稳定。特别注意纠正代谢性酸中毒。

5. 糖皮质激素的应用

糖皮质激素有助于休克的逆转，降低病死率。一般可选用泼尼松龙或氢化可的松，疗程3~5天。应注意不良反应，如增加感染危险性、获得性肌病和代谢紊乱等。

6. 维护重要脏器功能

（1）心功能不全的防治。

顽固性休克与心力衰竭有密切关系。重症休克和休克后期常并发心功能不全，其发生的原因主要是心肌缺血、缺氧、酸中毒、细菌毒素、电解质紊乱、心肌抑制因子、肺血管痉挛，导致肺动脉高压和肺水肿，增加心脏前负荷，以及输液不当等引起。老年人和幼儿尤易发生。应及时纠正上述诱发因素。出现心功能不全征象时，应严格控制输液速度和量。除给予强心药物如毛花苷C或毒毛花苷K以降低心脏前后负荷外，可给予多巴胺等血管活性药物，或血管解痉剂（需与去甲肾上腺素同用），肾上腺皮质激素等，以防血压下降。同时给氧、纠正酸中毒和电解质紊乱以及输注能量合剂纠正细胞代谢的失衡状态。纳洛酮（Naloxone）是抗休克的理想药物，它可使心搏出量增加，血压上升，并有稳定溶酶体膜、降低心肌抑制因子的作用。

（2）肺功能的维护与防治。

肺为休克的主要靶器官之一，顽固性休克者常并发肺功能衰竭，引起急性肺损伤/急性呼吸窘迫综合征（ALI/ARDS），同时脑缺氧、脑水肿等亦可导致呼吸衰竭。因而凡休克患者必须立即鼻导管或面罩间歇加压吸氧，保持气道通畅，必要时考虑气管插管或切开行辅助呼吸（间歇正压），清除气道分泌物以防治继发感染；如仍不能使PaO_2达到≥60mmHg水平，及早给予呼气末正压呼吸（PEEP）；血管解痉剂（酚妥拉明、山莨菪碱等）可降低肺循环阻力；控制入液量，尽量少用晶体液，输注白蛋白和呋塞米可减轻肺水肿；肾上腺皮质激素可促进肺水肿消退，尤适用于幼儿。

（3）肾功能的维护与防治。

休克患者出现少尿、无尿、氮质血症等肾功能不全的表现，其发生原因主要是有效循环血容量降低、肾血流量不足。肾损的严重程度与休克发生严重程度、持续时间、抢救措施密切相关。积极采取抗休克综合措施，维持足够的有效循环量，是保护肾功能的关键。如血容量已补足，血压亦已基本稳定，而尿仍少时，应快速给予20%甘露醇250mL，也可用呋塞米（速尿）40mg静脉注射，以上处理仍无效时，应按急性肾衰竭处理。

（4）脑水肿的防治。

脑组织约需20%的总基础氧耗量，且对低氧非常敏感，易致脑水肿的发生。临床上可出现意识改变、一过性抽搐和颅内压增高征象，甚至发生脑疝。处理上应及时采取头部降温，及早给予山莨菪碱等脑血管解痉剂，使用渗透性脱水剂如甘露醇、呋塞米以及肾上腺皮质激素以防脑水肿的发生发展。

（5）应激性溃疡的预防。

有出血危险的严重脓毒症/感染性休克患者，应使用 H_2 受体阻滞剂或质子泵抑制剂预防应激性溃疡。质子泵抑制剂用于预防应激性溃疡的疗效更好。无危险因素的患者没有必要接受预防性治疗。

7. DIC 的防治

DIC 为感染性休克的严重并发症，是难治性休克重要的死亡原因。DIC 的诊断一旦确立后，应在去除病灶的基础上积极抗休克、改善微循环以及迅速有效地控制感染并及早给予肝素治疗。肝素剂量为 0.5～1.0mg/kg（首次一般用 1.0mg），以后每 4～6h 静滴 1 次，使凝血时间延长至正常 2～3 倍。根据休克逆转程度及 DIC 控制与否来决定用药时间。如凝血时间过于延长或出血加重者可用等量的鱼精蛋白对抗。同时可使用双嘧达莫、丹参注射液及抑肽酶作为辅助治疗。

8. 胰岛素强化血糖控制

与胰岛素强化治疗组比较（当血糖>6.1mmol/L 时就开始胰岛素治疗，使血糖控制在 4.4～6.1mmol/L），胰岛素常规治疗组（当血糖>11.0mmol/L 时才开始胰岛素治疗，使血糖控制在 10.0～11.0mmol/L）的病死率显著降低。但新近临床数据显示，胰岛素强化治疗易发生严重低血糖反应，并由此增加患者的病死率。因此，目前虽主张积极控制高血糖，但控制在 8.3mmol/L 以下即可，同时应高度警惕低血糖的发生。对所有静脉滴注胰岛素的患者以葡萄糖作为能量时，必须每 1～2h 监测血糖水平，当血糖和胰岛素滴入速度稳定后，改为每 4h 监测 1 次。经指尖毛细血管检测的快速血糖结果可能高估动脉血或血浆的血糖水平，应慎重解释。

9. 预防及预后

感染性休克患者病情危重，病死率高，其预后取决于下列因素：①治疗反应：治疗后患者神志转清醒安静、四肢温暖、发绀消失、尿量增多、血压回升、脉压差增宽则预后良好；②原发感染灶的控制是否及时；③伴有严重酸中毒和高乳酸血症者预后差，并发 DIC、心肺功能衰竭者预后严重；④原患白血病、淋巴瘤或其他恶性肿瘤者休克多难以逆转；⑤夹杂其他疾病如糖尿病、肝硬化、心脏病等预后亦差。因此，积极防治感染和各种容易引起感染性休克的疾病至关重要。

第三章　病毒性肝炎临床剖析

本章是对病毒性肝炎的临床剖析，主要从肝炎的病原因学、肝炎的发病机制、病毒性肝炎的临床表现、病毒性肝炎的临床诊断四个方面进行剖析。

第一节　肝炎的病原病因学

引起肝组织发炎、肝细胞损伤以致肝功能障碍的病原与病因复杂多样。据统计，大约85%的肝细胞受损是由环境因素造成，15%是与遗传或遗传倾向有关。环境因素中，病毒、酒精、化学物质是引起肝炎的常见因素。此外，细菌、钩端螺旋体、立克次体、寄生虫、营养障碍、免疫反应及其他全身疾病等均可造成肝损伤，成为肝炎的致病因素。所有这些致病因素作用于肝脏，可引起肝细胞损伤，肝组织发生病理生理上的改变，最终逐渐演变为肝纤维化、肝硬化、肝功能衰竭。

一、病毒感染

（一）甲型肝炎病毒

甲型肝炎病毒（HAV）发现于1973年，属小核糖核酸（RNA）病毒科，1981年归类为肠道病毒72型。因它的许多方面的特征与肠道病毒有所不同而归类为嗜肝核糖核酸病毒属。甲型肝炎病毒直径为27~32nm，呈球形，无包膜，由32个壳粒组成20面体立体对称的核衣壳，内含单股线状的正链核糖核酸，由7478个核苷酸组成，基因结构之编码区从5端0.73kb起始密码子AUG至7.4kb终止密码子UGA之间分为3个编码区，分别为P_1、P_2、P_3，P_1区编码核衣壳结构蛋白VP_1、VP_2、VP_3、VP_4，P_2、P_3区则编码非结构蛋白。甲型肝炎病毒分为Ⅰ~Ⅶ基因型（9个基因亚型），感染人类的一般为ⅠA、ⅡB、ⅢA型，该病毒抵抗力强，能耐受56℃30min，室温1周，60℃10~12h部分灭活；100℃5min全部灭活；紫外线（1.1W，0.9cm深）1min，余氯10~15 ppm 30min，3%福尔马林25℃5min均可灭活，70%乙醇25℃3min可部分灭活。动物实验显示：黑猩猩和狨猴对甲型肝炎病毒易感，经口或静脉注射可使动物发生肝炎，且可传代。在细胞培养中甲型肝炎病毒生长缓慢，接种后约需 4 周才可检出抗原。在人体内，甲型肝炎病毒主要在肝细胞的胞质内复制，通过胆汁从粪便中排出。甲型肝炎病毒只有 1 个血清型和 1 个抗原抗体系统，免疫球蛋白 M 型（IgM 型）抗体仅存在于起病后 3~6 个月之内，免疫球蛋白 G 型（IgG 型）抗体则持续多年。

（二）乙型肝炎病毒

乙型肝炎病毒（HBV）在世界范围内传播，估计全球有 3.5 亿人为慢性乙型肝炎病毒感染者。乙型肝炎病毒是嗜肝脱氧核糖核酸（DNA）病毒科牛哺乳动物病毒属的一种。在人体中，主要为 Dane 颗粒，但也有少数小球形和管型乙肝表面抗原（HBsAg）。完整的乙型肝炎病毒颗粒（即 Dane 颗粒）具有感染性，呈球形，直径 42nm，1970 年由 Dane 发现，故称为 Dane 颗粒。乙型肝炎病毒随血液进入肝细胞内，在其内复制繁殖，然后从肝细胞逸出，复入血循环，存在于各体液和有关组织中。Dane 颗粒包括包膜与核心两部分。包膜内含乙肝表面抗原、糖蛋白与细胞脂肪。乙肝表面抗原在肝细胞内合成，大量释入血液中，故乙肝表面抗原数量远多于 Dane 颗粒，且不具有传染性。包膜之内为核心，其内含环状双股脱氧核糖核酸（DNA）、乙肝核心抗原（HBeAg）、脱氧核糖核酸聚合酶（DNAP），是病毒复制的真正主体。乙型肝炎病毒基因组（HBV DNA）较小，由 3200 个核苷酸组成，是环状部分双股 DNA，包括正负链两股，负链（L）为长股，正链（S）为短股，L 链 DNA 含有 4 个开放读框（ORF），分别为 S、C、P、X 区。S 区又分为 S 基因前 S_1（Pre-S_1）和前 S2（Pre-S_2）基因，分别编码乙型肝炎病毒包膜上的乙肝表面抗原、Pre-S_1、Pre-S_2 抗原，统称为大分子蛋白；Pre-S_2 区还编码多聚人血白蛋白受体（PHSA-R）；C 区有 C 基因及前 C 基因，C 基因编码乙肝核心抗原，前 C 基因编码乙肝表面抗原，前 C 区突变的乙型肝炎病毒毒株可引起重型肝炎；P 区编码脱氧核糖核酸聚合酶，四区中最长；X 区编码乙肝 X 抗原（HBxAg），可反式激活细胞内的某些癌基因及病毒基因，与肝癌（HCC）的发生、发展有关。

前 C 区和基本核心启动子（BCP）的变异可产生乙肝 e 抗原（HBeAg）阴性变异株。前 C 区最常见的变异为 G1896A 点突变，形成终止密码子（TAG），不表达乙肝 e 抗原。BCP 区最常见的变异是 A1762T/G1764A 联合点突变，选择性地抑制前 C 信使核糖核酸（mRNA）的转录，降低乙肝 e 抗原（HBeAg）合成。

P 基因变异主要见于 POL/RT 基因片段（349~692aa，即 rt1~rt344）。在拉米夫定治疗中，最常见的是酪氨酸—蛋氨酸—天门冬氨酸—天门冬氨酸（YMDD）变异，即由 YMDD 变异为 YIDD（rtM2041）或 YVDD（rtM204V），并常伴有 rtL180M 变异，且受药物选择而逐渐成为对拉米夫定耐药的优势株。

S 基因变异可导致隐匿性乙型肝炎病毒感染（occult HBV infection），表现为血清乙肝表面抗原阴性，但仍有乙型肝炎病毒低水平复制（血清 HBV DNA 常 $<10^4$ 拷贝/mL）。

根据乙型肝炎病毒全基因序列差异≥8%或 S 区基因序列差异≥4%，目前乙型肝炎病毒分为 A~H 8 个基因型。各基因型又可分为不同基因亚型：A 基因型慢性乙型肝炎患者对干扰素治疗的应答率高于D基因型，B基因型高于C基因型；A和D基因型又高于B和C基因型。基因型是否影响核苷（酸）类似物的疗效尚未确定。

乙型肝炎病毒易发生变异。在乙型肝炎病毒感染者体内，常形成以一个优势株为主的相关突变株病毒群，称为准种（quasispecies），其确切的临床意义有待进一步证实。

乙型肝炎病毒的抵抗力很强，对低温、干燥、紫外线均有耐受性，-20℃中可保存15年，在血液中30~32℃可存活6个月，能耐受60℃4h及一般消毒剂，不被70%乙醇灭活。高压灭菌法100℃加热10min，65℃10h和环氧乙烷均可灭活乙型肝炎病毒，0.5%过氧乙酸、5%次氯酸钠、戊二醛、碘伏也可用于消毒。

乙型肝炎病毒的抗原组成及抗体系统：

1. 乙肝表面抗原（HBsAg）和乙肝表面抗体（HBsAb）

乙肝表面抗原在肝细胞内合成并大量释放血中，是乙型肝炎病毒感染的主要标志，其结构单位是糖基化的gP27和非糖基化的gP24亚单位通过二硫键连接而成的二聚体蛋白。乙肝表面抗原出现于接触感染乙型肝炎病毒后1~2周内。能自限的急性乙型肝炎病毒感染者血中乙肝表面抗原一般持续1~6周，最长达4~5个月余；慢性感染者和病毒携带者，乙肝表面抗原可持续多年。乙肝表面抗原存在于人体各种体液和分泌物中，诸如血液、胸液、脑脊液、精液、唾液、尿液等。乙肝表面抗原共有10个亚型，主要有adr、adw、ayr、ayw等4个亚型。在我国以adr、adw为主，汉族以adr为主，少数民族以adw为主。乙肝表面抗原具有抗原性，可刺激机体产生保护性抗体即乙肝表面抗体（HBsAb）。乙肝表面抗体一般出现于乙肝表面抗原转阴后一段时间，约半数病例的乙肝表面抗体在乙肝表面抗原转阴后数月才能检出，并维持10余年消退。Pre-S_1抗原、Pre-S_2抗原紧接着乙肝表面抗原的出现而出现；Pre-S_1抗体出现于潜伏期，Pre-S_2抗体在急性期出现。Pre-S_2抗体具有清除乙型肝炎病毒的作用。

2. 乙肝核心抗原（HBcAg）和乙肝核心抗体（HBcAb）

乙肝核心抗原存在手Dane颗粒核心结构的表面，在血循环中不易检出，经处理后方可检出乙肝核心抗原和脱氧核糖核酸聚合酶（DNAP）。临床上因其不易检出而缺如，故血清学检测乙型肝炎病毒的抗原抗体系统，只有五项指标而称为乙肝五项（俗称二对半）。乙肝核心抗原的抗原性强，刺激机体可产生乙肝核心填体。乙肝核心抗体免疫球蛋白M型（抗-HBc IgM型）的存在，常提示乙型肝炎病毒处于复制，乙肝核心抗体免疫球蛋白G型（抗-HBc IgG型）为非保护性抗体，出现较迟，但可保持多年。血清中的乙肝核心抗体出现于乙肝核心抗原出现后3~5周。

3. 乙肝e抗原（HBeAg）和乙肝e抗体（HBeAb）

乙肝e抗原（HBeAg）由前c区和c区编码，是可溶性抗原，仅见于乙肝表面抗原阳性血清者，是乙型肝炎病毒复制及具有强感染性的一个指标。乙肝e抗原可刺激机体产生乙肝e抗体（HBeAb），乙肝e抗体能与受染肝细胞的乙肝e抗原结合，通过补体介导破坏受染肝细胞，以减少乙型肝炎病毒的感染。乙肝e抗原一般与乙肝e抗体同时出现，表示乙型肝炎病毒复制减少，维持1~2年，是预后良好的征象。若乙肝e抗体长期存在，则提示乙型肝炎病毒脱氧核糖核酸（HBV DNA）和宿主脱氧核糖核酸整合，预后不佳。

乙型肝炎病毒脱氧核糖核酸在血清和肝内检出，是乙型肝炎病毒感染最直接的灵敏而特异有力的指标。

（三）丙型肝炎病毒

丙型肝炎病毒（HCV）命名于1989年，1991年被归属为黄病毒科丙型肝炎病毒属。理由是丙型肝炎病毒与黄病毒、瘤病毒基本结构极为相似。丙型肝炎病毒是具有包膜结构的单正链核糖核酸病毒，直径40~60nm（一般为55nm）的球形颗粒，包膜之内为直径约33nm的核壳蛋白包被的核心部分，核心是由9400个核苷酸组成的单股正链RNA基因组，共有9个基因区，分非编码区和编码区。丙型肝炎病毒基因组两侧分别为5′端和3′端非编码区；编码区从5′端起分别为核蛋白区（C区）、包膜蛋白区（E区）和非结构区（NS区）。NS区又分为5个区，分别为NS_1区（又称E_2/NS_1区即包膜蛋白-2/非结构蛋白-1区），NS2区（非结构蛋白-2区），NS_3区（非结构蛋白-3区），NS_4区（非结构蛋白-4区），NS_5区（非结构蛋白-5区），最后接3′端非编码区。C区结构基因编码核壳蛋白，E_1、E_2/NS_2区编码包膜糖蛋白。NS_3、NS_4、NS_5区各自编码不同功能的非结构蛋白质。5′端非编码区的核苷酸序列保守性最强，可用RT-PCR检测丙型肝炎病毒核糖核酸。丙型肝炎病毒基因变异性很强，E_1、E_2/NS_1区最易发生变异，是丙型肝炎病毒易引起慢性丙型肝炎的主要原因之一。

根据丙型肝炎病毒毒株基因序列同源程度不同，可将丙型肝炎病毒分为若干个基因型和亚型。广泛分布的有6种基因型，其中Ⅱ/1b型易慢性化，会进展为肝硬化与肝癌。我国丙型肝炎病毒基因型以Ⅱ/1b与Ⅲ/2a型为主，占70%~80%。

丙型肝炎病毒对氯仿、甲醛、乙醚等有机溶剂敏感，10%~20%氯仿、1：1000甲醛6h、60℃10h可使丙型肝炎病毒灭活。

丙型肝炎病毒的抗原与抗体：由于丙型肝炎病毒在血中浓度低，一般不易检出丙型肝炎抗原（HCVAg），机体感染丙型肝炎病毒后可依次出现丙型肝炎病毒抗体免疫球蛋白M（HCVAb IgM）型和免疫球蛋白G（IgG）型，它们并非保护性抗体，免疫球蛋白M型丙型肝炎病毒抗体（IgM型HCVAb）是诊断丙型肝炎病毒感染的可靠指标，也可反映病情的活动性。采用套式RT-PCR可直接查出血清和肝组织中的丙型肝炎病毒核糖核酸，丙型肝炎病毒核糖核酸阳性是有传染性的直接证据。

（四）丁型肝炎病毒

丁型肝炎病毒（HDV）发现于1977年，呈世界性分布，是一种缺陷核糖核酸病毒，它必须有乙型肝炎病毒（HBV）或其他嗜肝脱氧核糖核酸病毒的辅助才能复制，但在细胞核内丁型肝炎病毒核糖核酸（HDV RNA）则无须乙型肝炎病毒辅助而能自行复制。丁型肝炎病毒形状为球形，直径为35~37nm，基因组为一条单股环状闭合负链核糖核酸，由

1780 个核苷酸组成，是已知动物病毒中最小的基因组。

丁型肝炎病毒分为 3 个基因型，其中 I 型感染在急性暴发型肝炎发生率较高，感染后易慢性化。

丁型肝炎病毒颗粒由乙肝表面抗原构成外壳，内含丁型肝炎病毒核糖核酸（HDV RNA）与丁型肝炎病毒抗原（HDVAg）。

丁型肝炎病毒抗原与抗体系统：丁型肝炎病毒核糖核酸可编码丁型肝炎病毒抗原，丁型肝炎病毒抗原有两种蛋白成分，主要存在于肝细胞内，该抗原刺激机体产生抗体免疫球蛋白 M 型和免疫球蛋白 G 型。急性丁型肝炎病毒感染后，丁型肝炎病毒抗体免疫球蛋白 M 型（约 2 周后出现）和免疫球蛋白 G 型（4~6 周出现）先后出现。在慢性丁型肝炎病毒感染时，可在血清中检出高滴度丁型肝炎病毒抗体（HDVAb）。在丁型肝炎病毒活动时，在肝细胞、血液及体液中，可检出丁型肝炎病毒核糖核酸。血清或（和）肝内丁型肝炎病毒抗原（HDVAg）及丁型肝炎病毒核糖核酸（HDVRNA）阳性，是诊断急性丁型肝炎的最有力指标。

（五）戊型肝炎病毒

戊型肝炎病毒（HEV）正式定名于 1989 年，既往曾命名为经肠道传播型非甲非乙型肝炎病毒。戊型肝炎病毒病毒体呈球状，直径为 32~34nm，无包膜，但表面有锯齿状缺口和突起。戊型肝炎病毒基因组为单股正链核糖核酸。全长约 7.5 kb，分为结构区和非结构区，具有 3 个开放读码框（ORF）：ORF-1 编码病毒复制所需的依赖核糖核酸的核糖核酸多聚酶等非结构蛋白，ORF-2 编码病毒核衣壳的基因，ORF-3 与 ORF-2 部分重叠，可能是编码部分的核壳蛋白。

戊型肝炎病毒有 8 个基因型，在我国主要为基因 1 型与 4 型。戊型肝炎病毒对高盐、氯化铯、氯仿等敏感。在-70~8℃中易裂解。

戊型肝炎病毒（HEV）主要在肝细胞内复制，通过胆汁排出。用 PCR 法在患者胆汁中或粪便中可检出戊型肝炎病毒核糖核酸（HEVNA），用电镜或免疫电镜技术检测出患者粪便中戊型肝炎病毒（HEV）病毒颗粒；戊型肝炎患者血清戊型肝炎病毒抗体（HEVAb）被检出率为 86.5%。免疫球蛋白 M 抗戊型肝炎病毒（IgM 抗-HEV）和免疫球蛋白 G 抗戊型肝炎病毒（IgG 抗-HEV）几乎在血清同步出现。前者消失较早。

临床诊断常用的方法是检查血清中的抗戊型肝炎病毒免疫球蛋白 M（抗-HEV-IgM）和抗戊型肝炎病毒免疫球蛋白 G（抗-HEV IgG）或用 PCK 检测血清和（或）粪便戊型肝炎病毒核糖核酸（HE RNA）阳性。

（六）其他病毒感染

1. 庚型肝炎病毒

庚型肝炎病毒（HGV）是单股正链 RNA 病毒。基因全长约 9.5 kb，有一个大的连续、可译制的单开放读码框。编码长度为 2900 个氨基酸多蛋白前体，该前体蛋白可形成不同的结构蛋白和非结构（功能）蛋白。在开放读码框（ORF）的两侧分别为5′-非编码N（5′-NCR）和3′-非编码N（3′-NCR）。5′端的结构基因依次编码核心蛋白（C）和包膜蛋白（E1、E2），3′端编码非结构蛋白，整个基因组中5′非编码区最保守。

循环中的庚型肝炎病毒可能由宿主的脂蛋白覆盖，表面有糖分子，所以观察到的病毒密度较低。体内外实验表明，庚型肝炎病毒为嗜肝性病毒，在肝细胞内复制，所以肝组织和细胞中能检测到病毒的基因组RNA和负链RNA是病毒复制位点，在血清和淋巴细胞中只检测到基因组RNA，未检测到负链RNA，因此认为无复制中间体。而丙型肝炎病毒（HCV）是能在淋巴细胞中复制的，庚型肝炎病毒感染方式与丙型肝炎病毒一致，但其感染力较丙型肝炎病毒为低。

庚型肝炎病毒感染的诊断以RT-PCR为主，采用5′-NCR，NS_3区和E_2区的套引物扩增待测标本中的庚型肝炎病毒基因片段。

庚型肝炎病毒主要传染源是病毒携带者，通过体液途径传播。

2. 输血传播病毒

输血传播病毒（TTV）为单负链环状无包膜脱氧核糖核酸病毒，呈球形，直径为30~50nm，基因组长约3.7kb，含有ORF_1和ORF_2两个开放读码区，分别编码770与202个氨基酸。ORF_1的N端为富含精氨酸的高亲水区ORF_2编码非结构蛋白。

患者肝组织中和血清中检出输血传播病毒脱氧核糖核酸（TTV DNA）与诊断有关。

输血传播病毒主要是经输血传播的。

3. 非嗜肝病毒

其他会引起肝炎的病毒，诸如EB病毒（EBV）、巨细胞病毒（CMV）、单纯疱疹病毒（HSV）、水痘—带状疱疹病毒（VIV）、出血热病毒（HFV）及埃可病毒（ECHOV）等，它们都是非嗜肝病毒，在某些条件下也会造成肝损害，出现临床症状。

二、细菌、寄生虫等感染

（一）细菌感染

有些细菌会引起肝炎样症状，如伤寒杆菌感染后，产生毒素损害肝脏，产生免疫复合物及补体作用加重损害，因此出现肝肿大、肝功能异常；布氏杆菌感染后，随血流在肝组织进一步繁殖，引起肝脏非特异性炎症、肉芽肿、肝脓肿等，临床表现为肝肿大，肝区疼痛，纳差，厌油，恶心、呕吐，肝功能异常。

（二）钩端螺旋体感染

由于病原体本身及代谢产物作用，使肝细胞水肿、脂肪变和坏死，特别是黄疸出血型钩体病肝损害显著，临床出现黄疸、出血、肝功能异常；其他螺旋体，如回归热包柔体、莱姆病之博民包柔螺旋体，也会引起肝损害。

（三）寄生虫感染

许多寄生虫也会引起肝损害，甚至出现以肝炎症状为突出的临床表现。如阿米巴原虫感染，通常经门静脉到达肝脏，在肝内繁殖，产生弥漫性肝炎，临床表现为右上腹痛，发热，肝肿大，白细胞增高等，甚至形成肝脓肿；血吸虫感染，在人体内不断产卵，虫卵顺门静脉血流抵达肝内门静脉细支，产生白色血栓，成熟的虫卵不断堆积，病变随时间的增长日渐严重，临床表现为肝肿大，肝功能异常，晚期表现为肝缩小、硬化；弓形虫感染人体后也会引起肝损害，出现肝炎样症状；疟疾之疟原虫侵损肝脏，出现肝炎样症状明显。

（四）立克次体感染

引起流行性斑疹伤寒、地方性斑疹伤寒的立克次体感染后，也引起肝肿大，肝功能异常，但肝炎样表现较轻。

三、非感染性病因

（一）酒精中毒

长期饮用酒精（乙醇）或酒类饮料，可引起肝细胞内的线粒体肿胀、变形、线粒嵴排列不整齐，细胞质中出现乙醇透明小体，最后引起肝损害、肝功能异常、肝硬化。

（二）化学物质毒性损害

如四氯化碳、氟烷、氯仿、锑剂、砷剂、有机磷、扑热息痛等可直接损害肝脏，使肝细胞变性、坏死，肝功能衰竭；四环素、抗癫痫药，可引起脂类代谢障碍，肝细胞发生脂肪变性，细胞内脂肪沉积；异烟肼、利福平、吡嗪酰胺、甲基多巴、双醋酚汀、磺胺类药物等，可引起急性肝炎；氯丙嗪、苯二氮䓬类药、抗甲状腺药、口服降糖药、避孕药等，可引起肝细胞器损害，使肝内胆汁淤积，导致胆汁性肝硬化。某些植物毒物，如毒蕈碱也引起肝细胞损坏，发生中毒性肝炎；某些生物感染产生毒素（向肝性）引起肝炎。

（三）自身免疫性疾病因素

一些自身免疫性疾病产生的自身免疫反应常波及肝脏，引起肝细胞损伤，出现肝功能障碍，临床出现肝炎样表现。

（四）代谢性因素

代谢障碍疾病会引起肝脏损害，出现肝功能异常，如糖尿病出现肝脂肪变，引起肝损害；先天性代谢障碍，如铜、卟啉、半乳糖等代谢障碍出现肝脏损害，引起肝炎；妊娠期急性脂肪肝所引起的肝细胞有微小泡状的脂肪急性浸润，以致肝细胞受损，肝功能障碍。

（五）肝脏瘀血和胆汁郁积

慢性充血性心功能不全、缩窄性心包炎和肝静脉阻塞综合征等，使肝内长期瘀血、缺氧而导致肝小叶中心区肝细胞坏死、萎缩和消失，网状支架塌陷和星芒状纤维化，最后引起肝功能障碍、肝硬化。

（六）精神神经性因素

自主神经功能障碍致肝脏血流量短暂性改变，发生肝区疼痛，出现肝炎样症状；精神负担过重也会出现肝炎样症状，这些因素会加重肝脏损害，使原有的肝炎症状愈发突出。

第二节　肝炎的发病机制

肝炎是各种致肝损伤因素作用于肝组织，引起程度不等的肝细胞损伤与肝功能障碍。狭义的肝炎通常指病毒性肝炎，广而言之，还包括酒精性肝炎、药物性肝炎、自身免疫性肝炎、中毒性肝炎、代谢性肝炎、全身性疾病引起的反应性肝炎及脂肪肝等。各种肝炎基本病理变化大致相同，都是以不同程度肝细胞变性、坏死为主，同时伴有不同程度的炎性细胞浸润，肝细胞再生和纤维组织增生。肝炎发病机制复杂多异，现逐一介绍如下。

一、病毒性肝炎的发病机制

病毒性肝炎通常指嗜肝病毒引起的肝炎，其发病率最高。嗜肝病毒目前被国际确认的有 5 种，按顺序依次编为甲型肝炎病毒（HAV）、乙型肝炎病毒（HBV）、丙型肝炎病毒（HCV）、丁型肝炎病毒（HDV）、戊型肝炎病毒（HEV）；它们引起的肝炎都是法定乙类传染病，传染性强、流行面广、发病率高。乙型肝炎病毒已得到国际上认可，但至今未分离成功。晚近科学家还发现了新型的肝炎病毒，因致病性尚未明确，故暂定名为庚型肝炎病毒（HGV）和输血传播病毒（TTV）。输血传播病毒主要系经输血传播的肝炎病毒，是否可以单独引起肝炎，以及是否主要引起肝脏病变，目前尚无定论，故也没有正式为其命名。此外，还有一些其他病毒在某些特殊情况下可以引起肝炎，诸如 EB 病毒（EBV）、巨细胞病毒（CMV）、单纯疱疹病毒（HSV）、水痘—带状疱疹病毒（VIV）、出血热病毒（HFV）、埃柯病毒（ECHOV）等，它们的共同特点是非噬肝性病毒。

（一）甲型病毒性肝炎

甲型病毒性肝炎的发病机制尚未充分明了。甲型肝炎病毒经口进入消化道黏膜后在肠道中增殖，进入血流，然后在肝细胞及枯否细胞内增殖，经胆管由肠道排出。既往认为甲型肝炎病毒在肝细胞内复制过程中会导致肝细胞损伤，而且是甲型肝炎病毒对肝细胞的主要直接杀伤因素，免疫损伤是发病的次要因素。晚近研究则认为，甲型肝炎病毒与其他肠道病毒不同，并非引起细胞病变。因为发现甲型肝炎病毒大量复制并从粪便中排出后，肝细胞损伤才开始出现，从而提示免疫介导损伤可能是主要发病原因。甲型肝炎患者肝外组织，尤其在淋巴结、脾脏、肾脏中可检出甲型肝炎病毒，肾小球血管基膜上有免疫复合物沉积，患者血清中可检出甲型肝炎病毒抗原（HAVAg）和抗甲型肝炎病毒免疫球蛋白 M 型（抗-HAVIgM）的循环免疫复合物，进而说明免疫病理参与甲型肝炎发病。有文献报道，甲型肝炎的肝细胞损伤和肝细胞内病毒的清除与患者的细胞免疫有关：CD_4^+ 细胞有特异性杀伤感染甲型肝炎病毒的肝细胞之功能。早期甲型肝炎病毒在肝细胞内大量增殖，CD_4^+ 细胞的特异性杀伤作用是早期肝细胞受损的原因之一。病程后期的免疫病理损害与肝组织中浸润的白细胞抗原（MHC 抗原）、CD_8^+细胞的特异性杀伤作用有关。白细胞抗原表达增强可促进 CD_8^+细胞的杀伤作用。此外，有人还认为，干扰素可能在甲型肝炎的发病中也起着重要的作用。他们发现，肝炎病人的外周血淋巴细胞和皮肤成纤维细胞在病人出现黄疸后均可产生干扰素；而未感染甲肝病毒者，则无干扰素产生，尤其是 γ 干扰素，具有使肝细胞表面的有核细胞表面的组织相容性抗原（HLA）表达增强，从而增强细胞毒性 T 细胞对甲肝病毒感染肝细胞的识别和破坏，也是甲肝肝细胞损伤的重要病理机制。近年有报道指出，活性氧是引起多脏器组织损伤的原因之一。急性甲型肝炎患者的血浆脂质过氧化物（LPO）显著升高，红细胞超氧化物歧化酶（SOD）显著降低，血浆脂质过氧化物产生增多，可使肝细胞生物膜损伤。另外，由于甲型肝炎病毒感染，肝细胞炎症及网状内皮系统功能下降等因素，形成内毒素血症，导致肝微循环障碍，使肝有效循环量减少，组织缺血缺氧，也使血浆脂质过氧化物产生增多，进而加重了肝损伤。

（二）乙型病毒性肝炎

乙型肝炎病毒通过体液途径感染人体后，所引起的肝脏和其他脏器病变（包括胰腺、胆管、肾小球基膜、血管、皮肤、白细胞和骨髓细胞等的病变），一直认为并不是病毒本身所致，因为乙型肝炎病毒不是致细胞病变性病毒，主要是经机体的免疫应答引起病变，并使疾病发展。晚近研究表明，并不能排除病毒本身引起肝组织损伤的可能。人体免疫功能正常的感染者引起急性病变，预后良好；免疫反应强烈者则可能发生急性重型肝炎；免疫功能虽然正常，但若侵入肝细胞的病毒数量较多，则易发展为一般的急性黄疸型肝炎；若细胞免疫功能低下或产生自身免疫及其他免疫病变，则易演变为慢性或携带者。

乙型病毒性肝炎的组织损伤主要是由于机体免疫应答所致。乙型肝炎病毒随血液进入肝细胞，在其内复制繁殖后，从肝细胞逸出的过程中，在肝细胞膜表面形成特异性的病毒抗原（主要指乙肝 e 抗原、乙肝核心抗原、乙肝表面抗原）和组织相容性抗原（HLA）的双重表达。逸出的病毒进入血液循环，刺激免疫系统，产生致敏淋巴细胞（细胞免疫）和特异性抗体（体液免疫），致敏淋巴细胞主要指乙型肝炎病毒致敏，HLA-I 类抗原限制的

CTL（细胞毒性 CD_8^+细胞）和辅助性 CD_4^+ 细胞；当乙型肝炎病毒再感染，进入血液循环，被具有免疫活性的 T 淋巴细胞识别，致使 T 淋巴细胞（CD_8^+、CD_4^+）致敏增生，CD_8^+双重识别具有双重抗原表达的肝细胞膜，通过致敏淋巴细胞释放出各种体液因子，诸如淋巴毒素、细胞毒因子、趋化因子、移动抑制因子及转移因子等，清除病毒同时也导致肝细胞溶解，是肝细胞损伤的决定因素；辅助性 CD_4^+ 细胞通过其表面的 HLA-Ⅱ受体与 B 细胞上表达的乙肝表面抗原、乙肝核心抗原及 HLA-Ⅱ类抗原相结合而被激活，促进 B 细胞释放乙肝表面抗体（抗-HBs）以达清除乙型肝炎病毒之目的；此外，乙肝 e 抗原在肝细胞膜上表达的同时，有直接引起细胞病变的可能性；混合感染其他嗜肝病毒也会加重肝损害。近年还注意到多种细胞因子，如肿瘤坏死因子（TNF）、干扰素及白细胞介素 1、白细胞介素 6（IL-1、IL-6）等与肝炎发病也有关。

乙型肝炎病毒感染慢性化的原因包括宿主和病毒两方面：可能是机体对病毒抗原的免疫应答低下；病毒方面主要是乙型肝炎病毒的抗原性差，病毒变异后的免疫逃逸，免疫耐受，以及病毒感染在免疫特赦部位保留。免疫应答低下指细胞毒性 T 细胞（TC）功能低下，自然杀伤细胞（NK）活力低下及干扰素严重减低，其中 TC 功能低下是乙型病毒性肝炎慢性化的重要原因之一。最新证据表明，免疫耐受也是关键因素之一；当然，慢性乙型肝炎病毒感染与体内乙肝表面抗体（抗-HBs）产生减少也有关。

慢性乙型肝炎病毒表面抗原（HBsAg）携带者的发生还与年龄、遗传等因素密切相关。

自身免疫对慢性活动性肝炎也比较重要。其靶抗原可能是肝细胞膜脂蛋白（LSP），效应细胞可能是 K 细胞，通过抗体依赖性细胞毒（ADCC）作用而引起肝细胞损害。在靶细胞与效应细胞相互作用的过程中，还受许多调节因素的影响。乙型肝炎病毒与肝细胞癌（HCC）的发生有密切关系。慢性乙型肝炎病毒感染的肝细胞基因与乙型肝炎病毒脱氧核糖核酸（HBV DNA）整合可能是癌变的启动因素。在某些被激活的癌变基因和某些抑癌基因致突变的影响下，逐步促使肝癌的发生、发展。

（三）丙型病毒性肝炎

丙型病毒性肝炎系丙型肝炎病毒（HCV）感染所引起的疾病，常与其他病毒合并感染。其发病机制尚未具体阐明，主要有以下可能。

1. 丙型肝炎病毒感染的直接致病作用

丙型肝炎病毒在肝细胞内复制的同时，引起肝细胞结构和功能改变，或干扰肝细胞内蛋白合成致肝细胞变性和坏死。

2. 与免疫反应有关

（1）细胞介导的免疫性损伤可能是丙型肝炎病毒致肝脏病变的主要原因，具体可能是通过激活病毒特异性细胞毒性 T 细胞而引起肝损伤。丙肝组织病理学的主要特征之一是汇管区淋巴细胞集聚，甚至形成淋巴滤泡，淋巴细胞的浸润说明与免疫反应有关，具体尚有待进一步研究和阐明。

（2）与自身免疫有关，丙型肝炎病毒感染常伴有自身免疫性疾病的一些特征表现。

3. 其他因素

还可能通过非特异性炎症细胞释放细胞因子，特别是γ-干扰素而引起肝损伤。

（四）丁型病毒性肝炎

丁型肝炎病毒（HDV）引起丁型病毒性肝炎，它是一种缺陷病毒，即必须在乙型肝炎病毒（HBV）或其他嗜肝脱氧核糖核酸病毒辅助下才能复制的病毒。丁型肝炎的临床表现在一定程度上取决于同时伴随的乙型肝炎冰敷（HBV）的感染状态，很少单独出现丁型肝炎病毒（HDV）感染。其发病机制可能是丁型肝炎病毒（HDV）复制时有直接致肝细胞损伤作用。主要理由是肝细胞损害程度越明显的区域，丁型肝炎病毒核糖核酸（HDV-RNA）检测阳性率越高。但新近研究认为，尚与宿主的免疫应答有关，甚至可能是肝损害的主要原因。

（五）戊型病毒性肝炎

戊型病毒性肝炎由戊型肝炎病毒（HEV）引起，是一种自限性传染病，其传播方式、临床表现和预后均与甲型肝炎类似。孕妇患者病死率高，小儿发病率低是本型肝炎的特点。其发病机制具体不详尽，可能与细胞免疫反应等有关。

（六）其他病毒性肝炎的发病机制

1. 庚型病毒性肝炎

庚型病毒性肝炎主要经输血等非肠道途径传播，常与乙型肝炎病毒或丙型肝炎病毒合并感染，单独感染时临床症状和病理损害不明显。研究发现，合并庚型肝炎病毒感染的丙型肝炎病毒感染者中，部分患者的丙型肝炎病毒感染消失，临床症状好转，丙氨酸氨基转移酶（ALT）恢复正常，进而提示庚型肝炎病毒可干扰丙型肝炎病毒复制或协同机体清除丙型肝炎病毒。庚型病毒性肝炎具体发病机制尚未阐明，有待进一步研究。

2. 输血传播病毒（TTV）引起的输血传播肝炎

TTV 型肝炎的发病机制尚在研究中。

3. 非嗜肝病毒感染性肝炎

引起这类肝炎的病毒通常是非嗜肝性病毒。它们在某些特殊条件下可引起肝炎，临床上出现以肝炎样症状为主的一系列表现。具体有 EB 病毒（EBV）、人巨细胞病毒（CMV）、流行性腮腺炎病毒（MV）、出血热病毒（HFV）、单纯疱疹病毒（HSV）、人类免疫缺陷病毒（HIV）、腺病毒（AV）等。

这些病毒引起的肝炎大多是因为病毒传染播散或泛嗜性损害肝脏，直接毒性或继发性微血管损伤，毛细血管中毒性损害致肝微循环障碍，肝细胞水肿、变性、坏死，从而引起肝炎；部分发病尚与免疫状态有关。非嗜肝性病毒引起的肝炎，症状较轻，大多呈自限性，肝功能恢复却相对缓慢，与原病情严重程度有一定相关性，保肝治疗有利于病情的恢复。

病毒性肝炎中，除甲型肝炎病毒（HAV）和戊型肝炎病毒（HEV）引起的甲、戊两型肝炎一般不转为慢性，其余各型肝炎都有慢性病理改变。病毒携带的存在只有乙、丙、丁、庚和 TTV 型肝炎。

二、非病毒性肝炎的发病机制

（一）酒精性肝炎

肝脏是酒精（乙醇）代谢的主要场所，酒精对肝脏有直接损伤作用，是引起酒精肝的基本原因。其他因素包括营养、其他损肝因子（食物和环境中的）、种族、遗传和免疫等也可能参与。乙醇引起肝脏损害的机制有以下几点。

1. 乙醇的毒性作用

酒精代谢过程中产生的乙醛具有强烈的毒性和生化反应，可影响肝细胞膜的性状及抑制肝细胞合成蛋白之分泌排出。

2. NADH 对 NAD 比值增高的效应影响

酒精代谢过程中，能使辅酶 I（NAD）转变为还原型辅酶 I（NADH），致还原型辅酶 I 与辅酶 I 比值增高。其发病机制是：①还原型辅酶 I 增多有抑制三羧酸循环的作用，引起脂肪肝。②还原型辅酶 I 增多可使细胞代谢中的乳酸增多，引起脂肪肝和肝胶原样改变。③还原型辅酶 I 增多，使还原型辅酶 I 氧化增多，氧耗过多，肝因缺氧而易发生坏死和纤维化。

3. 营养缺乏作用

嗜酒者常引起胃炎，营养不足，尤其是蛋白质缺乏，使肝内氨基酸及酶类减少，可以促进酒精的毒性作用，形成恶性循环，致肝损害，产生肝炎。

4. 免疫紊乱也参与了酒精性肝炎的形成

可能是细胞毒 T 细胞与肝细胞的相互作用，导致酒精性透明小体和肝细胞坏死形成。

（二）药物性肝炎

肝脏是物质代谢之中心。临床用药大多数要经过肝脏代谢，在代谢过程中，部分药物会对肝脏造成毒害，引起肝细胞的损伤，称为药物性肝炎。可引起药物性肝炎的药物较常见的有扑热息痛、吲哚美辛、磺胺类药、异烟肼、利福平、雷公藤、氯丙嗪、甲睾酮、四环素、非那西汀，以及一些抗肿瘤药等。

药物性肝炎的发生机制通常是：

1. 药物本身的毒性作用

直接损害肝脏或药物在肝内的毒性代谢产物损害肝脏。这种损害又分两个方面：

（1）影响胆红素代谢的药物反应：药物可在任何阶段影响胆红素代谢。从胆红素的产生、在血液中运输、肝细胞摄取结合和向胆小管排泄等均可受药物的干扰而诱发肝内淤胆综合征，产生肝炎。常见于：①血浆蛋白与胆红素结合障碍，主要有水杨酸盐类或磺胺类等。②溶血反应，如磺胺类、对氨水杨酸盐、非那西汀、奎宁等。③胆红素摄取障碍，如利福平、锦马酸等。④胆红素结合障碍，如新生霉素等。⑤胆红素向胆小管排泄障碍，如甲睾酮或乙基置换的睾酮诸如乙诺酮、甲诺酮、炔诺酮等。

（2）直接肝毒性反应：药物直接引起肝脏结构和功能的改变，产生肝炎。这类药物有四环素、鞣酸、细胞毒性药物、扑热息痛、非那西汀、水杨酸等。由药物直接引起肝毒性反应的药物性肝炎也是中毒性肝炎中的一种。

2. 通过免疫反应造成肝损害

一般发生于少数敏感的个体中，与用药剂量和用药时间无关，但更常发生在多次用药之后。有两种类型：

（1）过敏性肝炎反应：如氟烷肝炎反应，抗结核药的肝炎反应，甲基多巴、抗抑郁药、双醋酚汀的肝炎反应。

（2）过敏性胆汁淤滞反应（胆汁淤滞性肝炎）：这类典型反应可由氯丙嗪等引起。

（三）自身免疫性肝炎

自身免疫性肝炎（AIH）是自身免疫病的一种，抑或是自身免疫病的一个累及器官（肝脏）的表现。自身免疫病是指机体免疫系统对自身抗原发生免疫应答，产生自身抗体或（和）自身致敏淋巴细胞，产生了自身免疫反应，由此导致的组织损伤并引起相应的功能障碍疾病。自身免疫应答的发生有以下两方面诱因：

1. 自身抗原与佐剂的作用

隐蔽抗原的释放，经改变的自身抗原和交叉抗原的出现，非特异免疫细胞刺激剂的促进。

2. 机体因素作用

遗传因素，机体免疫系统功能失常，性别、年龄及内分泌的影响。

自身免疫的发生是上述诱因通过多机制导致而成的。具体通过以下几个方面：①禁忌株突变而发生。②T、B 细胞活化信号的出现。③B 细胞被多克隆激活。④TH 细胞旁路激活。⑤自身免疫反应克隆脱抑制。⑥独特型网络激活。

自身免疫性肝炎的发病机制尚不尽详细，可能与肝细胞膜成分的自身免疫反应有关。晚近认为，遗传是自身免疫性肝炎（AIH）的主要因素，病毒感染、药物和环境等是促使自身免疫性肝炎发病佐因，在综合因素作用下致抗肝细胞膜成分的抗体出现（经体液免疫)，这些抗体可能对肝细胞有直接损伤作用，也可介导抗体依赖性淋巴细胞毒（ADCC）导致肝细胞损伤而发病（细胞免疫）。有关新近资料提示，细胞毒T细胞是主要的致病因素。此外，病毒的分子模拟可增加遗传易感者的自身抗原负荷，进而激发自身免疫，可能是自身免疫的发病机制之一。自身免疫性肝炎常常因其他自身免疫性疾病合并发生，如系统性红斑狼疮（SLE）、类风湿、皮肌炎；也可单独发生，如原发性胆汁性肝硬化，原发性硬化性胆管炎所致的肝损害。

（四）中毒性肝炎

中毒性肝炎主要由一些向肝性化学毒物，如四氯化碳、氯仿、四氯乙烯、三氯乙烯、磷、锑、硝基苯、三硝基甲苯（TNT炸药）等引起。某些植物毒素，如毒蕈碱也引起肝细胞破坏，发生中毒性肝炎。此外，某些生物感染产生毒素（向肝性）引起的肝损害，均属中毒性肝炎的范畴。

中毒性肝炎发生机制主要是毒物对肝脏的直接损害，引起肝脏结构和功能的改变，出现肝炎的一系列临床表现。

（五）代谢性肝炎

代谢性肝炎指代谢障碍性疾病引起的肝炎。代谢障碍性疾病种类甚多，病因复杂各异。代谢性肝炎的发生大多是因代谢障碍性疾病累及肝脏，以致肝损害的临床表现突出而成，如糖尿病，常引起肝损害和脂肪变；先天性代谢障碍，如铜代谢障碍等。

第三节　病毒性肝炎的临床表现

一、临床分型及其临床表现

根据患者有无黄疸、病情轻重和病程的长短，临床上可分为急性肝炎、慢性肝炎、重型肝炎、淤胆型肝炎和肝炎肝硬化。

（一）急性肝炎的临床表现

1. 急性黄疸型肝炎

病程一般为2~3个月，以甲型肝炎为多见。可分为黄疸前期、黄疸期和恢复期三个阶段。

（1）黄疸前期：主要症状为乏力，食欲不振，厌油，恶心、呕吐，肝区疼痛，腹胀、腹泻或便秘等；尿色逐渐加深，至本期末呈浓茶样。甲型肝炎起病较急，有畏寒、发热等临床表现。乙型肝炎大部分起病缓慢，常无发热，而有急性免疫复合物病（血清病）样的临床表现，如皮疹、关节痛等。少数患者以发热，头痛，上呼吸道症状等为主要表现；部分患者有浅表淋巴结肿大。本期体征不显著。持续时间为1~21日，平均5~7日。

（2）黄疸期：自觉症状可有所好转，发热减退，尿色继续加深，巩膜、皮肤出现黄染，于1周左右达到高峰。也可有大便颜色变浅，皮肤瘙痒，心动过缓等梗阻性黄疸的表现。肝脏多为肿大，质地充实有压痛和叩击痛。少数患者脾脏肿大。肝功能检查有明显的异常。本期持续2~6周。

（3）恢复期：黄疸渐消退，其他症状渐减轻或消失。精神状态逐渐好转，食欲增加。肿大的肝、脾逐渐回缩，肝功能恢复正常。有些患者口苦，肝区痛，腹胀等现象迁延时间较长。

有部分甲型肝炎患者在病情恢复后，可再次出现黄疸和转氨酶升高，少数患者呈慢性经过。

2. 急性无黄疸型肝炎

较急性黄疸型常见，约占急性肝炎的90%以上。起病缓慢，症状较轻。主要症状为乏力，食欲不振，肝区疼痛和腹胀等。部分患者有恶心、呕吐、头昏、头痛、发热和上呼吸道症状。本型临床表现与急性黄疸型的黄疸前期相似。体征大多有肝肿大，脾肿大较少见。相当多的一部分患者症状不明显而仅有体征和肝功能改变，在普查时才被发现。本型肝炎病程长短不一，大多数患者于3~6个月内恢复健康，但乙型肝炎与丙型肝炎则易转为慢性。

（二）慢性肝炎的临床表现

慢性肝炎分为轻度、中度、重度三类。

1. 轻度慢性肝炎

病情超过半年，症状较轻，黄疸轻微或无黄疸。肝脏轻度肿大，质地中等，脾脏肿大，肝功能改变以单项的丙氨酸氨基转移酶异常为特点，无肝外器官损害。

2. 中度慢性肝炎

症状、体征和肝功能检查介于轻度与重度之间。

3. 重度慢性肝炎

病程超过半年以上，乏力、纳差、尿黄等症状明显，伴有慢性肝病面容、蜘蛛痣及肝掌等。并有脾肿大，黄疸，肝肿大、质地较硬，肝功能损害明显。血清丙氨酸氨基转移酶（ALT）反复或持续升高，血浆蛋白比例异常，白、球蛋白比例倒置。有的患者有关节炎、肾炎等肝外器官损害的表现。

（三）重型肝炎的临床表现

1. 急性重型肝炎

亦称暴发型肝炎。发病前多有诱因，如患病后未适当休息，营养不良，饮酒或服用损害肝脏的药物，妊娠和合并感染等。一般以急性肝炎（黄疸型）起病，病情在2周内迅速加重、恶化，并出现下列症状：①黄疸迅速加深或黄疸很浅，甚至无黄疸。②明显出血倾向。③消化道症状加剧并出现极度疲乏。④肝萎缩，有肝臭。⑤急性肾功能衰竭（肝肾综合征），出现尿少、尿闭及氮质血症等。⑥肝性脑病，早期表现为嗜睡，性格改变，烦躁和谵妄，后期出现不同程度的昏迷，抽搐，锥体系损害体征，脑水肿，脑疝等。肝功能损害严重，血清胆红素在10mg以上，凝血酶原时间显著延长，活动度低于40%，血清胆碱酯酶、胆固醇及胆固醇酯降低。患者常因合并消化道出血，脑水肿，感染及肾功能衰竭而死亡。病程一般不超过10~14日。

2. 亚急性重型肝炎

症状与急性重型肝炎相似，以急性黄疸型肝炎起病，在15天~24周出现。黄疸持续加深，肝萎缩，腹胀，腹水，有出血倾向，嗜睡或烦躁，明显的食欲减退和顽固性恶心、呕吐，高度乏力等。凝血酶原时间明显延长，活动度低于40%。本型亦可因发生肝昏迷或肝肾综合征而死亡，或发展成肝坏死后肝硬化。

3. 慢性重型肝炎

发生在慢性肝炎或肝硬化，或慢性乙型肝炎病毒携带者，或虽无肝病史但有慢性肝病体征及肝功能发生改变者的基础上，其临床表现与亚急性重型肝炎相似，并随着病情发展而加剧。

（四）淤胆型肝炎的临床表现

起病类似急性黄疸型肝炎，但以梗阻型黄疸为主要表现。黄疸持续3周以上。病程长（2~4个月或更长），有乏力、皮肤瘙痒、肝肿大、大便颜色变浅等，消化道症状较轻。肝功能示直接胆红素、γ-谷氨酰转肽酶（γ-GT）、胆固醇增高，血清转氨酶轻度增高或近于正常。凝血酶原活动度>60%。大部分患者可痊愈，少数可发展为胆汁性肝硬化。

（五）肝炎肝硬化的临床表现

临床上常分为肝炎肝纤维化与肝炎肝硬化。

1. 肝炎肝纤维化

由慢性肝炎发展而来，主要是指肝组织病理学检查的结果。肝脏轻度肿大，表面不光滑，边缘变钝、质地中等，偏硬，有时伴有脾肿大。

2. 肝炎肝硬化

是慢性肝炎的发展结果。起病隐匿，发展缓慢，因程度不同其临床表现差异很大，轻者无明显临床症状，重者可出现肝衰竭。临床上将肝硬化分为肝功能代偿期和肝功能失代偿期。

（1）肝功能代偿期：临床表现不明显，常见的症状为乏力、纳差、厌油、腹胀等肝炎的一般表现。当劳累或有其他因素影响时，病情加重，出现恶心、呕吐、腹胀、腹泻，经休息或解除诱因后可缓解。患者营养状态一般，肝脏轻度肿大，质地结实或偏硬，无或有轻度压痛，脾脏轻、中度肿大。肝功能检查结果正常或轻度异常，B 超检查和 CT 扫描结果有助于诊断。

（2）肝功能失代偿期：临床表现显著，主要有肝功能减退和门脉高压症两大类，同时可有全身多系统受损的症状。

肝功能减退：

1）全身症状。一般情况与营养状况较差。消瘦、乏力，精神不振，严重者衰弱而卧床不起。皮肤干枯，面色黝暗无光泽（肝病面容），可有不规则低热，舌质绛红、光剥，夜盲及水肿等。

2）消化道症状。食欲不振，甚至厌食，进食后常感上腹饱胀不适，恶心或呕吐，对脂肪和蛋白质耐受性差，稍进油腻肉食，易引起腹泻，患者因腹水和胃肠积气终日腹胀难受，半数以上患者有轻度黄疸，少数有中、重度黄疸，提示肝细胞有进行性或广泛性坏死。

3）出血倾向和贫血。常有鼻出血，牙龈出血，皮肤紫癜和胃肠出血等倾向，此与肝合成凝血因子减少、脾功能亢进和毛细血管脆性增加有关。严重者可出现胃肠道黏膜弥漫性出血、尿血、皮肤广泛出血等。患者一般以中度贫血为主。

4）内分泌紊乱。主要有雌激素增多，雄激素减少。在男性患者常有性欲减退，睾丸萎缩和毛发脱落及乳房发育等；女性有月经失调，闭经，不孕等。患者常出现蜘蛛痣和肝掌。

门脉高压症：

1）脾肿大。脾因长期瘀血而肿大，多为轻、中度肿大，部分可达脐下。上消化道大出血时，脾可暂时缩小，甚至不能触及。晚期脾脏肿大伴有白细胞、血小板和红细胞计数减少，称为脾功能亢进。

2）侧支循环的建立和开放。临床上有 3 支重要的侧支开放：一是食管和胃底静脉曲张，常因食管及胃底黏膜炎症、腹内压增高或进食粗糙食物机械损伤等，致曲张静脉破裂，出现上消化道出血。二是腹壁静脉曲张和脐周静脉曲张，曲张静脉以脐为中心向上及下腹延伸。三是痔静脉扩张，有时形成痔核，出现痔核破裂出血。

3）腹水。是肝硬化最突出的临床表现，腹水使腹部膨隆、腹壁绷紧发亮，状如蛙腹，有时出现端坐呼吸和脐疝。部分患者伴有胸水，多见于右侧。

4）肝触诊。肝脏的大小和病情的早晚有关。早期患者肝脏偏大、质地坚硬，晚期患者肝脏缩小。

二、病原学分型及其临床表现

病毒性肝炎按其病原学分为5型，即甲型、乙型、丙型、丁型、戊型。1993年在东京召开的第八届国际病毒性肝炎及肝病学术会上正式提出了己型肝炎病毒（HFV）的存在，但至今未分离成功该病毒。庚型肝炎病毒（HGV）尚未被国际组织最后正式定名：1996年我国已将庚型肝炎病毒制成基因诊断试剂，在临床中已应用验证。TT病毒的致病性问题医学界有较大的争议，故不阐述。

（一）甲型肝炎的临床表现

甲型肝炎（HA）的潜伏期为15~50天，平均28~30天。临床表现多呈急性经过，90%以上1~4个月痊愈，2~3个月形态学上完全恢复，无肝硬化和肝癌危险。

急性甲型肝炎（AHA）可分为急性无黄疸型甲型肝炎、急性黄疸型甲型肝炎、急性淤胆型甲型肝炎、急性或亚急性重型甲型肝炎。慢性迁延性甲型肝炎较少见。

1. 急性无黄疸型甲型肝炎

占急性甲型肝炎的50%~90%，儿童多见。起病缓慢，症状一般较轻。大多有发热，体温在38℃左右，2~3天热退。主要的症状是全身乏力，恶心、呕吐，厌食，肝脏肿大，肝区压痛，关节酸痛，皮疹等。一般在3个月左右恢复正常。

2. 急性黄疸型甲型肝炎

急性黄疸型甲型肝炎临床经过大致分为3个阶段，即黄疸前期、黄疸期及恢复期。

（1）黄疸前期：持续时间为2~8天。一般起病缓慢，少数起病急骤。此期主要的临床表现是食欲不振，厌油，恶心、呕吐，上腹部闷胀，全身酸软无力，精神萎靡，少气懒言。大部分患者伴发热，体温在38℃左右，2~3天后自行消退。少部分患者有寒战、高热。

有的患者以发热、干咳等上呼吸道感染的症状为主，伴有尿的颜色加深。部分患者腹痛明显。此期可见明显阳性体征，或有肝区压痛和叩击痛。有些患者无黄疸前期。

（2）黄疸期：持续时间为2~6周。临床表现为患者仍感全身酸软无力，精神萎靡，少气懒言，纳差，肝区隐痛不适，但恶心、呕吐较前期好转，体温降至正常。皮肤、巩膜出现不同程度的黄染，并逐渐加深。患者全身可出现皮肤瘙痒现象。轻症患者在体格检查时可发现肝、脾肿大，质中，有触压痛和叩击痛。

（3）恢复期：持续时间为2~4周。患者一般情况逐渐好转，纳增，精神状态转佳，恶心、呕吐消失，黄疸逐渐减轻，肝、脾逐渐恢复正常，触压痛及叩击痛逐渐消失，肝功能检查恢复正常。

食物引起的甲型肝炎病毒（HAV）感染，病情往往较重，黄疸的发生率高。

3. **急性淤胆型甲型肝炎**

又称毛细胆管型肝炎，是急性黄疸型肝炎的一种特殊形式。它的特点是肝内胆汁淤积性黄疸持续时间长，消化道的症状较轻，肝实质损害不明显，黄疸很深，持续时间在6~8周左右，最长可达4个月。多有皮肤瘙痒及大便颜色变浅。此型肝炎预后较好。

4. **重型甲型肝炎**

起病急骤，呕吐频繁，腹胀明显，出现极度乏力。黄疸迅速加深，黄疸出现后临床症状不减轻，反呈日益加重，可有出血倾向，肝脏缩小及行为异常，意识障碍等昏迷前期的表现。病情凶险。

小儿病毒性肝炎以甲型肝炎为主。因小儿免疫系统、中枢神经系统、呼吸和消化器官尚未发育成熟，一般症状较轻，以无黄疸型为主，无症状而病毒携带者多。小儿肝炎起病急骤，黄疸前期短，消化道和呼吸道症状明显，肝、脾肿大显著。婴儿期肝炎病情较重，暴发性肝炎比例高。一般小儿肝炎病程较短，恢复彻底。

（二）乙型肝炎的临床表现

乙型肝炎（HB）是一种世界性的疾病，全球慢性乙型肝炎病毒感染者多达3.5亿，每年死于乙型肝炎的患者大于100万。我国总感染率为40%~60%，乙型肝炎病毒携带者约10%。慢性感染者中50%~75%有活跃的病毒复制和肝脏炎症改变，部分慢性肝炎亦进展为肝硬化。肝衰竭或原发性肝癌是主要的疾病死亡因素之一。慢性乙型肝炎病毒感染的自然病情漫长，可持续30~50年，并且多在青壮年时期发病。中国人的肝癌几乎100%有乙型肝炎病毒（HBV）或丙型肝炎病毒（HCV）感染的背景。

乙肝病毒感染的潜伏期为30~160天，平均60~90天。通过输血途径感染的潜伏期较短。感染病毒的剂量小，潜伏期长，反之则短。农村的发病率高于城市，南方高于北方，男性高于女性。

根据防治需要，临床常将乙型肝炎分为急性乙型肝炎、慢性乙型肝炎、重型乙型肝炎、妊娠期乙型肝炎、老年人乙型肝炎、小儿慢性乙型肝炎、无症状慢性乙肝病毒表面抗原携带者。

1. **急性乙型肝炎**

临床上病例较少，起病较急性甲型肝炎更隐匿。前驱期患者可有发热，全身不适，嗜睡，食欲减退，恶心、呕吐，对烟、酒的欲望消失，头痛，腹泻，腹痛，肌痛，关节痛等，常被误诊为上呼吸道感染。体温一般不高，少数患者有高热现象，大部分患者无发热。有的患者前驱期症状不明显。

在急性期，患者自我感觉好转，但乏力，厌食，嗜睡，腹痛、腹胀，肝区痛，巩膜黄、尿黄、皮肤黄等表现仍持续存在，肝脏稍肿大。病期较急性甲型肝炎长，一般需要3个月以上时间才能恢复。

根据其临床表现可分为以下三型：

（1）急性无黄疸型乙型肝炎：占急性乙型肝炎的大部分，临床症状常不明显，有低热，全身乏力，食欲不振，厌油，肝区隐痛等。此型患者病程易慢性化，历时超过半年以上者，可诊断为慢性乙型肝炎。

（2）急性黄疸型乙型肝炎：有典型的黄疸前期、黄疸期、恢复期三期。消化道症状明显，伴有发热，皮疹，皮肤瘙痒，关节痛，大便颜色改变等。

（3）急性胆汁淤积型乙型肝炎：占急性乙型肝炎的2%~3%。常有明显的乙型肝炎患者的接触史。有发热、厌食、恶心、呕吐，关节酸痛等。有阻塞性黄疸症状，伴有皮肤瘙痒。黄疸持续时间长，预后良好，一般可完全恢复。

2. 慢性乙型肝炎

（1）慢性迁延性肝炎：急性肝炎患者病情迁延难愈，病程超过半年。其中约有一半的患者无症状。主要表现有乏力、食欲不振和肝区隐痛、腹胀等症状，也有出现黄疸和肝肿大。慢性迁延性肝炎预后较好。

（2）慢性活动性肝炎：病程在半年以上，除有乏力、食欲不振、肝区疼痛、腹胀等较常见的症状外，还有肝外多脏器损害的症状，如关节炎、肾炎、结肠炎、甲状腺炎、心肌炎、胸膜炎及眼口干燥综合征等，其中以关节炎和慢性肾炎多见。肝肿大、质地中等以上。肝功能持续异常或有明显波动，伴有脾肿大、蜘蛛痣、肝掌等表现。严重者可出现腹水、门静脉高压、肝性脑病等。发展为肝细胞癌的可能性大。

2000年美国国立卫生研究院慢性乙型肝炎防治研讨会将慢性乙型肝炎病毒感染分为3期，即免疫耐受期、慢性乙型肝炎期和非活动性或无症状乙型肝炎病毒携带者。

1）免疫耐受期。慢性乙型肝炎病毒感染最常见是由母亲于围产期将乙型肝炎病毒传染给新生儿，如新生儿不接种乙肝疫苗，则90%以上可发展为免疫耐受期感染。其特点是：乙型肝炎e抗原（HBeAg）阳性，血清乙型肝炎病毒脱氧核糖核酸（HBV DNA）高水平（$>10^5$拷贝/mL，相当于20000单位/mL），丙氨酸氨基转移酶（ALT）正常。肝活检提示轻度或无炎症改变。

2）慢性乙型肝炎期：一般见于幼儿或成年时期感染乙型肝炎病毒（HBV）者。此外，由母婴传播而感染乙型肝炎病毒（HBV）者，在早期为免疫耐受期，尔后常发展为慢性乙型肝炎。特点是：丙氨酸氨基转移酶（ALT）升高，乙型肝炎病毒脱氧核糖核酸（HBV DNA）高水平（$>10^5$拷贝/mL，相当于20000单位/mL）。肝活检可见活动性肝病的病理学改变。

3）非活动性或无症状乙型肝炎病毒（HBV）携带者。特点是乙肝e抗体（抗-HBe）阳性，血清乙型肝炎病毒脱氧核糖核酸（HBV DNA）低水平或检测不到（$<10^5$拷贝/mL），丙氨酸氨基转移酶（ALT）正常。肝活检提示轻度或无炎症改变。

3. 重型乙型肝炎

（1）急性重型乙型肝炎：亦称暴发型肝炎，发病率低于急性乙型肝炎的1%。可由急性乙型肝炎发展而来，也有一开始发病即为此型者。其发病诱因、临床表现、辅助检查及合并症详见本节急性重型肝炎所述。病期一般不超过 2 周。

（2）亚急性重型乙型肝炎：症状与急性重型肝炎相似，但病期超过 10 天。主要表现为黄疸持续加深，肝萎缩，腹胀，腹水，有出血倾向，嗜睡或烦躁，明显的食欲减退和顽固性恶心、呕吐，高度乏力等。临床上分重度黄疸腹水型和亚暴发肝衰竭型。

1）重度黄疸腹水型。大多数为此型。以重度黄疸、腹水和明显出血倾向为特点，可无肝性脑病或晚期才出现。主要死于肝肾综合征，上消化道出血，严重继发感染和颅内出血等。

2）亚暴发肝衰竭型。以肝性脑病为肝衰竭的首发症状为特点，除病期超过 10 天外，其他表现酷似急性重型肝炎。主要死于脑水肿和脑疝形成。

（3）慢性重型乙型肝炎：在慢性活动性肝炎或肝硬化的基础上发生，其临床表现与亚急性重型乙型肝炎相似，同时有慢性肝炎的临床特点。有些慢性肝炎患者起病隐匿，无明显的慢性肝炎经过，症状发作时极似亚急性重型乙型肝炎，须仔细鉴别，不要忽视其慢性肝病的体征。

4. 妊娠期乙型肝炎

由于妊娠期妇女肝脏负担重，而营养相对不足，内分泌有一定的改变，如再加上妊娠毒血症和分娩时使用麻醉药与出血过多，都可以加重病毒性肝炎的病情。常在妊娠的中、晚期发生，消化道症状明显，大多数为急性黄疸型肝炎。容易出现流产、早产，畸胎及死胎，产后大出血较常见。重型肝炎比例高，病死率高。妊娠末期乙型肝炎患者，尤其是 e 抗原（HBeAg）阳性患者，婴儿受传染的机会特别高。

5. 老年人乙型肝炎

60 岁以上老年人的发病率较低，大多为慢性肝炎，黄疸的发生率高，持续时间长，病情较重，淤胆型多见，合并症多，重型肝炎较常见，病死率高。

6. 小儿慢性乙型肝炎

临床特点：①主要经母婴垂直传播途径感染。②起病较隐匿，部分患者常无症状，多在入托、入学前常规体检时发现。③食欲不振、恶心等消化道症状较多见。④体征以肝肿大为最多见，肝脏以轻二中度肿大为主，质地较软，其次为黄疸和脾肿大。⑤病情常表现为慢性轻度和中度。

7. 无症状慢性乙肝表面抗原（HBsAg）携带者

乙肝表面抗原（HBsAg）持续阳性，无明显肝炎相关症状，肝功能正常。如做肝脏活检，则有 10%~20%患者的肝脏有非特异性炎症、慢性肝炎或肝硬化等病变。

（三）丙型肝炎的临床表现

丙型肝炎（HC）是世界范围内的常见病。因为丙型肝炎病毒（HCV）基因型的不同及患者的个体差异问题，会出现不同的临床表现及预后。丙型肝炎病毒（HCV）的基因型在世界不同地域、不同种族间的分布有所不同，而决定个体易感性差异的人类遗传基因——人的细胞抗原的多态性更是有明显的种类差异。

相当一部分（34.72%）丙型肝炎病毒（HCV）感染者并不表现出肝炎的症状易被忽视，成为重要的传染源。

丙型肝炎有输血后丙型肝炎（PTHC）和散发性丙型肝炎（SHC），大多为输血后丙型肝炎，在输血后1~3个月内发生。

丙型肝炎的潜伏期为2~26周，平均7.5周。一般来说，潜伏期短的患者病情较重，常常伴有黄疸的发生；而潜伏期长的，多无黄疸，病情也较轻。丙型肝炎的慢性化率高，约80%发展为慢性丙型肝炎；转化为肝硬化和肝癌的例数是乙型肝炎的2~3倍。

1. 急性丙型肝炎

常见的临床表现有全身乏力、食欲不振、恶心、呕吐、腹胀、腹痛、腹泻、肝肿大和肝区压痛及叩击痛。肝肿大是急性丙型肝炎的重要临床体征，尤其是近期内肝脏肿大明显的意义更大。多数患者无黄疸，偶有发热，消化道症状出现较轻或不出现。大多数患者症状、体征均较轻。部分患者在初发病时无任何自觉症状，只有很少一部分患者有较典型的肝炎发病临床经过。

老年人丙型肝炎重度黄疸者较多，病情较重，慢性率较高。小儿急性丙型肝炎的起病急骤，多见有乏力、食欲不振、恶心、呕吐、腹痛、腹泻等现象；肝、脾肿大现象明显，黄疸的发生率高，病情较重，常伴有呼吸道感染现象；一般病情较轻，病期较短，预后良好；合并有乙型肝炎病毒（HBV）感染的患儿病情较重，可向重型肝炎转化。妊娠期感染丙型肝炎病毒（HCV），并发急性黄疸型丙型肝炎的患者，可导致早产，而无黄疸型肝炎对胎儿的影响不大。妊娠期合并有急性丙型肝炎的患者可出现妊娠高血压综合征、产后出血等现象，目前一般不中止妊娠，积极治疗肝炎，以期达到尽快恢复。

2. 慢性丙型肝炎

急性丙型肝炎病期超过半年以上者可诊断为慢性丙型肝炎。或无急性肝炎过程，隐匿起病者，但消化道症状明显，如厌食、腹痛、腹胀、腹泻、全身无力、少气懒言、关节炎、肾炎、皮疹、眼口干燥综合征等。临床检验可见白蛋白/球蛋白（A/g）比例异常，血清胆红素反复升高或持续不下降，自身抗体阳性，丙氨酸氨基转移酶（ALT）持续性升高，抗丙型肝炎病毒（抗-HCV）或丙型肝炎病毒脱氧核糖核酸（HCV DNA）阳性。患者脸色灰暗，皮肤无光泽，蜘蛛痣多见于面部、颈部、前胸和手背等，为肝病的特征性改变。有一部分患者还出现肝掌，男性乳房增大，睾丸萎缩，腋毛稀少；女性出现乳腺囊肿等内分泌紊乱的现象。肝、脾肿大较常见。肝脏质地较硬，边缘不平，也有的为结节型。脾肿大是慢性丙型肝炎的重要体征之一，脾脏肿大的发生率与慢性丙型肝炎的病期长短有关，病期越长，脾肿大的发生率就越高，质地也越硬。

慢性丙型肝炎在临床上又分为以下三型：

（1）轻度慢性丙型肝炎：临床症状轻，有的患者无明显症状，肝脏轻度肿大，质地中等，脾脏不肿大。

（2）中度慢性丙型肝炎：临床表现介于轻度与重度之间。

（3）重度慢性丙型肝炎：临床症状及体征均较明显，还有肝外疾病的表现，如自身免疫疾病和内分泌紊乱等表现。

3. 重型丙型肝炎

丙型肝炎病毒或乙型肝炎病毒均可通过血液传播，发生同时感染或在某一种感染的基础上重叠另一种感染，混合感染常使病毒性肝炎导致更严重的慢性肝病，并加速进展为肝硬化。

在临床上，重型丙型肝炎分为以下四型：

（1）急性重型丙型肝炎：起病急，病期短。在起病后10天内迅速出现精神神经症状、脑水肿、明显的出血倾向等。起病初期可以是一般的黄疸型肝炎的表现，全身乏力现象和消化道症状均很明显。有的患者在未出现黄疸时就出现精神神经症状，常会误诊为精神病。肝脏不肿大反呈进行性缩小，无腹水。一般在病期的3周内死于消化道出血或脑疝。

（2）亚急性重型丙型肝炎：病期较长，超过10天以上。起病为急性黄疸型丙型肝炎，病情逐渐加重，一般在起病8周内出现深度黄疸，明显的出血倾向、腹水、尿少等现象。临床检验出现胆酶分离现象，即血清胆红素持续高值（>170μmol/L），而丙氨酸氨基转移酶（ALT）由高值下降到正常值左右。凝血酶原时间延长，血清白蛋白减少，出现A/G倒置，血氨升高。易死于肝肾综合征，消化道出血、颅内出血和继发感染等。

（3）慢性重型丙型肝炎：发生于慢性活动性肝炎的基础上。患者也有消化道出血、黄疸、肝肾综合征等。还有面色灰暗，皮肤无光泽，肝掌，蜘蛛痣等慢性肝病的表现。有些患者出现内分泌紊乱的表现，如男性乳房增大，女性乳房囊肿等。

（4）无症状的病毒携带者：感染了丙型肝炎病毒（HCV）而无明显的临床症状和体征，但它是丙型肝炎的主要传染源。我国丙型肝炎病毒（HCV）携带者人群为2%~3.4%。

（四）丁型肝炎的临床表现

丁型肝炎病毒（HDV）是目前在动物体内发现的唯一的一种单链环状核糖核酸（RNA）病毒，只感染携带乙型肝炎病毒（HBV）患者。丁型肝炎病毒（HDV）基因组可不依赖于乙型肝炎病毒（HBV）而能在宿主细胞中复制并存在，但乙型肝炎病毒是丁型肝炎病毒致病和由感染细胞释放所必需。两者共同或重叠感染后在临床上能导致多种类型的肝炎。

1. 丁型肝炎病毒与乙型肝炎病毒同时感染（急性丁型肝炎）

潜伏期为4~20周。临床上有全身乏力、多厌食、腹痛、肝区疼痛、黄疸、肝肿大等表现，类似于单纯乙型肝炎病毒（HBV）感染者。

部分患者有双峰型丙氨酸氨基转移酶（ALT）升高，是乙型肝炎病毒（HBV）及丁型肝炎病毒（HDV）感染所致，两峰间隔时间为 2~4 周，前一高峰时为乙型肝炎病毒（HBV）感染所致，后一高峰为丁型肝炎病毒（HDV）感染所致。疾病多呈自限性，发展成慢性肝炎的可能性与单纯的乙型肝炎病毒（HBV）感染者相似。病期一般较短，预后良好。丁型肝炎病毒（HDV）的感染常随着乙型肝炎病毒（HBV）感染的终止而停止。

2. 在乙型肝炎病毒感染的基础上感染丁型肝炎病毒

潜伏期为 3~4 周。此型患者的发病率高，临床表现严重，病死率和慢性化率均较高，预后不良。

临床上有以下几种类型：

（1）急性丁型肝炎：一般是在无症状乙肝表面抗原（HBsAg）携带者的基础上感染丁型肝炎病毒（HDV）。临床表现为严重的急性肝炎。血清转氨酶持续升高达数月，部分患者血清胆红素和转氨酶呈双峰曲线。

（2）慢性丁型肝炎：无症状乙肝表面抗原（HBsAg）携带者，如重叠感染了丁型肝炎病毒（HDV），就很容易转化成慢性肝炎，以慢性活动性肝炎为主，慢性化率高达 70%以上。转化成肝硬化的时间一般是 2~15 年。部分患者可转化为重型肝炎或者肝衰竭。

（3）重型丁型肝炎：暴发型肝炎中的丁型肝炎病毒（HDV）感染者有 21%~60%，推测丁型肝炎病毒（HDV）可能是促成大面积肝坏死的重要因素。在原本稳定的慢性乙型肝炎患者感染了丁型肝炎病毒（HDV）后，临床症状会迅速恶化，发生肝功能衰竭，导致死亡。

（五）戊型肝炎的临床表现

大部分学者认为戊型肝炎（HE）是一种自限性疾病，潜伏期为 2~8 周，平均 6 周。一般于发病 6 周内自然恢复。其临床表现、传播方式、转归和预后均与急性甲型肝炎相似。发病以青年人和成年人为主，病死率高于急性甲型肝炎，为 1%~2%。妊娠期戊型肝炎的感染率和病死率最高是该病的特点。

戊型肝炎病毒（HEV）感染机体后主要表现为临床型及亚临床型两大类。成年人以临床型感染为主，男女的感染比例为（1.3~3.0）：1，儿童以亚临床型为主。

1. 急性戊型肝炎

在戊型肝炎中占绝大多数，为 90%左右。

（1）急性黄疸型戊型肝炎：占急性戊型肝炎的 2.5%左右。该病的临床表现酷似急性甲型肝炎。起病急，发病率高。临床表现为全身乏力，上腹部不适，纳差，厌油，腹痛，腹胀，腹泻，恶心、呕吐，黄疸，全身瘙痒，皮疹，关节酸痛，肝、脾肿大，肝区压痛和叩击痛等。一般无发热现象。发病年龄在 20~40 岁。病期为 4~8 周。少数患者病期可达 12 周左右。

（2）急性无黄疸型戊型肝炎：儿童多见，临床症状一般较轻，部分患者无明显症状，呈亚临床型。

2. 慢性戊型肝炎

由急性戊型肝炎发展而来。在戊型肝炎中占的比例为45%~58%。有慢性肝病的临床表现，如面色灰暗、皮肤无光泽，有的可见蜘蛛痣或肝掌等。肝脏的活检也证实是慢性活动性肝炎和慢性迁延性肝炎的改变。大部分学者认为，戊型肝炎无慢性化过程，也无慢性病毒携带者，少部分学者报道戊型肝炎有慢性化过程。

3. 重型戊型肝炎

（1）急性重型戊型肝炎：多见于妊娠期妇女，特别是妊娠晚期（6~9个月）多见。病情进展快，可发生流产及死胎等。患病孕妇在产后病情急剧恶化，出现黄疸、出血倾向、肝昏迷和脑水肿。病期一般为1周左右。病死率超过一般戊型肝炎患者的10倍以上。

（2）亚急性重型戊型肝炎：常见于妊娠期妇女和老年人，还有其他肝炎病毒重叠感染者，多见于乙型肝炎病毒（HBV）的重叠感染者。亚急性重型戊型肝炎的发病较急性重型戊型肝炎为慢，病情的发展也较慢。主要表现是黄疸深，持续时间长，部分患者肝、脾肿大。临床上常出现肝性脑病、低蛋白血症、出血倾向、肾功能衰竭等。病期为数周，病死率高。

4. 淤胆型戊型肝炎

很少见，约占戊型肝炎的0.1%，多见于老年患者。临床表现不明显，或轻度全身乏力。黄疸较深，常有皮肤瘙痒和大便颜色的改变。此型肝炎预后良好。

第四节　病毒性肝炎的临床诊断

病毒性肝炎的临床表现错综复杂，切忌根据某一项表现或某一次检查片面地做出诊断，而应根据流行病学史、临床症状、体征、实验室及影像学检查结果，并结合患者具体情况及动态观察后，经综合分析，做出鉴别，然后根据病毒学检测结果做出最后确诊。

病毒性肝炎根据临床分型分为急性肝炎、慢性肝炎、重型肝炎、淤胆型肝炎和肝炎肝硬化。根据病原学分型分为甲型肝炎、乙型肝炎、丙型肝炎、丁型肝炎、戊型肝炎等。

一、病毒性肝炎的临床分型及诊断依据

（一）急性肝炎

急性肝炎可分为急性无黄疸型肝炎和急性黄疸型肝炎。

1. 急性无黄疸型肝炎

（1）流行病学史：如密切接触史和注射史。起病前是否与确诊为病毒性肝炎患者（特别是急性期患者）同吃、同住、同生活或经常接触肝炎病毒污染物（如血液、粪便），或有性接触而未采取防护措施者。是否在近半年内曾接受输血、血液制品及用未经严格消毒的器具注射药物，免疫接种和针刺治疗等。

（2）症状：近期内出现的持续几天以上，但无其他原因可解释的倦怠、乏力、食欲减退、厌油、恶心、呕吐等症状。

（3）体征：肝肿大并有压痛、肝区隐痛和叩击痛，部分可有轻度脾肿大。

（4）实验室检查：主要是血清丙氨酸氨基转移酶升高。

（5）病原学检查：能检测出相应的肝炎病毒。

凡实验室检查阳性，且流行病学史、症状和体征三项中有二项阳性或实验室检查及体征（或实验室检查及症状）均明显阳性，并排除其他疾病者可确诊为急性无黄疸型肝炎。

如果单项血清丙氨酸氨基转移酶（ALT）升高；或仅有症状、体征；或有流行病学史及症状、体征、实验室检查三项中有一项阳性者均作为疑似病例。对疑似病例应进行动态观察，或行肝脏穿刺，做肝组织病理学检查做出诊断。对疑似病例做病原学检测阳性，并除外其他疾病的也可确诊。

2. 急性黄疸型肝炎

对符合急性肝炎诊断条件，血清胆红素>17.1μmol/L；或尿胆红素阳性，并排除其他原因引起的黄疸，可诊断为急性黄疸型肝炎。

（二）慢性肝炎

急性肝炎病期超过半年；或原有乙型、丙型、丁型肝炎或乙肝表面抗原（HBsAg）携带史，本次又因同一病原再次出现肝炎症状、体征及肝功能异常者，可诊断为慢性肝炎。发病日期不明或虽无肝炎病史，但肝组织病理学检查符合慢性肝炎；或根据症状、体征、化验及B超检查综合分析，亦可做出相应诊断。

为反映肝功能损害程度，慢性肝炎临床上可分为：

1. 轻度

指临床症状、体征轻微或缺如，肝功能指标仅1或2项轻度异常。

2. 中度

指症状、体征、实验室检查居于轻度和重度之间。

3. 重度

有明显或持续的肝炎症状，如乏力、纳差、腹胀、尿黄、便溏等，伴有肝病面容、肝掌、蜘蛛痣、脾肿大并排除其他原因，且无门静脉高压症者。实验室检查血清丙氨酸氨基转移酶（ALT）和（或）天门冬氨酸氨基转移酶（AST）反复或持续升高，白蛋白降低或

A/G 比值异常、丙种球蛋白明显升高。除前述条件外，凡白蛋白≤32g/L，胆红素大于 5 倍正常值上限、凝血酶原活动度 60%~40%，胆碱酯酶<2500 单位/L，四项检测中有一项达上述程度者即可诊断为重度慢性肝炎。

B 超检查可为慢性肝炎诊断提供参考依据。

（三）重型肝炎

1. 急性重型肝炎

是指急性黄疸型肝炎起病 2 周内出现极度乏力，消化道症状明显，迅速出现Ⅱ度以上（按Ⅳ度划分）肝性脑病，凝血酶原活动度低于 40%并排除其他原因者，肝浊音界进行性缩小，黄疸急剧加深，或黄疸很浅，甚至未出现黄疸，但有上述表现者均应考虑本病。

2. 亚急性重型肝炎

以急性黄疸型肝炎起病 15 天~24 周出现极度乏力，消化道症状明显，同时凝血酶原时间明显延长，凝血酶原活动度低于 40%并排除其他原因者，黄疸迅速加深，血清胆红素每天上升≥17. 0μmol/L 或血清总胆红素大于正常值 10 倍。首先出现Ⅱ度以上肝性脑病者，称脑病型（包括脑水肿、脑疝等）；如首先出现腹水及其相关症候（包括胸水等）者，则称为腹水型。

3. 慢性重型肝炎

其发病基础有：①慢性肝炎或肝硬化病史。②慢性乙型肝炎病毒携带史。③无肝病史及无乙肝表面抗原携带史，但有慢性肝病体征（如肝掌、蜘蛛痣等），影像学改变（如脾脏增厚等）及生化检测改变者（如丙种球蛋白升高，白、球蛋白比值下降或倒置）。④肝穿刺检查支持慢性肝炎。⑤慢性乙型或丙型肝炎，或慢性乙肝表面抗原携带者重叠甲型、戊型或其他肝炎病毒感染时要具体分析，应除外由甲型、戊型和其他型肝炎病毒引起的急性或亚急性重型肝炎。

慢性重型肝炎起病时的临床表现同亚急性重型肝炎，随着病情发展而加重，达到重型肝炎诊断标准（凝血酶原活动度低于 40%，血清总胆红素大于正常值 10 倍）。

为便于判定疗效及估计预后，亚急性重型和慢性重型肝炎可根据其临床表现分为早、中、晚三期。

（1）早期：符合重型肝炎的基本条件，如严重乏力及消化道症状，黄疸迅速加深，血清总胆红素大于正常值 10 倍，凝血酶原活动度≤40%~>30%。或经病理学证实，但未发现明显的脑病，亦未出现腹水。

（2）中期：有Ⅱ度肝性脑病或明显腹水、出血倾向（出血点或淤斑），凝血酶原活动度≤30%~>20%。

（3）晚期：有难治性并发症，如肝肾综合征、消化道大出血、严重出血倾向（注射部位淤斑等）、严重感染、难以纠正的电解质紊乱，或Ⅱ度以上肝性脑病、脑水肿、凝血酶原活动度≤20%。

（四）淤胆型肝炎

起病类似急性黄疸型肝炎，但自觉症状较轻，皮肤瘙痒，粪便灰白，常有明显肝脏肿大，肝功能检查血清胆红素明显升高，以直接胆红素为主，凝血酶原活动度>60%或应用维生素 K 肌注后 1 周可升至 60%以上，血清胆汁酸、γ-谷氨酰转肽酶、碱性磷酸酶、胆固醇水平可明显升高，黄疸持续 3 周以上，并除外其他原因引起的肝内外梗阻性黄疸者，可诊断为急性淤胆型肝炎。

在慢性肝炎基础上发生上述临床表现者，可诊断为慢性淤胆型肝炎。

（五）肝炎肝硬化

1. 肝炎肝纤维化

主要根据组织病理学检查结果做出诊断，B 超检查结果可供参考。B 超检查表现为肝实质回声增强、增粗。肝脏表面不光滑，边缘变钝，肝脏、脾脏可增大，但肝表面尚无颗粒状、肝实质尚无结节样改变。肝纤维化的血清学指标，如透明质酸酶、Ⅲ型前胶原（PC-Ⅲ）、Ⅳ型胶原（N-C）、层连蛋白（LN）四项指标与肝纤维化分期有一定相关性，但不能代表纤维沉积于肝组织的量。

2. 肝炎肝硬化

是慢性肝炎的发展结果，肝组织病理学表现为弥漫性肝纤维化及结节形成，两者必须同时具备才能诊断。

（1）代偿性肝硬化：指早期肝硬化，一般属 Child-Pugh A 级。虽可有轻度乏力、食欲减少或腹胀等症状，但无明显肝功能衰竭表现。血清白蛋白降低，但仍≥35g/L，胆红素<35μmol/L，凝血酶原活动度多大于 60%。血清丙氨酸氨基转移酶（ALT）及天门冬氨酸氨基转移酶（AST）轻度升高，天门冬氨酸氨基转移酶（AST）可高于丙氨酸氨基转移酶（ALT），γ-谷氨酰转肽酶（GGT）可轻度升高。可有门静脉高压症，如轻度食管静脉曲张，但无腹水、肝性脑病或上消化道出血。

（2）失代偿性肝硬化：指中、晚期肝硬化，一般属 Child-Pugh B、C 级。有明显肝功能异常及失代偿征象，如血清白蛋白<35g/L，白/球<1.0，黄疸明显，胆红素>35μmol/L，丙氨酸氨基转移，酶（ALT）和天门冬氨酸氨基转移酶（AST）升高，凝血酶原活动度<60%。患者可出现腹水、肝性脑病及门静脉高压症引起的食管、胃底静脉明显曲张或破裂出血。

根据肝脏炎症活动情况，可将肝硬化分为：

（1）活动性肝硬化：慢性肝炎的临床表现依然存在，特别是丙氨酸氨基转移酶升高，黄疸、白蛋白水平下降，肝质地变硬，脾进行性增大，并伴有门静脉高压症。

（2）静止性肝硬化：丙氨酸氨基转移酶（ALT）正常，无明显黄疸，肝质地硬，脾大，伴有门静脉高压症，血清白蛋白水平低。

肝硬化的影像学诊断，B 超见肝脏缩小，肝表面明显凹凸不平，锯齿状或波浪状，肝边缘变钝，肝实质回声不均、增强、呈结节状，门静脉和脾门静脉内径增宽，肝静脉变细、扭、曲、粗细不均，腹腔内可见液性暗区。

二、病毒性肝炎的病原学分型及诊断依据

目前病毒性肝炎的病原有五型，即甲型肝炎病毒（HAV）、乙型肝炎病毒（HBV）、丙型肝炎病毒（HCV）、丁型肝炎病毒（HDV）、戊型肝炎病毒（HEV）。

（一）甲型肝炎（HA）

根据甲型肝炎病毒（HAV）基因组 VPI/2 A 连接处盼核苷酸序列可将甲型肝炎病毒分为 I～Ⅶ7 个基因型（9 个基因亚型）。感染人类的大多为基因ⅠA、ⅡB 和ⅢA 型，有报道还有基因Ⅱ型和基因Ⅶ型。不同基因型甲型肝炎病毒（HAV）的免疫反应没有差异，只有一个血清型，所以在抗甲型肝炎病毒（抗-HAV）测定和疫苗应用中不考虑基因型的因素。甲型肝炎往往以食物或水型暴发流行，起病前一般曾进食未经煮熟的海产品，如毛蚶、蛤蜊等，以儿童发病较多见，在秋冬季是高峰，这些因素皆有利于甲型肝炎的诊断，但也有呈散发性病例。

在诊断甲型肝炎时，凡符合：①具备急性肝炎临床表现，如起病急，有畏寒、发热、纳差、恶心、呕吐等黄疸前期症状，血清丙氨酸氨基转移酶（ALT）显著升高，而既往无肝炎病史。②血清中检出抗甲型肝炎病毒免疫球蛋白 M（抗-HAV IgM）阳性。③急性期抗甲型肝炎病毒免疫球蛋白 M（抗-HAV IgM）阴性，恢复期转为阳性。④从粪便中检出或分离出甲型肝炎病毒（HAV）。其中①和②③④中的任一项阳性，便可确诊。但在慢性乙型肝炎或非病毒性肝病患者血清中检测出抗甲型肝炎病毒免疫球蛋白 M（抗- HAV IgM）阳性时，判断甲型肝炎病毒重叠感染应慎重，须排除类风湿因子（RF）及其他原因引起的假阳性。接种甲型肝炎疫苗后 2～3 周 8%～20%接种者可产生抗甲型肝炎病毒免疫球蛋白 M（抗-HAV IgM），应注意鉴别。

（二）乙型肝炎（HB）

根据乙型肝炎病毒（HBV）与乙肝表面抗原（HBsAg）两对相互排斥的抗原决定簇 d 和 y′w 和 r，以及乙肝表面抗原（HBsAg）的共同抗原决定簇 a 可将乙型肝炎病毒分为 4 个血清型，10 个亚型，8 个基因型。不同基因型乙型肝炎病毒（HBV）还可能重组，主要发生在 B 基因型和 C 基因型之间，发生位点可能在前 C 区和 C 区，当 B 基因型在该区未发生重组时，称之为 Bj；而含有重组 C 基因型序列的 B 基因型被称为 Ba。不同的基因型分布于不同地区，造成不同地区慢性乙型肝炎的疾病谱不一样，对干扰素治疗的反应也不一样，影响了乙肝 e 抗原（HBeAg）的血清转换。但由于含有一个共同抗原决定簇 a，不同亚型间存在一定的交叉免疫。

乙型肝炎患者起病前往往有与乙型肝炎患者或乙肝表面抗原（HBsAg）携带者密切接触史，或多个家庭成员病史，特别是出现在乙肝 e 抗原（HBeAg）阳性母亲的婴幼儿，对乙型肝炎诊断具有重要参考价值。同时，是否有过输血和血制品、静脉毒瘾者、防疫注射时未执行一人一针等因素也有重要参考价值。

诊断乙型肝炎，只要有以下任何一项阳性，便可诊断为现症乙型肝炎病毒感染：①血清乙肝表面抗原（HBsAg）阳性。②血清乙型肝炎病毒脱氧核糖核酸（HBV DNA）阳性。③血清乙肝核心抗体免疫球蛋白 M（抗-HBC IgM）阳性。④肝内乙肝核心抗原（HBcAg）和（或）乙肝表面抗原（HBsAg）阳性，或乙型肝炎病毒脱氧核糖核酸（HBV DNA）阳性。

1. 急性乙型肝炎

急性乙型肝炎的诊断要与慢性乙型肝炎急性发作相鉴别。前者基本上具有急性肝炎的临床表现，如起病急，有发热、胃肠道症状明显，血清丙氨酸氨基转移酶（ALT）显著升高，既往无肝炎病史和乙肝表面抗原（HBsAg）携带者。而后者既往有过肝炎病史或乙肝表面抗原携带史，本次因同一病原再次出现肝炎症状、体征及肝功能异常。

诊断急性乙型肝炎也可参考下列动态指标：①乙肝表面抗原（HBsAg）滴度由高到低，乙肝表面抗原（HBsAg）消失后，乙肝表面抗体（抗-HBs）阳转。②急性期乙肝核心抗体免疫球蛋白 M（抗-HBc IgM）滴度高，乙肝核心抗体免疫球蛋白 G（抗 7HBc IgG）阴性或低水平。

2. 慢性乙型肝炎

临床上往往具有慢性肝炎诊断依据，如急性肝炎病期超过半年，或原有乙型、丙型、丁型肝炎或乙肝表面抗、原（HBsAg）携带史。本次又因同一病原再次出现肝炎症状、体征和肝功能异常者。或有些发病日期不明，而虽无明显肝炎病史，但肝组织病理学检查符合慢性肝炎诊断。或根据症状、体征、化验及 B 超检查综合分析，能做出相应的慢性肝炎诊断者，并有上述乙型肝炎病毒感染中的任何一项阳性，便可做出诊断。

3. 慢性乙肝表面抗原携带者

对无任何临床症状和体征，肝功能正常，乙肝表面抗原（HBsAg）持续阳性 6 个月以上者，确定为慢性乙肝表面抗原（HBsAg）携带者。

若单独乙肝 e 抗体（抗-HBe）或乙肝核心抗体（抗-HBc）阳性时，需同时具有乙肝表面抗原（HBsAg）或乙肝 e 抗原（HBeAg）、或乙肝核心抗原（HBcAg）、或乙型肝炎病毒脱氧核糖核苷酸（HBV DNA）当中有一项阳性才能确定为乙型肝炎。若乙肝表面抗体（抗-HBs）单独阳性，而其血清浓度大于 10 单位/L 时，可排除乙型肝炎。

（三）丙型肝炎（HC）

丙型肝炎病毒（HCV）是单股正链核糖核酸（RNA）病毒，依靠核糖核酸（RNA）依赖的核糖核酸聚合酶（RdRp）复制，因为丙型肝炎病毒核糖核酸聚合酶（HCV RdRp）

缺乏校对功能，所以病毒在复制过程中易发生变异，从而造成不同分离株间核苷酸序列可能有较大的差异。根据不同分离株间核苷酸异源性的大小，目前丙型肝炎病毒（HCV）可分为6个基因型，50余个基因亚型。现已明确基因型影响抗病毒治疗的效果，非I型对干扰素治疗应答率明显高于I型患者，在联合病毒唑或使用长效干扰素后，基因I型的应答率与非I型的单剂普通干扰素治疗的应答率相仿。所以建议对I型感染者干扰素治疗应该联合应用病毒唑或长效干扰素联合应用病毒唑并延长疗程。在我国基因Ib和2a型为丙肝病毒主要的流行型。

1. **急性丙型肝炎**

①既往无肝病史，无输血或血制品史，也无肝炎接触史、吸毒史、血液透析史、供血史、性滥交史、手术史、拔牙，接触丙型肝炎患者前丙氨酸氨基转移酶（ALT）正常。②发病前1周到3个月有输血史。③输血后出现程度不同的乏力、纳差、腹胀、恶心及肝功能异常。④排除药物、毒物及其他原因所致的肝损害。⑤血清抗丙型肝炎病毒（抗-HCV）及丙型肝炎病毒核糖核酸（HCV RNA）阳性，其他病原学指标阴性。

在诊断急性丙型肝炎时，患者的职业、生活史等对诊断也有一定的帮助，故要注意资料的采集；同时还要注意无明显原因的乏力、食饮不振、消瘦、肝区疼痛，而丙氨酸氨基转移酶（ALT）正常，经肝穿刺诊断为肝炎者可怀疑本病；少数患者长期低热，丙氨酸氨基转移酶（ALT）异常，肝组织病理诊断为肝炎，并排除其他肝炎病毒感染，可以考虑为丙型肝炎病毒感染。还有些特殊表现的急性丙型肝炎，如以右上腹疼痛为主要表现，常被误诊为急性胆囊炎或胆道蛔虫症。个别患者只有丙氨酸氨基转移酶（ALT）持续异常，而无其他临床表现，只有经过肝组织活检及血清学检测才可以确诊。

2. **慢性丙型肝炎**

诊断标准为：①有明确或可疑的丙型肝炎病毒感染。②有乏力、纳差、恶心、腹胀等消化道症状及肝区隐痛等临床表现。③急性丙型肝炎患者的肝功能检查，丙氨酸氨基转移酶（ALT）持续升高并超过正常水平的2.5倍，时间达到6个月以上。④组织病理学诊断符合慢性丙型肝炎。

（四）丁型肝炎（HD）

丁型肝炎病毒核糖核酸（HDV RNA）变异性相对较少，丁型肝炎根据共同源性程度可分为3个基因型，各型在世界各地流行分布不同，基因I型感染在急性期的暴发型肝炎发生率较高，感染后易慢性化。由于丁型肝炎病毒的变异对丁型肝炎病毒抗原（HDVAg）的抗原性影响不大，因此丁型肝炎病毒只有一种血清型。

丁型肝炎病毒感染的诊断主要通过检测丁型肝炎病毒抗原（HDVAg），它在血清中存在时间很短，在慢性期的检出率极低。抗丁型肝炎病毒总抗体（抗-HDV）和（或）免疫球蛋白M（IgM）是确诊丁型肝炎病毒感染的常用指标。丁型肝炎病毒核糖核酸（HDV RNA）也是丁型肝炎病毒感染的直接指标，检出率高于丁型肝炎病毒抗原（HDVAg）。

1. 急性丁型肝炎

①急性丁型肝炎病毒、乙型肝炎病毒同时感染急性肝炎患者，除急性乙型肝炎病毒感染标志物阳性外，血清抗丁型肝炎病毒免疫球蛋白 M（抗-HDV IgM）阳性，抗丁型肝炎病毒免疫球蛋白 G（抗-HDV IgG）低滴度阳性，血清和（或）肝内丁型肝炎病毒抗原（HDVAg）及丁型肝炎病毒核糖核酸（HDV RNA）阳性，即可诊断。②丁型肝炎病毒、乙型肝炎病毒重叠感染、慢性乙型肝炎患者或慢性乙肝表面抗原（HBsAg）携带者，血清丁型肝炎病毒核糖核酸（HDV RNA）和（或）丁型肝炎病毒抗原（HDVAg）阳性或抗丁型肝炎病毒免疫球蛋白 M（抗-HDV IgM）和抗丁型肝炎病毒免疫球蛋白 G（抗-HDV IgG）阳性，肝内丁型肝炎病毒核糖核酸（HDV RNA）和（或）肝内丁型肝炎病毒抗原（HDVAg）阳性者即可诊断。

2. 慢性丁型肝炎

临床符合慢性肝炎，血清抗丁型肝炎病毒免疫球蛋白 G（抗-HDV IgG）持续高滴度，丁型肝炎病毒核糖核酸（HDV RNA）持续阳性，肝内丁型肝炎病毒核糖核酸（HDV，RNA）和（或）丁型肝炎病毒抗原（HDVAg）阳性者即可诊断。

（五）戊型肝炎（HE）

戊型肝炎病毒有 8 个基因型，在我国主要是基因 1 和 4 型 a 基因 1 型的检出率高于基因 4 型。目前，抗戊型肝炎病毒（抗-HEV）检测试剂只能检出基因 1 和 2 型。据资料报道，在我国流行的基因 4 型感染不能完全被现行抗戊型肝炎病毒（抗-HEV）检测试剂所检出，如果抗戊型肝炎病毒（抗-HEV）检测试剂中增加基因 4 型开放读码框架（ORF）2 的抗原可提高检出率。

戊型肝炎的诊断主要根据流行病学资料、粪便病毒颗粒检测及特异性免疫检测。戊型肝炎患者发病前 1～14 天，粪便中戊型肝炎病毒颗粒检出率几乎 100%，随后逐渐降低，发病后 1～3 天，检出率约 70%，4～6 天检出率 40%，7～9 天检出率 25%，10～12 天检出率 14%，2 周后难以查及病毒颗粒。至今，免疫电镜一直是确诊戊型肝炎的一种主要手段。急性期患者血清中可检测到抗戊型肝炎病毒免疫球蛋白 M（抗-HEV IgM），恢复期患者可检测到抗戊型肝炎病毒免疫球蛋白 G（抗-HEV IgG），粪便中还可检测到戊型肝炎病毒抗原（HEVAg）。

急性肝炎患者血清抗戊型肝炎病毒（抗-HEV）阳转或滴度由低到高，或抗戊型肝炎病毒（抗-HEV）阳性大于 1：20，或斑点杂交法或逆转录聚合酶链反应法（RT-PCR）检测血清和（或）粪便戊型肝炎病毒核糖核酸（HEV RNA）阳性。目前，抗戊型肝炎病毒免疫球蛋白 M（抗-HEV IgM）的检测试剂尚未标准化，但抗戊型肝炎病毒免疫球蛋白 M（抗-HEV IgM）检测可作为急性戊型肝炎诊断的参考。

三、病毒性肝炎的临床诊断确立

根据上述病毒性肝炎的临床分型诊断和病原学分型诊断，便可确立临床诊断。如果有两种或两种以上肝炎病毒同时感染者称为同时感染。如果在已有一种肝炎病毒感染基础上，又感染了另一种肝炎病毒称为重叠感染。

病毒性肝炎的临床诊断命名以临床分型和病原学分型相结合。如果做了肝组织学检查，其结果则附在其后。例如：

（1）病毒性肝炎，甲型（或甲型和乙型同时感染），急性黄疸型（或急性无黄疸型）。

（2）病毒性肝炎，乙型（或乙型和丁型重叠感染），慢性（中度）G_2S_3（即炎症活动程度 2，纤维化程度 3）。

（3）病毒性肝炎，丙型，亚急性重型，腹水型，早期（或中期或晚期）。

（4）乙肝表面抗原（HBsAg）携带者近期感染另一型肝炎病毒时可命名如下：①病毒性肝炎，甲型，急性黄疸型。②乙肝表面抗原携带者。

（5）对甲、乙、丙、丁、戊型肝炎病毒标志物均阴性者可诊断为：①急性肝炎，病原未定。②慢性肝炎，病原未定。

第四章　常用抗感染药物及临床应用

本章主要包括抗病毒药物、抗菌药物、抗真菌药物、抗结核药物、抗寄生虫药物、糖皮质激素、常用各科药物速查、抗感染药物的临床应用这几方面内容。

第一节　抗病毒药物

一、化学合成抗病毒药物

化学合成抗病毒药物如表 4-1 所示。

表 4-1　化学合成抗病毒药物

抗 DNA 病毒			
药物名称	作用机制	应用范围	主要副作用
阿昔洛韦	抑制病毒 DNA 多聚酶活性	各种疱疹病毒感染	胃肠道反应、静脉炎、皮疹、可逆性肾病
更昔洛韦		主要用于 CMV 感染	骨髓抑制、头痛、静脉炎、肾功能不全
膦甲酸钠		疱疹病毒感染、HBV	恶心、呕吐、低钙血症、肾功能不全

续表

抗 DNA 病毒			
药物名称	作用机制	应用范围	主要副作用
拉米夫定（3TC、LAM）	抑制 HBV DNA 多聚酶的逆转录酶和 HIV 逆转录酶	HBV、HIV	少且轻微，偶有头痛、恶心、腹泻等症状
替诺福韦（TDF）（妊娠 B 级）			乳酸酸中毒、肝脂肪变性、肾损伤、低磷性骨病
恩曲他滨（FTC）			头痛、腹泻、恶心、皮疹
替比夫定（LdT）（妊娠 B 级）	抑制 HBV DNA 多聚酶的逆转录酶	HBV	肌酸激酶升高、恶心、腹泻、疲劳、肌痛和肌病、乳酸酸中毒、肝脂肪变性
恩替卡韦（ETV）			头痛、疲劳、眩晕、恶心、乳酸酸中毒、肝脂肪变性
阿德福韦酯（ADV）			虚弱、头痛、腹痛、恶心、（胃肠）胀气、腹泻和消化不良、肾损伤、低磷性骨病
金刚烷胺	阻断流感病毒 M2 蛋白离子通道，改变细胞内 pH 值	流行性感冒	恶心、呕吐、中枢神经功能异常，偶致死
奥司他韦（达菲）	抑制流感病毒神经氨酸酶、病毒在细胞表面的聚集和病毒从感染细胞内释放		恶心、呕吐、腹泻、中枢神经系统功能异常

续表

<table>
<tr><th colspan="4">抗 DNA 病毒</th></tr>
<tr><th>药物名称</th><th>作用机制</th><th>应用范围</th><th>主要副作用</th></tr>
<tr><td>利巴韦林</td><td>干扰病毒 mRNA 合成</td><td>RNA 病毒、肾综合征出血热、呼吸道合胞病毒、副黏病毒、HCV</td><td>溶血性贫血，偶有骨髓抑制</td></tr>
<tr><td>达拉他韦</td><td rowspan="2">抑制 NS5A 聚合酶</td><td rowspan="6">HCV</td><td rowspan="3">发热、寒战、头痛、恶心、腹痛、腹泻</td></tr>
<tr><td>雷迪帕韦</td></tr>
<tr><td>索非布韦</td><td rowspan="2">抑制 NS5B 聚合酶</td></tr>
<tr><td>达塞布韦</td><td rowspan="3">肝功能异常</td></tr>
<tr><td>西美瑞韦</td><td rowspan="2">抑制 NS3/4A 蛋白酶</td></tr>
<tr><td>阿舒瑞韦</td></tr>
</table>

二、干扰素

具有抗病毒和免疫增强双重作用。

（一）抗病毒

通过与病毒感染细胞表面的干扰素受体结合后，诱导细胞内产生抗病毒蛋白，这些蛋白可以抑制病毒基因的转录和翻译，从而抑制病毒的复制。其类型分为三类：α-（白细胞）型、β-（成纤维细胞）型、γ-（淋巴细胞）型。

（二）增强免疫

增强机体 CTL 细胞活性。

（三）免疫调节剂

如胸腺肽、乌司他丁等一些增强细胞免疫功能的细胞因子，通过增加机体细胞免疫功能达到清除病毒感染的目的。

（四）中药

目前一些中成药具有抗病毒作用，但确切作用及其有效成分有待进一步研究。

第二节　抗菌药物

一、概念

指具有杀菌或抑菌活性的各种抗生素以及合成或半合成药物。

二、抗菌药物分类

抗菌药物分类如图 4-1 所示。

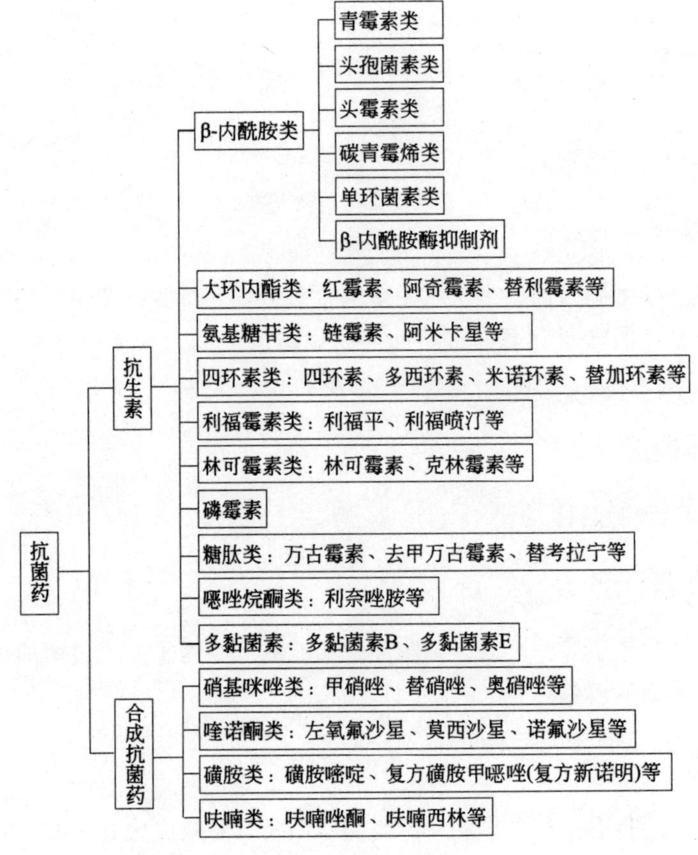

图 4-1　抗菌药物分类

三、β-内酰胺类药物分类

β-内酰胺类药物分类如图 4-2 所示。

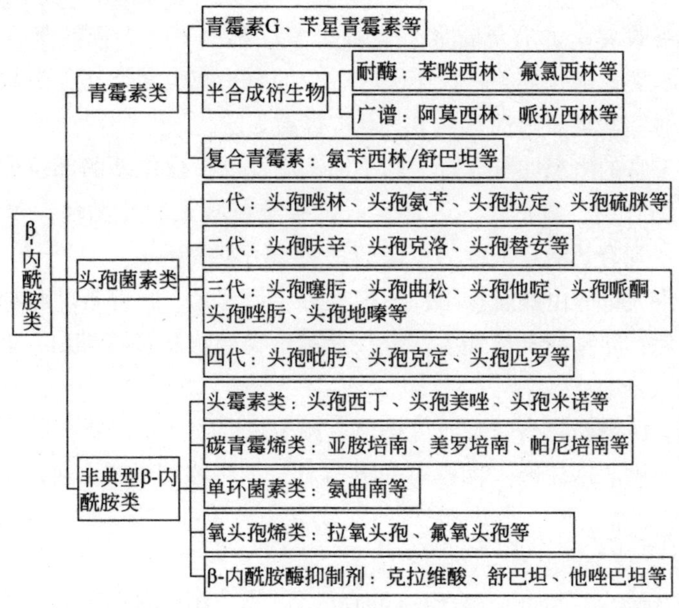

图 4-2　β-内酰胺类药物分类

四、按作用机制分类

抗菌药物按作用机制分类如表 4-2 所示。

表 4-2　抗菌药物按作用机制分类

作用机制	药物
细菌细胞壁合成	β-内酰胺类、万古霉素、去甲万古霉素、替考拉宁、磷霉素
细胞膜通透性	多黏菌素 B/多黏菌素 E、两性霉素 B、制霉菌素、咪唑类（咪康唑、酮康唑）
细菌蛋白质合成	红霉素、四环素、氯霉素、林可霉素、氨基糖苷类
细菌核酸合成	利福平、喹诺酮类、灰黄霉、氟胞嘧啶
叶酸合成	磺胺类、甲氧苄啶（TMP）
结核环脂酸合成	异烟肼

五、依据药代动力学/药效动力学（PK/PD）抗菌药物分类

（一）各类抗菌药物的 PK 特点

吸收：口服吸收完全的有氯霉素、克林霉素、利福平、头孢氨苄、氨苄西林、红霉素、大多数喹诺酮类、磺胺类等；口服吸收很少的有头孢菌素类（除少数可供口服者外）、氨基糖苷类、多黏菌素类、两性霉素 B、万古霉素等。

分布：血供丰富的组织如肝、肾、肺中血药浓度高，血供差的部位如脑、骨、前列腺等则较低；氨基糖苷类、氯霉素、四环素、磺胺类可吸入胎儿循环，孕妇应注意避免使用。在骨组织中达到有效治疗浓度的抗菌药物，如图 4-3 所示。

转化：青霉素大部分由肾脏排出；头孢噻肟、氯霉素、红霉素、利福平、磺胺类、氟康唑等在肝内代谢；氨基糖苷类和大部分头孢菌素类药物从肾脏排出；多黏菌素 B、两性霉素 B 可在体内灭活。

排泄：大部分抗菌药物自肾脏原形排出，尿中浓度较高；主要在肝中代谢或在体内灭活的抗菌药物，尿中浓度较低（两性霉素 B 除外，尿中浓度可超出血浓度数倍）。

（二）其他

T> MIC 指药物浓度>最低抑菌浓度的时间；AUC_{24}/MIC 指药时曲线下面积（AUC_{24} 为 24h 平均 AUC）与最低抑菌浓度的比值；C_{max}/MIC 指最高药物浓度与最低抑菌浓度的比值。

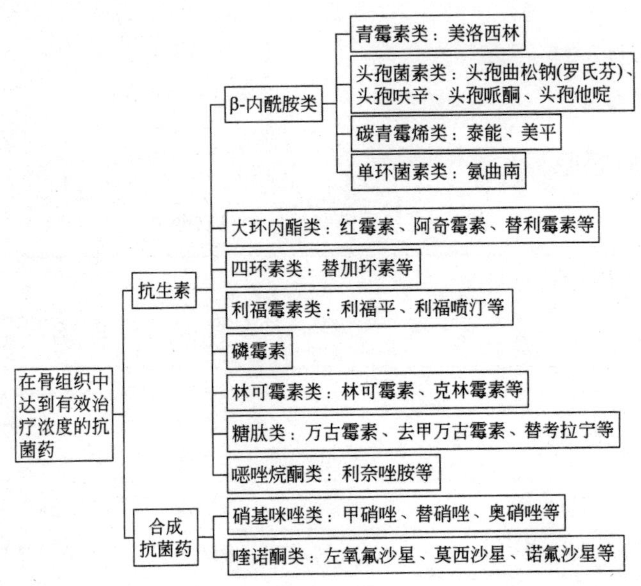

图 4-3　在骨组织中达到有效治疗浓度的抗菌药物

（三）依据 PK/PD 抗菌药物的分类

依据 PK/PD 抗菌药物的分类如表 4-3 所示。

表 4-3　依据 PK/PD 抗菌药物的分类

分类	PK/PD 参数	药物
浓度依赖性	AUC_{24}/MIC（C_{max}/MIC）	氨基糖苷类、四环素类、喹诺酮类、大环内酯类（阿奇霉素）、万古霉素、链阳霉素类
时间依赖性	T> MIC	青霉素类、头孢菌素类、碳青霉烯类、氨曲南、大环内酯类（阿奇霉素除外）、林可霉素类
与时间有关，但抗菌活性持续时间长	PAE	阿奇霉素、头孢曲松钠

六、主要抗革兰阳性菌的抗生素与抗菌药

主要抗革兰阳性菌的抗生素与抗菌药如表 4-4 所示。

表 4-4　主要抗革兰阳性菌的抗生素与抗菌药

分类	代表品种
青霉素类	青霉素 G、苯唑西林、阿莫西林克拉维酸、哌拉西林他唑巴坦等
大环内酯类	红霉素、罗红霉素、克拉霉素、阿奇霉素、替利霉素
林可霉素类	林可霉素、克林霉素
链阳霉素类	奎奴普丁达福普汀
糖肽类	万古霉素、去甲万古霉素、替考拉宁
噁唑烷酮类	利奈唑胺
四环素类	替加环素
其他	利福平、夫西地酸、杆菌肽

七、抗厌氧菌药

抗厌氧菌药如表 4-5 所示。

表 4-5　抗厌氧菌药

<table>
<tr><th colspan="3">分类</th><th>代表品种</th></tr>
<tr><td rowspan="2">合成抗菌药</td><td colspan="2">硝基咪唑类</td><td>甲硝唑、替硝唑、奥硝唑</td></tr>
<tr><td colspan="2">喹诺酮类</td><td>莫西沙星</td></tr>
<tr><td rowspan="6">抗生素类</td><td colspan="2">林可霉素类</td><td>克林霉素</td></tr>
<tr><td colspan="2">青霉素类</td><td>青霉素 G</td></tr>
<tr><td rowspan="3">抗厌氧菌的β-内酰胺类</td><td>碳青霉烯类</td><td>泰能、美平</td></tr>
<tr><td>头霉素</td><td>头孢西丁、头孢美唑、头孢米诺、氟氧头孢</td></tr>
<tr><td>β-内酰胺及酶抑制剂复方</td><td>哌拉西林他唑巴坦、头孢哌酮钠舒巴坦、替卡西林克拉维酸</td></tr>
<tr><td colspan="2">氯霉素类</td><td>氯霉素</td></tr>
</table>

八、抗结核药

异烟肼、利福平（利福喷汀、利福布汀）、乙胺丁醇、吡嗪酰胺、链霉素、左氧氟沙星（莫西沙星）、利奈唑胺。

九、各类抗菌药物的特点

（一）青霉素类

青霉素及耐酶青霉素：主要作用于革兰阳性需氧菌（除耐酶葡萄球菌外）、厌氧菌、革兰阴性球菌的药物，如青霉素 G、普鲁卡因青霉素、苄显青霉素；可覆盖溶血性链球菌、肺炎链球菌、奈瑟菌、梅毒螺旋体、钩端螺旋体、炭疽杆菌、白喉杆菌、梭状芽孢杆菌。

广谱青霉素不仅对革兰阴性菌有效，且对非产酶的革兰阴性杆菌有效，如败血症、肺炎、胆系感染、腹腔感染、尿路感染等。

（二）头孢菌素类

头孢菌素类药物的分代及其抗菌活性比较如表 4-6 所示。

表 4-6　头孢菌素类药物的分代及其抗菌活性比较

分代	临床常用品种	抗菌活性		对β-内酰胺酶的稳定性
		G^+菌	G^-菌	
第一代	头孢噻吩、头孢噻啶、头孢唑林、头孢拉定、头孢硫脒（不能透过脑脊液）	+++	+	耐青霉素酶
第二代	头孢呋辛、头孢孟多、头孢替安、头孢尼西、头孢克洛（除头孢呋辛能透过血-脑屏障，其余药物穿透浓度不足）	++	++	耐青霉素酶
第三代	头孢噻肟、头孢唑肟、头孢曲松、头孢地嗪、头孢他啶、头孢哌酮、头孢匹胺、头孢甲肟、头孢磺啶、头孢咪唑	+	+++	（除外头孢孟多、头孢替安、头孢哌酮）
第四代	头孢匹罗、头孢吡肟、头孢克定	++	++++	耐头孢菌素酶（AmpCβ 内酰胺酶）+部分产超广谱β-内酰胺酶（ESBLs）

（三）β-内酰胺酶抑制剂

1. 克拉维酸

（1）主要用于产β-内酰胺酶金黄色葡萄球菌和表皮葡萄球菌、肠球菌属所致感染，对 MRSA 疗效不显著。

（2）对产酶的肠杆菌科细菌、流感嗜血杆菌、卡他莫拉菌、脆弱拟杆菌等有较强抗菌活性，但不适合肠杆菌属及假单胞菌属感染。

2. 舒巴坦

主要用于产β-内酰胺酶的流感嗜血杆菌、淋球菌、卡他莫拉菌、肠杆菌科细菌、金黄色葡萄球菌、表皮葡萄球菌、肠球菌、脆弱拟杆菌等，不用于阴沟肠杆菌和假单胞菌属感染。

3. 他唑巴坦

对革兰阳性菌、革兰阴性菌和厌氧菌有抗菌作用。

4. 特别注意

其中他唑巴坦作用最强，其次为克拉维酸、舒巴坦。他唑巴坦能透过血-脑屏障。

（四）单环菌素类——氨曲南

（1）抗菌谱狭窄，仅对大多数需氧革兰阴性菌（包括大肠埃希菌、肺炎克雷伯杆菌等克雷伯菌属、沙门菌属、志贺菌属、变形杆菌属、产气杆菌、赫夫尼亚及普罗威登菌等）有很强的抗菌活性。

（2）与其他抗生素比较，对大多数肠杆菌科细菌的作用与第三代头孢菌素类相似或略优，与拉氧头孢相似，次于亚胺培南。

（3）对铜绿假单胞菌作用与头孢哌酮、哌拉西林相似，对多种β-内酰胺酶稳定。由于化学结构不同，与其他β-内酰胺类抗生素无交叉过敏反应。近年发现其对金属酶亲和力低。

（五）碳青霉烯类

（1）广谱，抗菌活性强，对革兰阳性菌、革兰阴性菌、需氧菌与厌氧菌均有效，本类药物不宜用于治疗轻症感染，更不可作为预防用药。

（2）亚胺培南西司他丁易引起癫痫，美罗培南、帕尼培南仍需密切观察抽搐等严重不良反应。

（3）碳青霉烯类药物比较如表4-7所示。

表4-7 碳青霉烯类药物比较

项目	亚胺培南	美罗培南	帕尼培南
肾脱氢肽酶	不稳定	稳定	稳定
联合用药	加抑酶剂西司他丁	无须用	为减轻肾小管毒性配合使用倍他米隆
抗 G^+ 菌	++	+～++	++～+++
抗肠杆菌科	+++	++++	+++
抗铜绿假单胞菌	++～+++	+++	++
抗厌氧菌	+++	+++	+++
肾毒性、神经毒性	每天<4g则毒性降低	小	小
酶诱导	强	弱	弱

（六）喹诺酮类药物

（1）抗菌谱广：本类药物抗菌谱广，对多数 G^+、G^-（包括铜绿假单胞菌）、衣原体属、支原体属、军团菌等非典型病原菌均具有抗菌作用，但对 MRSA 无效，部分药物对结核分枝杆菌有效，为抗结核的二线用药。

（2）不宜用于孕妇、哺乳期妇女、18 岁以下小儿；不宜用于中枢神经系统疾病患者，尤其有癫痫史者；避免与茶碱类、咖啡因和口服抗凝血药（华法林）等药同用；不宜与米帕林和 H2 受体阻滞药、制酸剂同用。

（七）大环内酯类药物

（1）口服吸收完全，不受胃酸影响；血药及组织浓度增高；半衰期长；不易透过血-脑屏障。

（2）主要对 G^+菌作用加强，也对支原体、衣原体、非结核分枝杆菌和弓形体等作用增强；副作用小。

（八）氨基糖苷类抗生素

（1）主要对革兰阴性杆菌有效，革兰阳性菌只对青霉素敏感的金黄色葡萄球菌有效，且对所有的厌氧菌无效。链霉素、卡那霉素对结核分枝杆菌有强大作用。

（2）氨基糖苷类均具肾毒性、耳毒性（耳蜗、前庭）和神经肌肉阻滞作用，与注射用第一代头孢菌素类合用时可增加肾毒性。

（九）糖（多）肽类抗生素

（1）万古霉素、去甲万古霉素：为快速杀菌剂，对各类革兰阳性菌包括耐药金黄色葡萄球菌和肠球菌，具有强大的抗菌活性，对 MRSA、PRSP 也有效。但对革兰阴性菌大多耐药。体内分布广，脑膜有炎症时可透过血-脑屏障。有一定耳毒性和肾毒性，静脉滴注过快时可引起上半身潮红、血压下降等（红人综合征）。

（2）替考拉宁：对葡萄球菌（包括产酶菌和 MRSA、PRSP）、链球菌属、肠球菌群和难辨梭状芽孢杆菌、产气荚膜杆菌、丙酸杆菌等革兰阳性需氧菌和厌氧菌均有抗菌活性，比万古霉素强数倍，对部分 VRE 有效。超过血浓度的脏器有肝、胰、心脏、骨骼、扁桃体，进脑脊液中不多，主要从肾排泄。有肝、肾、神经系统不良反应，不良反应比万古霉素小。

（十）磷霉素

（1）化学合成的广谱抗生素，为一种杀菌剂，对金黄色葡萄球菌、大肠埃希菌、沙雷氏菌、铜绿假单胞菌所致的各种感染均有一定疗效，本品与其他抗生素之间无交叉过敏性和耐药性，毒性极低。

（2）对 MRSA 的青霉素结合蛋白 2a（PBP2a）等青霉素结合蛋白亲和力强，并能与多重耐药性 MRSA 作用，使其外膜出现破迹，便于进攻，故磷霉素与多种抗菌药有很好的协同作用。

（十一）四环素类

（1）为快速抑菌剂，抗菌谱广，除常见致病菌外，对立克次体、衣原体、支原体、非典型分枝杆菌属、阿米巴原虫等均有抑制作用。

（2）儿童禁用，可使牙齿黄染和釉质发育不全。

（十二）林可霉素类

（1）抗菌作用与大环内酯类相似，抗菌谱窄；可以治疗骨髓炎，不透脑脊液。

（2）对大多数革兰阳性菌、各种厌氧菌具有良好活性，对肠球菌及需氧阴性菌均耐药。

（十三）磺胺类

（1）抗菌谱广，对金黄色葡萄球菌、溶血性链球菌、脑膜炎球菌、大肠埃希菌、伤寒杆菌、志贺菌属具良好抗菌作用。

（2）临床主要用于多种细菌感染、卡氏肺孢子菌病、弓形虫病、疟疾治疗。

（十四）利福霉素类

（1）主要用于结核病和金黄色葡萄球菌（包括 MRSA）感染。

（2）也可用于其他革兰阳性菌和厌氧菌。

（3）对致病菌易产生耐药，须与其他药合用。

（十五）呋喃类

（1）主要用于细菌性痢疾、霍乱、鞭毛虫、滴虫。

（2）对幽门螺杆菌治疗效果较好。

（十六）硝基咪唑类

（1）主要用于厌氧菌治疗。

（2）可透过血脑屏障，用于脆弱类杆菌等厌氧菌引起的脑膜炎和脑脓肿治疗。

(十七) 窄谱抗菌药

(1) G^+：青霉素G、红霉素、林可霉素、糖肽类、利奈唑胺。

(2) G^-：氨曲南、多黏菌素。

十、抗菌药物的不良反应

(一) 毒性反应

1. 肾毒性反应

常见抗菌药物肾毒性的发生机制与临床表现如表 4-8 所示。

表 4-8 常见抗菌药物肾毒性的发生机制与临床表现

抗菌药物	发生机制	临床表现
青霉素类	免疫反应，与剂量无关	间质性肾炎，常伴有用药后 8 天左右出现皮疹、发热、E 升高，血尿甚至肾损伤
氨基糖苷类	与肾小管的刷边膜结合，局部高浓度（尤其肾皮质）直接损害肾小管上皮细胞，引起肾小管坏死及肾衰竭	蛋白尿、管型尿、肾损伤、肾衰竭
磺胺类	药物在肾小管内结晶析出，免疫反应	血尿、梗阻性肾病、急性间质性肾炎、肾小球肾炎、坏死性血管炎等
万古霉素	损害肾小管，免疫反应	轻者蛋白尿、管型尿，重者血尿、少尿、肾损伤、间质性肾炎
利福平	免疫反应，与剂量大小、间隔时间长短明显有关	间质性肾炎，常伴流感样 综合征
四环素	抗代谢作用	加剧氮质血症
两性霉素 B	引起肾血管收缩，导致肾皮质缺血和肾小球滤过减少，改变肾小管上皮细胞通透性	发生率高，主要影响肾功能，也可出现蛋白尿、管型尿等。剂量大时致不可逆肾衰竭

2. 肝毒性反应

（1）常见药物：四环素类、大环内酯类、磺胺类、抗结核药、呋喃唑酮、青霉素类、头孢菌素类及两性霉素 B 也可损害肝脏。

（2）主要机制：药物代谢中毒、过敏、药物对代谢酶的作用。

3. 血液系统毒性反应

（1）引起贫血：氯霉素致再生障碍性贫血；磺胺类及呋喃唑酮类诱发 G-6-PD 缺乏者溶血；两性霉素 B 可与红细胞膜上的固醇结合改变其通透性而溶血。

（2）引起白细胞和血小板下降：氯霉素、磺胺类、β-内酰胺类、氟胞嘧啶、氨基糖苷类、四环素类、两性霉素 B。

（3）引起凝血机制障碍：头孢菌素类及青霉素类对肠道内产生维生素 K 的菌群影响较大。

4. 神经系统毒性反应

（1）颅神经：氨基糖苷类、红霉素、万古霉素、多黏菌素、阿司匹林可致耳毒性、氯霉素、乙胺丁醇可致视神经炎。

（2）神经肌肉接头：氨基糖苷类、多黏菌素、林可霉素、四环素可与钙离子竞争结合位点，使神经末梢释放乙酰胆碱受阻，引起肌肉麻痹。

（3）周围神经：庆大霉素、链霉素、多黏菌素、异烟肼、乙胺丁醇可引起周围神经炎（先有趾、足感觉异常，渐及上肢，进而出现肢体远端肌力减退与腱反射消失），与维生素 B 缺乏有关。

（4）中枢神经系统：青霉素类剂量过大或注射过快或伴有肾损伤时，可引起“青霉素脑病”（惊厥、癫痫、昏迷等）；异烟肼剂量过大、亚胺培南可引起癫痫。

（5）精神症状：氯霉素、青霉素、异烟肼、呋喃唑酮、喹诺酮类等可引起幻听、幻视、定向力丧失、狂躁或抑郁等；碳青霉烯类与奥美拉唑同用可致精神症状（多言多语等）。

5. 胃肠道反应

四环素类中多西环素，大环内酯类中红霉素，氯霉素，氨基糖苷类，磺胺类容易对胃肠道产生刺激、引起灼烧、酸胀、疼痛等反应。

6. 局部反应

局部疼痛、硬结、血栓性静脉炎为主。

7. 其他

（1）如四环素类引起乳齿黄染及牙釉质发育不全；万古霉素可致心血管反应和心脏损害。

(2) 第三代头孢菌素类的不良反应：凝血缺陷与出血；过敏反应；胃肠道反应、肝肾毒性、二重感染、神经毒性、戒酒样反应；假胆石或新生儿黄疸。

(3) 喹诺酮类不良反应：神志改变、抽搐、癫痫、复视、幻觉、严重关节痛、光感性皮炎；影响软骨发育。

(二) 过敏反应

1. 过敏性休克

胸闷、喉头阻塞感、畏寒、血压下降、伴有濒死感，可用0.1%肾上腺素0.5~1mL或地塞米松、抗组胺药、葡萄糖酸钙等。

2. 皮疹

(1) 氨苄西林致斑丘疹或荨麻疹；链霉素致广泛性斑丘疹；磺胺类致麻疹样皮疹、固位药疹；青霉素致荨麻疹。

(2) 多出现于用药10天左右，有过同类药物应用史者可在用药后数小时到1~2天内迅速出现。

3. 药物热

特点如下：

(1) 一般用药8天左右出现，可同时或先有皮疹，停药2~3天内大多热退。

(2) 应用抗菌药物后感染得到控制，体温下降又上升。

(3) 即使原来感染所致发热未被控制，但应用抗菌药物后体温反较用药前升高。

(4) 发热或热度增高不能用原有感染解释，又无继发感染证据。

(5) 虽有发热而一般情况良好且毒血症状不明显。

(6) 有时伴有其他过敏反应：如皮疹、嗜酸性粒细胞升高。

(7) 停用抗菌药物后热度迅速下降或消退。

(三) 二重感染

即菌群交替症，指抗菌药物应用过程中出现的新的感染。

(1) 假膜性肠炎：由艰难梭菌的外毒素引起。

(2) 菌群交替性肠炎：原有优势菌受到抑制，少数菌繁殖增加，产生毒素，如金黄色葡萄球菌、白假丝酵母菌、变性杆菌等。

(3) 肺部二重感染：多见肠杆菌、金黄色葡萄球菌、肠球菌、真菌性肺炎等。

十一、感染性疾病经验性治疗选择抗菌药物参考

感染性疾病经验性治疗选择抗菌药物参考如表4-9所示。

表 4-9　感染性疾病经验性治疗选择抗菌药物参考

感染种类	伴随情况	可能致病病菌	宜选药物
败血症	皮肤软组织感染、创伤、疖痈挤压史	葡萄球菌属，主要为金黄色葡萄球菌	哌拉西林他唑巴坦或头孢唑林钠±氨基糖苷类、克林霉素、(去甲）万古霉素、替考拉宁、喹诺酮类、利奈唑胺
	大面积烧灼伤	葡萄球菌属、铜绿假单胞菌、肠杆菌科、不动杆菌属、甲型溶血性链球菌、真菌	哌拉西林他唑巴坦、头孢他啶、头孢哌酮钠舒巴坦、喹诺酮类±氨基糖苷类，碳青霉烯类
	气管切开、应用呼吸机、慢性肺部感染	肠杆菌科、铜绿假单胞菌、金黄色葡萄球菌	哌拉西林他唑巴坦、头孢哌酮钠舒巴坦、喹诺酮类，±氨基糖苷类，碳青霉烯类
	(院外）吸入性肺炎	口腔常居菌	阿莫西林克拉维酸钾、甲硝唑、青霉素 G
	吸入性肺炎	肠杆菌科、厌氧菌	哌拉西林他唑巴坦、头孢哌酮钠舒巴坦、碳青霉烯类±甲硝唑，氨基糖苷类+克林霉素
	留置导尿管、尿路手术操作、前列腺肥大等	肠杆菌科、铜绿假单胞菌、肠球菌	哌拉西林他唑巴坦、头孢哌酮钠舒巴坦钠、阿莫西林克拉维酸钾±氨基糖苷类，碳青霉烯类
	妇科手术后、流产分娩后	脆弱拟杆菌、乙型溶血性链球菌、肠球菌、大肠埃希菌	哌拉西林他唑巴坦±甲硝唑、阿莫西林克拉维酸钾，第三、四代头孢菌素类±氨基糖苷类/甲硝唑，氨基糖苷类+甲硝唑
	胆管、肠道手术	肠杆菌科、脆弱拟杆菌	哌拉西林他唑巴坦+甲硝唑、第三四代头孢菌素类±氨基糖苷类/甲硝唑，氨基糖苷类+甲硝唑
	保留静脉导管、人工置管	葡萄球菌、肠杆菌科、铜绿假单胞菌、假丝酵母菌属	哌拉西林他唑巴坦、第三、四代头孢菌素类±氨基糖苷类/万古霉素/替考拉宁，氟康唑

续表

感染种类	伴随情况	可能致病病菌	宜选药物
感染性心内膜炎	菌血症、肺炎等严重感染	金黄色葡萄球菌、肺炎链球菌、产碱杆菌等	哌拉西林他唑巴坦，第三、四代头孢菌素类，喹诺酮类±万古霉素/替考拉宁/氨基糖苷类/利奈唑胺（4~6周）
	人工瓣膜置换术后心内膜炎（早期术后2个月内）	葡萄球菌属、肠杆菌科、铜绿假单胞菌、类白喉杆菌、假丝酵母菌属	
	人工瓣膜置换术后心内膜炎（早期术后2个月以上）	甲型溶血性链球菌、肠杆菌科、葡萄球菌、肠球菌属	
	吸毒者静脉注射毒品	金黄色葡萄球菌、假单胞菌、D组链球菌	哌拉西林他唑巴坦，第三、四代头孢菌素类，喹诺酮类±万古霉素/替考拉宁/氨基糖苷类/利奈唑胺（4~6周）
	静脉补液（保留静脉导管）	葡萄球菌属、铜绿假单胞菌、肠杆菌科、假丝酵母菌属	
	口腔、尿路手术或操作（原有心脏病变）	甲型溶血性链球菌、肠球菌属、肠杆菌科	
化脓性心包炎		金黄色葡萄球菌、肺炎链球菌、甲型溶血性链球菌、肠杆菌科	哌拉西林他唑巴坦、泰能+氨基糖苷类/万古霉素/替考拉宁

续表

感染种类	伴随情况	可能致病病菌	宜选药物
脑膜炎	年龄<2 个月	大肠埃希菌等肠杆菌科、克雷伯菌属、金黄色葡萄球菌	头孢曲松钠、头孢吡肟、美平、大剂量青霉素±万古霉素/利奈唑胺
	年龄 2 个月～10 岁儿童	流感嗜血杆菌属、肺炎链球菌脑膜炎奈瑟菌	
	成人	肺炎链球菌、脑膜炎奈瑟菌	
	免疫缺陷、嗜酒、年龄>60 岁	肺炎链球菌、脑膜炎奈瑟菌、肠杆菌科、铜绿假单胞菌、流感嗜血杆菌属、李斯特菌属	头孢曲松钠、头孢吡肟、美平±氨基糖苷类
	脑外科手术后	金黄色葡萄球菌、铜绿假单胞菌、肠杆菌科	头孢曲松钠、头孢他啶、头孢吡肟、美平±万古霉素/利奈唑胺
脑脓肿	继发于鼻窦炎或伴有发绀的先天性心脏病	甲型溶血性链球菌	青霉素 G、万古霉素
	继发于中耳炎、乳突炎、肺脓肿	厌氧链球菌、拟杆菌、变形杆菌属等肠杆菌科	第三代头孢菌素类、甲硝唑
	创伤或手术后	金黄色葡萄球菌、肠杆菌科	头孢曲松钠、头孢他啶、头孢吡肟、美平±万古霉素/利奈唑胺
硬膜下积脓	年龄<5 岁的幼儿	肺炎链球菌、脑膜炎奈瑟菌、肠杆菌科	
	成人多由中耳炎、鼻窦炎蔓延而成	甲型溶血性链球菌	

续表

感染种类	伴随情况	可能致病病菌	宜选药物
咽炎	细菌性渗出性咽炎	甲型溶血性链球菌	青霉素、红霉素阿奇霉素
	慢性咽炎	白喉棒状杆菌、梭杆菌、螺旋体	
会咽炎		流感嗜血杆菌属	阿莫西林克拉维酸钾、头孢哌酮钠舒巴坦
鼻窦炎	急性鼻窦炎	肺炎链球菌、甲型溶血性链球菌、流感嗜血杆菌属、厌氧菌	阿莫西林克拉维酸钾、头孢哌酮钠舒巴坦、甲硝唑
	慢性鼻窦炎	拟杆菌属、消化链球菌、梭杆菌属	阿莫西林克拉维酸钾、头孢哌酮钠舒巴坦、甲硝唑、红霉素
喉炎		病毒（90%）、甲型溶血性链球菌卡他莫拉菌	阿莫西林克拉维酸钾、头孢哌酮钠舒巴坦、甲硝唑、红霉素
支气管炎	小儿细菌性支气管炎	流感嗜血杆菌、肺炎链球菌、肺炎支原体	头孢克洛、阿莫西林克拉维酸钾、阿奇霉素
	成人急性支气管炎	肺炎支原体、流感嗜血杆菌	大环内酯类、喹诺酮类
	成人慢性支气管炎急性加重	肺炎链球菌、流感嗜血杆菌、卡他莫拉菌、肺炎克雷伯菌	阿莫西林克拉维酸钾、大环内酯类、第二代头孢菌素类

续表

感染种类	伴随情况	可能致病病菌	宜选药物
成人肺炎	院外感染	肺炎链球菌、肺炎支原体、流感嗜血杆菌	阿莫西林克拉维酸钾、第二代头孢菌素类、大环内酯类
	院外感染或流感（病毒）后	肺炎链球菌、流感嗜血杆菌、肺炎支原体、金黄色葡萄球菌	阿莫西林克拉维酸钾、氨苄西林钠±氨基糖苷类
	院内感染	革兰阴性杆菌，金黄色葡萄球菌	哌拉西林钠舒巴坦钠、第三代头孢菌素类，大环内酯类+第一、第二代头孢菌素类
	气管切开及免疫缺陷者感染	铜绿假单胞菌、其他革兰阴性杆菌、金黄色葡萄球菌	哌拉西林他唑巴坦、头孢他啶、第三代头孢菌素类喹诺酮类±氨基糖苷类
	AIDS	卡氏肺孢子菌、非结核分枝杆菌、军团菌属、假丝酵母菌属、结核分枝杆菌	复方磺胺甲噁唑+红霉素、红霉素+喹诺酮类、阿奇霉素、喷他脒、卡泊芬净、氟康唑
儿童肺炎	年龄<2 个月	病毒、肺炎链球菌、流感嗜血杆菌、革兰阴性杆菌、金黄色葡萄球菌	阿莫西林克拉维酸钾，第一、二、三代头孢菌素类
	2 个月 ~6 岁	病毒、流感嗜血杆菌、肺炎支原体、肺炎链球菌	阿莫西林克拉维酸钾，第二、三代头孢菌素类，大环内酯类
	年龄>6 岁	肺炎链球菌、肺炎支原体	氨苄西林舒巴坦钠，阿莫西林克拉维酸钾，第一、二、三代头孢菌素类，大环内酯类

续表

感染种类	伴随情况	可能致病病菌	宜选药物
肺脓肿	痰臭味	拟杆菌属、消化链球菌、梭杆菌	氨苄西林舒巴坦钠、阿莫西林克拉维酸钾+甲硝唑，克林霉素
	无臭味	肺炎链球菌、金黄色葡萄球菌、肺炎克雷伯菌	氨苄西林舒巴坦钠，阿莫西林克拉维酸钾，第一、二、三代头孢菌素类+氨基糖苷类
膀胱炎		大肠埃希菌、其他革兰阴性杆菌、肠球菌属、腐生葡萄球菌	氨苄西林舒巴坦钠、阿莫西林克拉维酸钾、喹诺酮类
肾盂肾炎	首次发作	大肠埃希菌、奇异变形杆菌、肠球菌属	哌拉西林他唑巴坦、第二代头孢菌素类、喹诺酮类
	反复发作（4~6 周）	大肠埃希菌、变形杆菌属、克雷伯菌属、铜绿假单胞菌、肠球菌属	第三代头孢菌素类、喹诺酮类、美平、哌拉西林他唑巴坦±氨基糖苷类
肾周脓肿		金黄色葡萄球菌、肠杆菌科	哌拉西林他唑巴坦，喹诺酮类，万古霉素，第一、二、三代头孢菌素类±氨基糖苷类
前列腺炎	急性	肠杆菌科、肠球菌属、葡萄球菌属、支原体属、淋病奈瑟菌、脲原体	莫西沙星、多西环素、四环素
	慢性	肠杆菌科	喹诺酮类、复方磺胺甲噁唑

续表

感染种类	伴随情况	可能致病病菌	宜选药物
附睾炎、睾丸炎		淋病奈瑟菌、沙眼衣原体、肠杆菌科、结核分枝杆菌	阿莫西林克拉维酸钾、多西环素、喹诺酮类
脓毒性流产	羊膜炎	拟杆菌属、表皮葡萄球菌、乙型溶血性链球菌、肠杆菌科	哌拉西林他唑巴坦、氨苄西林舒巴坦钠±氨基糖苷类、甲硝唑
	流产后晚期（48h至6周内），多在经阴道生产后	沙眼衣原体	多西环素、红霉素
输卵管炎、盆腔炎		拟杆菌属、肠杆菌科、链球菌属、淋病奈瑟菌、衣原体、支原体	哌拉西林他唑巴坦、喹诺酮类+甲硝唑，头孢曲松钠+多西环素，克林霉素+喹诺酮类或氨基糖苷类
阴道炎		假丝酵母菌属、阴道滴虫	甲硝唑、制霉菌素栓剂
胆道感染		大肠埃希菌等肠杆菌、肠球菌、厌氧菌	哌拉西林他唑巴坦、泰能、美平、喹诺酮类、第三代头孢菌素类+甲硝唑/克林霉素/氨基糖苷类

续表

感染种类	伴随情况	可能致病病菌	宜选药物
感染性腹泻	痢疾样大便	志贺菌属、肠侵袭性大肠埃希菌、空肠弯曲菌、沙门菌	第三、四代头孢菌素类，喹诺酮类，氨基糖苷类，磷霉素，复方磺胺甲噁唑
	大便无脓血	致病性大肠埃希菌	磷霉素，喹诺酮类，多西环素，复方磺胺甲噁唑，第三、四代头孢菌素类
旅游性腹泻	脱水不严重（轻型）	产肠毒素性大肠埃希菌、沙门菌属、志贺菌属、弯曲菌属、气单胞菌、轮状病毒	对症治疗
	脱水较明显（重症）	霍乱弧菌、产肠毒素性大肠埃希菌、副溶血性弧菌	喹诺酮类、多西环素
肝脓肿		肠杆菌科、肠球菌属、拟杆菌属、金黄色葡萄球菌、溶组织阿米巴原虫	哌拉西林他唑巴坦、第三代头孢菌素类、喹诺酮类+氨基糖苷类/甲硝唑、碳青霉烯类
腹膜炎	原发性（见于肝硬化或肾病患者）	肠杆菌科、甲型溶血性链球菌、肠球菌、金黄色葡萄球菌	哌拉西林他唑巴坦，第三、四代头孢菌素类，喹诺酮类+氨基糖苷类/甲硝唑/替考拉宁
	继发性（肠穿孔等）及膈下脓肿	肠杆菌科、肠球菌属、拟杆菌属	哌拉西林他唑巴坦，第三、四代头孢菌素类，喹诺酮类，泰能，美平+氨基糖苷类/甲硝唑/替考拉宁/万古霉素

续表

感染种类	伴随情况	可能致病病菌	宜选药物
直肠周围脓肿	糖尿病、中性粒细胞减少	肠杆菌科、拟杆菌属、肠球菌属、假单胞菌属	哌拉西林他唑巴坦、第三、四代头孢菌素类、喹诺酮类、泰能、美平+氨基糖苷类/甲硝唑/替考拉宁/万古霉素
疖、痈、丹毒、脓疱、蜂窝织炎、上升性淋巴管炎	反复发作	金黄色葡萄球菌、甲型溶血性链球菌	哌拉西林他唑巴坦或头孢唑林钠/泰能±氨基糖苷类、克林霉素、（去甲）万古霉素、替考拉宁、喹诺酮类、利奈唑胺
乳腺炎、乳腺脓肿	产褥期	金黄色葡萄球菌	苯唑西林、头孢唑林、哌拉西林他唑巴坦、泰能
化脓性关节炎	婴幼儿	金黄色葡萄球菌、肠杆菌科、甲型溶血性链球菌	哌拉西林他唑巴坦或头孢唑林钠/泰能±（去甲）万古霉素、替考拉宁
	儿童	流感嗜血杆菌、肺炎链球菌、金黄色葡萄球菌、甲型溶血性链球菌	
	成人	金黄色葡萄球菌、甲型溶血性链球菌、肠杆菌科、淋病奈瑟菌	哌拉西林他唑巴坦或头孢唑林钠、克林霉素/泰能±（去甲）万古霉素、替考拉宁
	人工关节、手术后、关节腔内注射	表皮葡萄球菌、金黄色葡萄球菌、肠杆菌科、铜绿假单胞菌	哌拉西林他唑巴坦或头孢唑林钠、泰能、喹诺酮类±克林霉素/（去甲）万古霉素、替考拉宁/氨基糖苷类

续表

感染种类	伴随情况	可能致病病菌	宜选药物
骨髓炎（疗程>3周，直至体温正常，局部红肿热痛减轻，停药前实验室检查红细胞沉降率和CRP/PCT必须正常或明显下降）	婴幼儿（<6个月）	甲型和乙型溶血性链球菌、金黄色葡萄球菌、肠杆菌科	哌拉西林他唑巴坦、第三代头孢菌素类/泰能±（去甲）万古霉素、替考拉宁
	>6个月儿童及成人	金黄色葡萄球菌	哌拉西林他唑巴坦或头孢唑林钠，第一、二代头孢菌素类/泰能±克林霉素/（去甲）万古霉素，替考拉宁
	骨关节术后	金黄色葡萄球菌、肠杆菌科、铜绿假单胞菌	哌拉西林他唑巴坦或头孢唑林钠、喹诺酮类/泰能±克林霉素/（去甲）万古霉素、替考拉宁/氨基糖苷类

第三节　抗真菌药物

一、概念

（一）1，3-β-D 葡聚糖检测（简称 G 试验）

（1）原理：1，3-β-D 葡聚糖可特异性激活鲎变形细胞裂解物中的 G 因子，引起裂解物凝固，故称 G 试验。

（2）可诊断多种致病真菌感染：念珠菌、曲霉菌、肺孢子菌、镰刀菌、地霉、组织胞浆菌、毛孢子菌等。不能用于检测隐球菌和接合菌感染。

（3）假阳性：血液透析，患者输入白蛋白、球蛋白、脂肪乳、凝血因子，某些抗肿瘤药如香菇多糖和磺胺类药物，某些细菌败血症（尤其是链球菌败血症）。

（二）半乳糖甘露醇聚糖抗原检测（简称 GM 试验）

（1）原理：采用小鼠单克隆抗体 EBA-2，检测人血清中的曲霉菌半乳糖甘露醇聚糖。半乳糖甘露醇聚糖是一种对热稳定的水溶性的物质，是广泛存在于曲霉和青霉细胞壁中的一类多糖。

（2）可诊断曲霉菌、青霉菌。

（3）假阳性：应用哌拉西林他唑巴坦、阿莫西林克拉维酸；与其他的细菌成分有交叉反应，如皮炎芽生菌、拟青霉、马尔尼菲青霉菌、链格孢等；谷类食物和脂质甜点中的GM抗原。

（4）肠道中定植的曲霉释放GM进入血液循环。

（三）G试验、GM试验鉴定范围对比

G试验、GM试验鉴定范围对比如表4-10所示。

表4-10　G试验、GM试验鉴定范围对比

念珠菌	G试验	GM试验
镰刀菌属	+	–
隐球菌属	+	–
曲霉菌属	–	+
青霉菌	+	+
接合菌纲	+	+
念珠菌	–	–

（四）隐球菌荚膜多糖抗原乳胶凝集试验

以胶乳颗粒为载体，表面连接有抗新生隐球菌抗体，形成致敏胶乳悬液，如标本（血清、胸腔积液、支气管肺泡灌洗液或脑脊液）中含有一定量的隐球菌荚膜多糖抗原，则可产生肉眼可见的凝集反应颗粒。

二、抗真菌药物分类

抗真菌药物分类如表4-11所示。

表4-11　抗真菌药物分类

分类	代表药物
多烯类	两性霉素B、制霉菌素、灰黄霉素
吡咯类（三唑类）	氟康唑、伏立康唑、伊曲康唑
氟胞嘧啶	氟胞嘧啶
棘白菌素类	卡泊芬净、米卡芬净
烯丙胺类	萘替芬、特比萘芬
中草药	大蒜素

三、抗真菌药物按作用机制分类

抗真菌药物按作用机制分类如表 4-12 所示。

表 4-12　抗真菌药物按作用机制分类

作用部位	作用机制	代表药物
细菌细胞壁合成	1，3-β-葡聚糖合成酶抑制剂	棘白菌素类：卡泊芬净
细胞膜通透性	麦角固醇抑制剂	多烯类：两性霉素 B 烯丙胺类：萘替芬、特比萘芬
	细胞色素 P450 依赖性的 14-α 去甲基酶抑制剂	三唑类：氟康唑、伏立康唑、伊曲康唑
核酸合成	胸腺嘧啶合成酶抑制剂	氟胞嘧啶

四、常用抗真菌药物的特点

常用抗真菌药物的特点如表 4-13 所示。

表 4-13　常用抗真菌药物的特点

药物名称	应用范围	主要副作用
两性霉素 B	隐球菌、球孢子菌、组织胞浆菌、白假丝酵母菌等引起的全身性深部真菌感染	肝肾毒性、消化道反应、骨髓抑制（白细胞下降、贫血）、低钾、毒性反应
制霉菌素	白假丝酵母菌、隐球菌引起的消化道、阴道和体表感染	恶心、呕吐、腹泻、皮疹等
氟康唑	白假丝酵母菌、孢子菌、隐球菌、荚膜组织胞浆菌等引起的浅表和全身真菌病	胃肠道反应、超敏反应、肝脏损伤。孕妇不宜用。易透过血-脑屏障。组织胞浆菌不选择氟康唑治疗
伊曲康唑		胃肠道反应、肝脏损伤。不易透过血-脑屏障，孕妇禁用。心力衰竭者慎用
伏立康唑		可有发热、皮疹、消化道症状及肝损伤、色觉障碍、精神症状

续表

药物名称	应用范围	主要副作用
卡泊芬净	对耐氟康唑的假丝酵母菌曲霉、孢子菌等引起的深部真菌病有效	发热、输液反应、头痛、恶心、肝损伤。孕妇慎用
氟胞嘧啶	假丝酵母菌、隐球菌等引起的心内膜炎、脑膜炎、败血症、肺部感染和尿路感染	有骨髓抑制。有严重肝肾疾病患者不宜应用。孕妇忌用。
盐酸特比萘芬	甲真菌病、手足癣、股癣	胃肠道反应、皮疹、肝损伤、WBC下降

五、深部真菌病的治疗原则

（1）根据感染部位、感染真菌种类选择药物。

（2）需较长疗程，一般 6~12 周或更长。

（3）真菌感染宜采用具有协同作用的抗真菌药物联合使用，以增加疗效，延缓耐药，减少毒素，如两性霉素 B+氟胞嘧啶。

（4）治疗条件致病性真菌感染时，除使用抗真菌药物外，须积极治疗原发病，提高机体免疫功能。

（5）不能忽视外科处置，深部真菌病一旦形成局部病灶，应根据病情决定是否需要外科手术治疗切除病灶，如肺部真菌感染形成的脓肿、菌球、结节等，真菌性心内膜炎形成的心内膜赘生物。

第四节　抗结核药物

抗结核药物的特点如表 4-14 所示。

表 4-14　抗结核药物的特点

药物名称	作用机制	主要副作用
异烟肼	对细胞内、外的结核分枝杆菌均有较强的抑制或杀灭作用	胃肠道反应：恶心、呕吐、纳差、腹痛等；肝损伤；过敏；血液系统症状：WBC 下降、贫血、E 升高，引起咯血、血痰等；中枢神经系统症状：精神兴奋、抽搐、头痛、失眠；周围神经炎、肌肉痉挛、视神经炎、四肢感觉异常等
利福平	广谱抗菌作用，对分枝杆菌高度敏感，对革兰阳性菌包括金黄色葡萄球菌也有较强作用。能渗入细胞，对细胞内细菌有抑制或杀灭作用，无交叉耐药性，但单独使用易产生耐药性	胃肠道反应：恶心、呕吐、纳差、腹泻等；超敏反应：皮疹、药物热、剥脱性皮炎、急性肾衰竭和休克等；血液系统症状：PLT、WBC 下降，E 升高；肝损伤、脱发、蛋白尿、血尿、溶血性贫血
利福喷汀	抗分枝杆菌作用比利福平强 2~10 倍	
乙胺丁醇	对结核分枝杆菌和其他分枝杆菌有较强的抑制作用，能渗入细胞内	球后视神经炎、胃肠道反应
吡嗪酰胺	能进入细胞内杀灭结核分枝杆菌	肝损伤；抑制尿酸排泄，可诱发痛风；胃肠道反应，可诱发溃疡；偶有超敏反应

续表

药物名称	作用机制	主要副作用
链霉素	对结核杆菌、布氏杆菌、鼠疫杆菌、土拉伦杆菌及肉芽肿荚膜杆菌均有良好的抗菌作用。因仅对吞噬细胞外的结核菌具有杀菌作用，为半效杀菌药	耳毒性、前庭功能失调、肾毒性、神经肌肉阻滞、血象变化、肝酶增高、面部及四肢麻木、周围神经炎、视物模糊等
阿米卡星	氨基糖苷类抗生素。对多数肠杆菌科细菌，如大肠埃希菌、克雷白菌属、肠杆菌属、变形杆菌属、志贺菌属、沙门菌属等均有良好作用，对铜绿假单胞菌及其他假单胞菌、不动杆菌属、产碱杆菌属等亦有良好作用；对脑膜炎奈瑟菌、淋病奈瑟菌、流感嗜血杆菌、结核杆菌及某些非结核分枝杆菌属亦具较好抗菌作用	
对氨基水杨酸钠	对结核分枝杆菌的对氨基苯甲酸合成起抑制作用而达到抑菌作用	胃肠道反应、皮疹、剥脱性皮炎、结晶尿、肝损伤
莫西沙星	对革兰阳性菌、革兰阴性菌、厌氧菌、抗酸菌和非典型微生物，如支原体、衣原体和军团菌、结核分枝杆菌有广谱抗菌活性	消化道反应，肝酶升高，神经系统反应，心电图 Q-Tc 间期延长（心脏病者慎用），以及光敏性皮炎
利奈唑胺	耐万古霉素屎肠球菌引起的感染；院内获得性肺炎，致病菌为金黄色葡萄球菌（甲氧西林敏感或耐甲氧西林的菌株）或肺炎链球菌（包括多药耐药的菌株）；如果已证实或怀疑存在革兰阴性致病菌感染，临床上可能需要联合用药；复杂性皮肤和皮肤软组织感染，包括未并发骨髓炎的糖尿病足部感染，由金黄色葡萄球菌（甲氧西林敏感或耐甲氧西林的菌株）、化脓链球菌或无乳链球菌引起；抗结核分枝杆菌	腹泻、头痛、恶心、PLT 下降

第五节　抗寄生虫药物

一、抗疟药的特点

抗疟药的特点如表 4-15 所示。

表 4-15　抗疟药的特点

<table>
<tr><th>药物名称</th><th>作用机制</th><th>应用范围</th><th>主要副作用</th></tr>
<tr><td colspan="4">（1）控制疟疾症状</td></tr>
<tr><td>氯喹</td><td rowspan="2">杀灭红细胞内的裂殖体</td><td>控制疟疾的急性发作，也可用于肠外阿米巴病、结缔组织病、光敏感性疾病</td><td rowspan="2">头晕、头痛、纳差、恶心、呕吐、腹痛、瘙痒，WBC 下降、听力减退、心脏毒性等</td></tr>
<tr><td>哌喹</td><td>尤其适用于耐氯喹恶性疟的治疗</td></tr>
<tr><td>青蒿素</td><td>作用于红内期的疟原虫，为脂溶性，可通过血-脑屏障，但有效血药浓度维持时间短，不利于彻底杀灭疟原虫，故复发率高</td><td>适用于间日疟、恶性疟，特别是脑型疟的抢救治疗</td><td>偶见恶心、呕吐、腹泻，个别可出现肝损伤</td></tr>
<tr><td colspan="4">（2）防治疟疾复发与传播</td></tr>
<tr><td>伯氨喹</td><td>对疟原虫的红外期与配子体有较强的杀灭作用</td><td>用于根治间日疟和控制疟疾传播，常与氯喹或乙胺嘧啶联用，不能作为控制症状的药物</td><td>疲乏、头晕、恶心、腹痛、药物热，急性溶血性贫血</td></tr>
<tr><td colspan="4">（3）用于预防疟疾</td></tr>
<tr><td>乙胺嘧啶</td><td>二氢叶酸还原酶抑制药。对恶性疟及间日疟的红外期有抑制作用，能通过胎盘</td><td>预防疟疾，也可用于弓形虫病的治疗</td><td>大剂量或长期服用可致叶酸缺乏症，而出现巨幼细胞贫血和 WBC 下降</td></tr>
</table>

二、抗阿米巴药与抗滴虫药物的特点

抗阿米巴药与抗滴虫药物的特点如表 4-16 所示。

表 4-16　抗阿米巴药与抗滴虫药物的特点

药物名称	作用机制	应用范围	主要副作用
甲硝唑（灭滴灵）、替硝唑	强大的杀灭滴虫作用，也能杀灭肠道及组织内阿米巴原虫，抗厌氧菌作用	阴道滴虫病、阿米巴痢疾、阿米巴肝脓肿、厌氧菌感染、贾第虫病等	消化道反应多见，也可出现神经系统症状，如头晕、眩晕、共济失调、抽搐、异味感等

三、抗黑热病药物的特点

抗黑热病药物的特点如表 4-17 所示。

表 4-17　抗黑热病药物的特点

药物名称	作用机制	应用范围	主要副作用
葡萄糖酸锑钠	能杀灭利什曼原虫	主要用于黑热病治疗	恶心、呕吐、咳嗽、腹泻、心电图改变
喷他脒		疗效不及葡萄糖酸锑钠	注射部位疼痛、低血压、肝肾损伤、头痛、头晕、金属异味感

四、抗吸虫药、抗绦虫药、抗线虫药与抗丝虫药物的特点

抗吸虫药、抗绦虫药、抗线虫药与抗丝虫药物的特点如表 4-18 所示。

表 4-18　抗吸虫药、抗绦虫药、抗线虫药与抗丝虫药物的特点

药物名称	作用机制	应用范围	主要副作用
吡喹酮	广谱抗蠕虫药，主要抑制蠕虫的糖代谢	适用于各种吸虫病的治疗，对猪囊尾蚴病也有效	神经肌肉反应、消化道反应、心血管反应
左旋咪唑	作用于寄生虫的能量代谢，麻痹虫体，使之排出体外	治疗蛔虫病、蛲虫病、丝虫病	头晕、恶心呕吐、腹痛等
阿苯达唑	高效广谱驱虫药，杀虫作用强大，对线虫、血吸虫、丝虫均有杀灭作用，对虫卵发育有显著抑制作用，能通过血-脑屏障	治疗蛔虫病、蛲虫病、钩虫病、鞭虫病	少数有轻度头痛、头晕、恶心、呕吐、腹泻等
乙胺嗪（海群生）	对微丝蚴和丝虫成虫具有杀灭作用	治疗丝虫病	纳差、恶心、呕吐、头晕、头痛、乏力、失眠

第六节　糖皮质激素

一、适应证

（1）严重毒血症者在给予积极抗感染时，为迅速缓解症状。

（2）肾上腺皮质功能减退者。

（3）严重中枢神经系统感染，为缓解脑水肿、防止脑疝形成或防止因渗出物过多而发生粘连者。

（4）过敏反应时，为缓解变态反应症状。

（5）伴有自身免疫性疾病，必须以激素控制症状。

二、注意事项

（1）对于急性感染者：必须在有效抗感染基础上使用；应急用急停、病情好转及时撤药（不超过 5 天可一次撤除激素）。

（2）对于重症感染者：以大剂量静脉给药为主，待病情好转后及时停药、减量。

（3）对于用糖皮质激素超过1周者：病情好转并要撤除激素，不能骤减量或迅速撤药，必须逐步减量，以免发生肾上腺皮质功能不足危象。

（4）对于长期使用糖皮质激素者：注意有无出血、感染等副作用，如有副作用征兆出现，应立即给予适当处理。

三、禁忌证

（1）水痘-带状疱疹病毒、单纯疱疹病毒、痘病毒感染。

（2）真菌感染。

（3）诊断不明的感染或无有效的抗感染治疗的感染病。

（4）原则上不宜使用糖皮质激素的情况：活动性出血；活动性消化性溃疡；活动性结核；糖尿病、高血压、库欣综合征；严重精神病或有癫痫；大手术后或骨折后；早期妊娠。

第七节　抗感染药物的临床应用

一、概论

抗感染药物依据其作用的病原体的不同，分为抗菌药物、抗病毒药物、抗寄生虫药物。抗菌药物有抗生素、半合成抗生素及化学合成药物。此外，某些特殊感染还可使用血清免疫制剂治疗。数十年来，由于抗感染药物的广泛使用，临床上重症感染救治成功率逐渐提高、持续性病毒感染得到有效控制。但细菌耐药和病毒变异等问题变得日益严重，合理用药是临床医师随时需要提高的技能。

近年来，随着对抗菌药物的药代动力学/药效动力学（pharmacokinetics/pharmacodynamics，PK/PD）的深入研究，PK/PD在合理使用抗菌药物中发挥着重要作用。PK研究抗菌药在体内的吸收、分布和清除，这三个方面共同决定药物在血清、体液和组织中浓度的时间过程，与药物的剂量有一定的关系；而PD研究药物对疾病的效果以及药物浓度与药物效果、药物毒性的关系。PK/PD综合考虑了抗菌药物的抗菌效应与体内代谢过程，不但更新了抗菌药物使用的一些基本概念，而且更能优化药物应用方案，有助于决定达到成功治疗的给药剂量和给药方法。

根据不同种类抗菌药物的抗菌作用与时间或血药浓度的相关性的PK/PD参数，把抗菌药物分为三类。第1类为时间依赖性，抗生素后效应（post antibiotic effect，PAE）持续时间较短，包括大多数β-内酰胺类、大环内酯类（除外阿奇霉素）、林可霉素类、氟胞嘧啶等，此类抗菌药物多需要增加给药次数，日剂量分3~4次给药，以提高临床疗效；第2

类为时间依赖性且PAE持续时间较长者，包括阿奇霉素、四环素、糖肽类、三唑类抗真菌药物，此类抗菌药物浓度低于最低抑菌浓度后，细菌不会即刻恢复生长，其抗菌效果对作用时间的依赖程度减轻，日剂量分1~2次给药；第3类为浓度依赖性，包括氨基糖苷类、喹诺酮类、达托霉素、甲硝唑、两性霉素B及棘白菌素类等，PAE较长，药物浓度越高，杀菌速度越快。可大剂量长间歇给药，多数为日剂量分1~2次给药。

抗细菌和真菌药物的作用机制主要有：①抑制细胞壁的合成，如β-内酰胺类、棘白菌素类；②破坏细胞膜完整性，增加通透性，如多黏菌素类、多烯类、唑类；③抑制核酸的合成和复制，如喹诺酮类、利福平、氟胞嘧啶等；④抑制菌体蛋白质合成，如氨基糖苷类、氯霉素类、四环素类、林可霉素类等；⑤抑制菌体叶酸合成，如磺胺类、甲氧苄啶等。

近年来，抗病毒药物的研究取得较大进展，一些持续性病毒感染经长期治疗可以得到良好控制，甚至治愈。抗病毒药的作用机制主要有：①阻止病毒吸附进入，如恩夫韦地、马拉维若；②阻止病毒穿入与脱壳，如金刚烷胺；③阻止病毒的生物合成，如核苷类似物；④阻止病毒的包装与释放，如蛋白酶抑制剂、神经氨酸酶抑制剂；⑤增强宿主抗病毒能力，如干扰素（interferon，IFN）。然而，由于病毒在细胞内繁殖、代谢的过程及与宿主的关系较细菌复杂，尽管多年努力研发，与抗菌药物相比，抗病毒治疗药物的品种和疗效均相对有限。

二、抗菌药物的临床应用

细菌感染是临床最常见的病症，可累及几乎所有组织和器官，积极有效的抗感染治疗是救治感染性疾病的关键。近年来，随着生物科技的迅速发展，开发了许多疗效显著的抗菌新药，在感染性疾病的防治中起着重要作用；另外，耐药问题日显凸出。因此，严格掌握使用抗菌药物的适应证，并做到合理应用十分重要。

（一）抗菌药物临床应用的基本原则

（1）开始用抗菌药物治疗前应进行病原学检查，根据患者病情对血液体液、渗出液等标本进行革兰染色镜检、细菌培养和药敏试验。

（2）根据抗菌药物的抗菌活性、PK/PD参数、不良反应等选择药物。

（3）根据患者的生理、病理、免疫等状态合理用药。

（4）明确单纯病毒感染不使用抗菌药物。

（5）不明原因发热患者如无细菌感染依据不宜使用抗菌药物。

（6）严格控制预防性应用抗菌药物，尤其针对外科清洁手术患者。

（7）尽量避免皮肤、黏膜等局部应用抗菌药物。

（8）下列情况可考虑联合用药：①病原未明的严重脓毒症；②多种细菌的混合感染；③单一抗菌药物不能控制的特殊感染；④防止慢性感染发生耐药；⑤需通过降低剂量，达到减少药物毒性反应的目的。

（二）常用抗菌药物的合理应用

1. 青霉素类抗生素

青霉素类抗生素包括青霉素、耐酶青霉素和广谱青霉素，其抗菌谱与临床应用如表4-19所示。

表4-19　青霉素类抗生素的抗菌谱与临床应用

分类	药品	抗菌谱与临床应用
青霉素	青霉素G	对草绿色链球菌、肺炎链球菌、溶血性链球菌、不产酶金黄色葡萄球菌、表皮葡萄球菌、不产酶淋球菌、白喉杆菌、破伤风杆菌、炭疽杆菌、梅毒螺旋体等敏感。但近年耐药率逐年增高，实际应用较少
耐酶青霉素	甲氧西林、苯唑西林、氯唑西林、双氯西林、奈夫西林	对葡萄球菌产生的β-酰胺酶稳定，但较青霉素抗菌活性差。主要用于治疗产酶葡萄球菌引起的感染
广谱青霉素	氨基类：氨苄西林、阿莫西林；羧基类：羧苄西林、替卡西林；酰脲类：哌拉西林、阿洛西林、呋布西林和美洛西林	为半合成青霉素，不仅对革兰阳性细菌有效，对常见非产酶的革兰阴性菌也有效。氨苄西林和阿莫西林主要用于治疗肺炎、胆道感染、尿路感染、小儿脓毒症等。哌拉西林主要用于治疗铜绿假单胞菌及肠埃希菌科细菌所致的各种感染

2. 头孢菌素类抗生素

头孢菌素类抗生素按发明年代先后和抗菌特性分为第一代、第二代第三代和第四代头孢菌素，其抗菌谱与临床应用如表4-20所示。

表4-20　头孢菌素类抗生素的抗菌谱与临床应用

分类	药品	抗菌谱与临床应用
第一代头孢菌素	头孢噻吩、头孢唑林、头孢拉定、头孢氨苄等	除耐甲氧西林金葡菌（MRSA）和耐甲氧西林表皮葡萄球菌（MRSE）外，对其他革兰阳性菌都有良好抗菌作用。对革兰阴性菌作用差。主要用于治疗金黄色葡萄球菌等敏感细菌所致的各种感染。因不能穿透血-脑屏障，故不用于治疗脑膜炎。有一定的肾损害作用，肾功能不全患者需要调整剂量
第二代头孢菌素	头孢呋辛、头孢克洛、头孢孟多等	对革兰阳性菌的作用与第一代相似，对革兰阴性菌的作用明显强于第一代，对多数肠杆菌科细菌有较好的抗菌活性，但脆弱类杆菌、铜绿假单胞菌、不动杆菌对该组药物耐药。对β-内酰胺酶较稳定，且无显著肾毒性。除头孢呋辛能透过血脑屏障外，其余药物在脑脊液的浓度不足以治疗细菌性脑膜炎

续表

分类	药品	抗菌谱与临床应用
第三代头孢菌素	头孢噻肟、头孢曲松、头孢他啶和头孢哌酮等	对革兰阴性菌，尤其是肠杆菌科细菌、奈瑟菌属、流感杆菌均有强大抗菌活性，对β-内酰胺酶高度稳定，对葡萄球菌的作用较第一、二代弱，对肠球菌耐药，基本无肾毒性。多数可透过血脑屏障，适用于细菌性脑膜炎
第四代头孢菌素	头孢吡肟	与第三代头孢菌素相比抗菌谱更广，抗菌活性更强，对细菌产生的β-内酰胺酶更稳定，对革兰阳性菌作用显著强于第三代，对革兰阴性菌的作用与第三代相似。具备抗铜绿假单胞菌活性。但对ESBL不稳定

3. 头霉素类抗生素

头霉素类抗生素主要有头孢西丁、头孢美唑、头孢替坦等，其抗菌谱与临床应用见表4-21所示。

表4-21 头霉素类抗生素的抗菌谱与临床应用

药品	抗菌谱与临床应用
头孢西丁	对革兰阴性菌所产生的β-内酰胺酶高度稳定，有较强抗菌活性；对革兰阳性菌的作用与第一代头孢菌素相似；对厌氧菌包括脆弱类杆菌有高度抗菌活性。适用于需氧菌和厌氧菌（尤其是脆弱类杆菌）的混合感染
头孢美唑	对肠杆菌科细菌的作用优于头孢西丁，对脆弱类杆菌的作用与头孢西丁相仿或略差。临床应用范围与头孢西丁相仿
头孢替坦	对多数革兰阳性菌（除肠球菌及MRsA）有中等作用；对革兰阴性菌、厌氧菌包括脆弱类杆菌有显著抗菌作用，与头孢西丁相似

4. 单环类抗生素

单环类抗生素主要有氨曲南等。抗菌谱狭窄，仅对革兰阴性菌（包括肠杆菌科细菌和铜绿假单胞菌）有较强抗菌作用，对不动杆菌属、产碱杆菌属和各种厌氧菌耐药。

5. β-内酰胺类抗生素与β-内酰胺酶抑制剂的联合制剂

β-内酰胺酶抑制剂本身没有或仅有微弱的抗菌活性，与β-内酰胺类抗生素合用，可使对β-内酰胺酶不稳定的青霉素类、头孢菌素类抗生素对酶稳定，增强其抗菌作用，扩大其抗菌谱。联合制剂抗菌谱与临床应用如表4-22所示。

表 4-22　联合制剂抗菌谱与临床应用

药品	抗菌谱与临床应用
阿莫西林/克拉维酸	主要用于产 β-内酰胺酶金黄色葡萄球菌和表皮葡萄球菌以及肠球菌属所致的感染。对产酶的肠杆菌科细菌、流感嗜血杆菌、卡他莫拉菌、脆弱拟杆菌等也有较强抗菌活性，但不适于肠杆菌属及假单胞菌属感染
氨苄西林/舒巴坦	主要用于产 β-内酰胺酶的细菌所致的感染，不用于阴沟肠杆菌和假单胞菌属感染
哌拉西林/他唑巴坦	较前两种联合制剂有更广的抗菌谱和适应证。治疗腹腔感染、下呼吸道感染、脓毒症、软组织感染有良好疗效
头孢哌酮/舒巴坦	对葡萄球菌、肠杆菌科杆菌、克雷伯菌属、肠杆菌属、变形杆菌属、铜绿假单胞菌、产碱杆菌、伯克霍尔德菌属、嗜麦芽窄食单胞菌和黄杆菌有效

6. **碳青霉烯类抗生素**

碳青霉烯类抗生素是新型的 β-内酰胺类抗生素，具有超广谱和高效能的抗菌活性，对革兰阴性菌、革兰阳性菌和厌氧菌均有强大抗菌作用。是迄今为止对肠杆菌属杆菌作用最强的一类抗生素，是危重患者经验治疗最重要的一类抢救药物。其抗菌谱与临床应用如表 4-23 所示。

表 4-23　碳青霉烯类抗生素的抗菌谱与临床应用

药品	抗菌谱与临床应用
亚胺培南/西司他丁	主要用于肠杆菌科多重耐药菌感染，不动杆菌、铜绿假单胞菌及其他假单胞菌重症感染，需氧菌与厌氧菌混合感染，病原不明的重症感染；特别是医院获得性危重感染，或中性粒细胞减少免疫缺陷者重症感染。偶可引起精神症状
美罗培南	与亚胺培南同样具有超广谱抗菌活性，抗菌谱、临床应用与亚胺培南/西司他丁类似，但精神症状较后者少

7. **氨基糖苷类抗生素**

氨基糖苷类抗生素主要品种有链霉素、庆大霉素、妥布霉素、奈替米星和阿米卡星等，其抗菌谱与临床应用如表 4-24 所示。

表 4-24　氨基糖苷类抗生素的抗菌谱与临床应用

药品	抗菌谱与临床应用
链霉素	主要用于结核病初治患者，需与异烟肼、利福平等联合应用；此外，亦与四环素或氯霉素合用治疗布鲁菌病、鼠疫等
庆大霉素	抗菌谱广，对葡萄球菌、需氧革兰阴性菌均有良好抗菌活性，但目前耐药率高，已少用
妥布霉素	抗菌谱与庆大霉素相似，对铜绿假单胞菌活性较强
奈替米星	抗菌谱与庆大霉素相似，对金黄色葡萄球菌及其他革兰阳性菌活性较强，但对铜绿假单胞菌活性较差
阿米卡星	抗菌谱与庆大霉素相似，对细菌产生的钝化酶稳定，对庆大霉素耐药菌株多数仍具抗菌活性

8. 大环内酯类抗生素

大环内酯类抗生素为快速抑菌剂，除红霉素、麦迪霉素等外，还有近年开发的新大环内酯类如罗红霉素、阿奇霉素、克拉霉素等。其抗菌谱与临床应用如表 4-25 所示。

表 4-25　大环内酯类抗生素的抗菌谱与临床应用

分类	药品	抗菌谱与临床应用
大环内酯类抗生素	红霉素、麦迪霉素、乙酰螺旋霉素、柱晶白霉素、交沙霉素	主要作用于需氧革兰阳性菌、军团菌、弯曲菌、衣原体、支原体、某些厌氧菌、诺卡菌、分枝杆菌和弓形虫；不易透过血-脑脊液屏障
新大环内酯类抗生素	罗红霉素、阿奇霉素、克拉霉素	除上述适应证外其抗流感嗜血杆菌、肺炎支原体或肺炎衣原体等的活性增强、口服生物利用度提高、给药剂量减小、不良反应较少、临床适应证有所扩大

9. 喹诺酮类抗菌药

喹诺酮类抗菌药为杀菌剂，抗菌谱广，对革兰阳性和阴性菌均具抗菌作用，与其他抗菌药物间无交叉耐药性，体内分布广，细胞内浓度较高。但 18 岁以下未成年患者及妊娠期、哺乳期患者慎用。目前用于临床的主要是含氟的喹诺酮类。其抗菌谱与临床应用如表 4-26 所示。

表 4-26　喹诺酮类药物的抗菌谱与临床应用

药品	抗菌谱与临床应用
诺氟沙星	对革兰阳性和阴性菌均具抗菌作用，口服吸收良好，主要用于尿路感染和肠道感染
氧氟沙星	抗菌活性强，对肺炎支原体、奈瑟菌属、厌氧菌及结核杆菌等有一定作用，口服吸收快速完全，血浓度高且持久。主要用于敏感菌引起的各种感染
环丙沙星	抗菌活性为目前临床应用的喹诺酮类中最强者，对军团菌、弯曲菌亦有抗菌作用，对耐药铜绿假单胞菌、MRSA、产酶淋球菌、产酶流感杆菌等均有良好活性
培氟沙星	抗菌谱与诺氟沙星相似，对军团菌和 MRSA 有效，对铜绿假单胞菌的作用逊于环丙沙星，口服吸收良好

10. 多肽类抗生素

多肽类抗生素主要包括多黏菌素、万古霉素、去甲万古霉素、替考拉宁等。抗菌谱窄，但抗菌作用强，属杀菌剂，不良反应以肾损害常见，适应证较严格。其抗菌谱与临床应用如表 4-27 所示。

表 4-27　多肽类抗生素的抗菌谱与临床应用

药品	抗菌谱与临床应用
多黏菌素	多黏菌素 B 和 E 的抗菌谱相似，抗菌活性以前者为强。对绝大多数肠杆菌科细菌（除变形杆菌和沙雷菌属外）及铜绿假单胞菌高度敏感
万古霉素与去甲万古霉素	仅用于严重革兰阳性菌感染，特别是 MRSA、MRSE 及肠球菌感染。口服对难辨梭状芽孢杆菌所致的假膜性肠炎具良好疗效
替考拉宁	对革兰阳性需氧和厌氧菌具强大作用，对大多数敏感菌的抗菌活性比万古霉素强 2~4 倍，不良反应较后者低，因此可作为万古霉素的替代用药

11. 氯霉素类抗生素

氯霉素类抗生素为快速抑菌剂，抗菌谱广，对各种需氧菌和厌氧菌有作用，对螺旋体、军团菌、胎儿弯曲菌、衣原体、肺炎支原体和立克次体具良好作用。胃肠道吸收好，易透过血脑屏障，易渗入细胞内。主要品种为氯霉素和甲砜霉素。两者抗菌作用基本相似，近年因耐药率高而应用较少。

12. 四环素类抗生素

四环素类抗生素为快效抑菌剂，主要有四环素和土霉素，近年来因耐药严重，疗效较差，已被抗菌活性更高的半合成四环素类如多西环素、米诺环素等取代。为治疗布鲁菌病、霍乱、回归热，衣原体感染和立克次体病的首选药，其次用于支原体肺炎，以及敏感细菌所致的呼吸道、胆道、尿路感染等。

13. 林可霉素类抗生素

林可霉素类抗生素包括林可霉素与克林霉素，为快速抑菌剂，抑制细菌蛋白的合成，抗菌作用与红霉素相似，但抗菌谱窄。对大多数革兰阳性菌以及各种厌氧菌具良好活性，对肠球菌及需氧阴性菌均耐药。

14. 磺胺药

磺胺药为抑菌剂，与三甲氧苄氨嘧啶联合使细菌的叶酸代谢遭到双重阻断，对某些细菌具杀菌作用。抗菌谱广，对金黄色葡萄球菌、溶血性链球菌、脑膜炎球菌、大肠埃希菌、伤寒杆菌、志贺菌属等有良好抗菌作用，对肺孢子菌有特效。磺胺药的品种主要有口服易吸收的磺胺嘧啶和复方磺胺甲噁唑，用于敏感菌感染、肺孢子菌病、弓形虫病、布鲁菌病的治疗。

15. 利福霉素类抗菌药物

利福霉素类抗菌药物有利福平、利福定、利福喷丁等。主要用于治疗结核病和金黄色葡萄球菌（包括 MRSA）感染，也可用于其他革兰阳性菌和厌氧菌感染，由于致病菌对本类药易产生耐药性，需与其他药合用。

16. 硝基类抗菌药物

硝基类抗菌药物包括硝基呋喃类和硝基咪唑类两大品种，其抗菌谱与临床应用如表 4-28 所示。

表 4-28　硝基类抗菌药物的抗菌谱与临床应用

分类	药品	抗菌谱与临床应用
硝基呋喃类	呋喃妥因、呋喃唑酮	对革兰阳性球菌和阴性杆菌的部分菌株具有抗菌作用，目前应用较少。尚可用于治疗鞭毛虫病、滴虫病等
硝基咪唑类	甲硝唑、替硝唑	为治疗厌氧菌感染的重要药物之一，对需氧菌无效。替硝唑较甲硝唑抗厌氧菌作用更强、半衰期长

（三）常用抗真菌药物的合理选用

侵袭性真菌感染的诊断常较难做出，一般由危险（宿主）因素、临床特征、微生物学检查、组织病理学 4 个部分组成，可分 3 个级别，即拟诊、临床诊断和确诊，组织病理学仍是诊断的金标准。因此，抗真菌治疗也提倡分层治疗，包括预防性治疗、拟诊治疗（经验性治疗）、临床诊断治疗（抢先治疗）及确诊治疗（目标治疗）。

临床应用的抗真菌药物主要有以下几类：①多烯大环内酯类，如制霉菌素、两性霉素 B；②唑类，包括咪唑类（酮康唑）和三唑类（氟康唑、伊曲康唑、伏利康唑）；③棘白菌素类，如卡泊芬净、米卡芬净；④烯丙胺类，如特比萘芬；⑤吗琳类，如阿莫罗芬；

⑥氟胞嘧啶类。药物的抗菌谱如图 4-4 所示。抗真菌治疗的疗程较长，依感染部位、程度、真菌种类的不同存在较大差异。

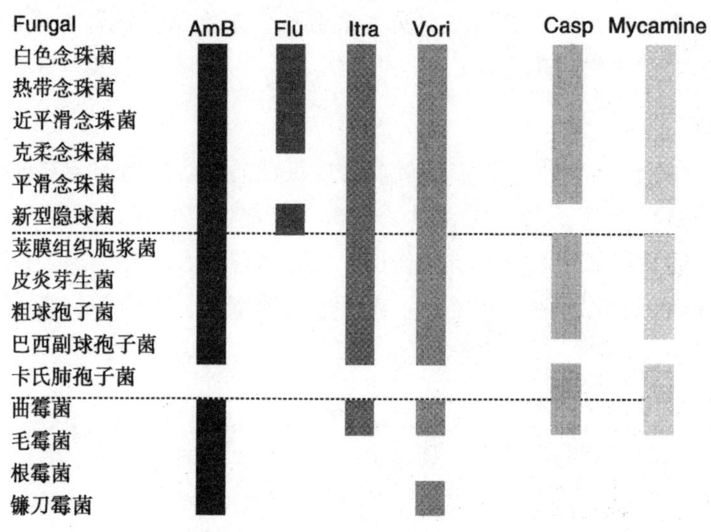

图 4-4　抗真菌药物的抗菌谱

（注：AmB：两性霉素 B，Flu：氟康唑，Itra：伊曲康唑，Vori：伏立康唑，Casp：卡泊芬净，Mycamine：米卡芬净）

三、抗病毒药物的临床应用

根据化学结构特点，抗病毒药物大致可分为：三环胺类、焦磷酸类、核苷类药物、非核苷类药物、蛋白酶抑制剂、IFN 以及神经氨酸类似物。根据药理作用不同可分为：抗人类免疫缺陷病毒药物、抗疱疹病毒药物、抗肝炎病毒药物和抗流感病毒药物等。

（一）抗人类免疫缺陷病毒（human immunodeficiency virus，HIV）药物

目前，高效抗逆转录病毒治疗（highly active antiretroviral therapy，HAART），俗称“鸡尾酒疗法”，已被证实是针对 HIV 感染最有效的治疗手段。抗 HIV 的药物包括核苷类逆转录酶抑制剂（nucleoside reverse transcriptase inhibitors，NRTIs）、非核苷类逆转录酶抑制剂（nonnucleosidereverse transcriptase inhibitors，NNRTIs）、蛋白酶抑制剂（proteinase inhibitors，PIs）、融合抑制剂（fusion inhibitors，FIs）、整合酶抑制剂（integrase inhibitors，IIs）及辅助受体拮抗剂（cCR5 拮抗剂），共六大类 30 余种药物（包括复合剂型）。国内的抗逆转录病毒药物主要为 NRTIs、NNRTIs、PIs 及 IIs 四类 18 种，如表 4-29 所示。

表 4-29　目前已获美国食品药品监督管理局（FDA）认证的抗 HIV 药物

NRTIs	NNRTIs	PIs	FIs	IIs	cCR5 拮抗剂
齐多夫定* AZT/ ZDV	依非韦仑* EFV	阿扎那韦 ATV	恩夫韦地 T20	雷特格韦 RAL	马拉维若 MVC
拉米夫定* 3TC	地拉夫定 DLV	利托那韦* RTV		埃替拉韦 EVG/r	
阿巴卡韦* ABC	奈韦拉平* NVP	茚地那韦* IDV			
去羟肌苷* DDI	依曲韦林* ETR/TMC-125	沙奎那韦 SQV			
司他夫定* D4T	利匹韦林 RPV/TMC-278	奈非那韦 NFV			
扎西他滨 DDC	复合制剂 Atripla TDF+FTC+EFV	安普那韦 APV			
替诺福韦* TDF	Complera TDF+FTC+RPV	福沙那韦 FPV			
恩曲他滨* FTC		替拉那韦* TPV			
复合制剂 双汰芝* AZT+3TC，CBV		地瑞那韦* DRV/TMC-114			
特鲁瓦达 FTC+TDF，TVD		洛匹那韦 LPV			
三协维* AZT+3TC+ABC，TZV		拉替拉韦* RAV			
Epzicom ABC+3TC，KVX		复合制剂 克力芝* LPV+RTV， LPV/r			

注：* 为国内可供药物。

是否启动 HAART 治疗通常根据 $CD4^+$ T 淋巴细胞计数、病毒载量等决定。我国成人和青少年 HIV/AIDS 抗逆转录病毒治疗的时机为无症状期 $CD4^+$ T 淋巴细胞计数<350/μL，若为 350～500/μL，有症状也应抗病毒；此外，急性期建议治疗。近年研究表明 HIV 感染后越早开始 HAART 治疗，越容易控制病毒复制，长期治疗效果越好。2013 年，世界卫生组

织发布的 HIV 治疗指南就建议更早开始抗逆转录病毒治疗，并推荐了治疗方案，如表 4-30 所示。

表 4-30　成人、青少年、怀孕和哺乳妇女、儿童一线抗 HIV 方案

一线抗病毒治疗方案	首选一线方案	备选一线方案
成人（包括怀孕及哺乳妇女以及合并感染 TB 和乙肝病毒的成人）	TDF+3TC（或 FTC）+EFV	AZT+3TC+EFV AZT+3TC+NVP TDF+3TC（或 FTC）+NVP
体重 35kg 及以上的青少年（10~19 岁）		AZT+3TC+EFV AZT+3TC+ NVP TDF+3TC（或 FTC）+NVP ABC+3TC+EFV（或 NVP）
3 岁以上~不满 10 岁的儿童以及体重不足 35kg 的青少年	ABC+3TC+ EFV	ABC+3TC+NVP AZT+3TC+EFV AZT+3TC+NVP TDF+3TC（或 FTC）+EFV TDF+3TC（或 FTC）+NVP
不满 3 岁的儿童	ABC 或 AZT+3TC+LPV/r	ABG+3TC+NVP AZT+3TC+NVP

鉴于我国可供使用的抗病毒药物有限，在目前已有药物的基础上推荐以下几种组合方案，如表 4-31 所示。

表 4-31　我国推荐的一线抗病毒药物治疗方案

<table>
<tr><td rowspan="2">成人及青少年</td><td>一线推荐方案 TDF+3TC</td><td rowspan="2">基于 NNRTI：EFV
或基于 PI：LPV/r
或其他：RAV 或 ETV+NVP</td></tr>
<tr><td>替代方案：AZT+3TC
或：D4T+3TC，6 月后改为 AZT+3TG 或 ABC+3TC</td></tr>
<tr><td>儿童</td><td colspan="2">一线推荐方案：
AZT/D4T+3TC+NVP/EFV（用于 3 岁以上或体重≥10kg 且能吞服胶囊的儿童）
AZT/D4T+3TC+NVP（用于 3 岁以下或体重≤10kg 或是不能吞服胶囊的儿童）
替代方案：AZT/D4T+3TC+LPV/RTV</td></tr>
</table>

（二）抗疱疹病毒药物

临床应用的抗疱疹病毒药物包括核苷类抗疱疹病毒药物，如阿昔洛韦、更昔洛韦、泛昔洛韦、缬昔洛韦、西多福韦、阿糖腺苷和单磷酸阿糖腺苷等，非核苗类抗疱疹病毒药物，如膦甲酸钠、福米韦生、多可沙诺等（表4-32）。大多数抗疱疹病毒药物是针对DNA复制相关酶设计的，而干扰病毒吸附、穿入脱壳转录、蛋白合成以及装配等多个环节的药物将成为新的研发方向。

表4-32 抗疱疹病毒药物的临床应用

药物	主要药理作用	适应证			不良反应
		CMV	ASH	AZA	
阿昔洛韦	为鸟苷酸类似物，体内形成阿昔洛韦三磷酸，抑制病毒DNA多聚酶，终止病毒DNA的合成	±	+	+ + +	可有恶心呕吐、腹泻等；少数患者可出现肝、肾损害和骨髓抑制；免疫功能受损者，偶可出现意识模糊、幻觉、震颤及昏迷等
泛昔洛韦	为喷昔洛韦的前药。口服吸收快，在体内转化为喷昔洛韦发挥作用	±	+ +	+ + +	似阿昔洛韦
更昔洛韦	口服吸收差，多静脉给药，以原形经肾排泄。为免疫功能低下者CMV感染的首选药，也用于HSV和CMV眼部感染的局部治疗	+ + +	+	+ +	全身用药有致突变及生殖毒性，16岁以下儿童禁用。可致骨髓抑制、发热、皮疹、胃肠道反应
缬昔洛韦	更昔洛韦前体药物，口服生物利用度好于更昔洛韦	+ + +	+	+ +	似更昔洛韦
西多福韦	被细胞吸收后，转化为西多福韦二磷酸酯，抑制CMV的DNA聚合酶。用于AIDS患者的CMV视网膜炎	+ + +	+	+ +	全身用药有致突变作用及生殖毒性。肾毒性多见。可引起恶心、发热、脱发、肌痛、粒细胞减少等

续表

药物	主要药理作用	适应证			不良反应
		CMV	ASH	AZA	
膦甲酸钠	焦磷酸盐衍生物。可直接抑制疱疹病毒的 DNA 多聚酶、流感病毒的 RNA 多聚酶	+ + +	+ +	+ +	全身用药可致骨髓抑制、脱发，并有致畸和致癌危险
阿糖腺苷	对疱疹病毒作用最强，对 CMV 和大多数 RNA 病毒无效。用于治疗单纯疱疹病毒性脑炎，免疫抑制患者的带状疱疹感染	-	+ +	+ + +	恶心、呕吐、厌食、腹泻等较常见。偶见中枢系统反应和肝功异常，可致骨髓抑制

注：可能有活性；+ 有活性，三线治疗（临床有些活性）；+ + 有活性，二线治疗（临床活性弱）；+ + + 有活性，一线治疗（临床常有效）。

（三）抗肝炎病毒药物

肝炎病毒感染所致的病毒性肝炎是全球性的公共卫生问题。现已明确的嗜肝病毒有甲、乙、丙、丁、戊五型。甲型和戊型肝炎病毒主要通过消化道传播，只引起急性肝炎，不需抗病毒治疗。乙、丙和丁型肝炎病毒感染主要通过血液、性和母婴传播，可形成持续性感染。高病毒载量不仅增加了传播的概率，而且与患者肝纤维化、肝硬化肝癌的发生相关。因此，抗病毒治疗的目的是最大限度抑制或清除病毒，改善或减轻肝脏损害，阻止或延缓向肝硬化或肝癌的发展，提高患者的生活质量。

1. 抗乙型肝炎病毒（hepatitis B virus，HBV）药物

目前抗 HBV 的药物主要有核苷（酸）类药物和 IFN，抗 HBV 治疗的一般适应证包括：①HBV DNA≥10^5 拷贝/mL（相当于 2000U/mL）；②ALT≥2×ULN；如用 IFN 治疗，ALT≤10×ULN，血清总胆红素应<2×ULN ；③ALT<2×ULN，但肝组织学显示 Knodell HAI≥4，或炎症坏死≥C2 ，或纤维化≥S2。对持续 HBV DNA 阳性，达不到上述治疗标准但有以下情形之一者，亦应考虑给予抗病毒治疗：①对 ALT 大于正常上限且年龄>40 岁者；②对 ALT 持续正常但年龄较大者（>40 岁），应密切随访，最好进行肝活检，如肝组织学显示达上述标准者；③动态观察发现有疾病进展的证据（如脾脏增大）者，建议行肝组织学检查，达上述标准者。在开始治疗前应排除由药物、酒精或其他因素所致的 ALT 升高，也应排除应用降酶药物后 ALT 暂时性正常。

（1）核苷（酸）类似物。

目前已应用于临床的抗 HBV 核苷（酸）类药物有 5 种：拉米夫定（LAM）、阿德福韦酯（ADV）、恩替卡韦（ETV），替比夫定（LIT）和替诺福韦（TDF）。它们的药理作用特

征、耐药、不良反应等如表 4-33 所示。

表 4-33　抗 HBV 核苷（酸）类似物的临床应用

药名	药学特点	用法用量	常见耐药模式和耐药率	安全性
拉米夫定	左旋类核苷类似物，细胞内代谢成拉米夫定三磷酸盐（既是 HBV DNA 聚合酶的抑制剂，亦是此聚合酶的底物），掺入到病毒 DNA 链中，阻断 DNA 的合成	妊娠 C 级，100mg/天，顿服。儿童的剂量为 3mg/kg	tM204I、rtM204 混合型及 rtM204I/L180M。病毒耐药突变的发生率第 1、2、3、4 年分别为 14%、38%、49%和 66%	患者对本品有很好的耐受性和安全性。罕见严重不良反应
阿德福韦酯	单磷酸腺苷的无环核苷类似物，体内代谢为阿德福韦二磷酸盐抑制 HBV DNA 聚合酶引起 DNA 链延长终止。其抑制 HBV 复制的能力弱于其他药物	妊娠 C 级，10mg/天，顿服	rtA181V 和 rtN236T。HBeAg 阴性 CHB 患者治疗 1~5 年的累计基因型耐药发生率为 0%~29%	长期服用本品可致肾损伤，5 年发生率 3%
恩替卡韦	为鸟嘌呤核苷类似物，经磷酸化成为具有活性的三磷酸盐，与 HBV DNA 聚合酶的天然底物三磷酸脱氧鸟嘌呤核苷竞争，能抑制 HBV 多聚酶，阻断 DNA 的合成	妊娠 C 级，0. 5mg/天，顿服，空腹	高耐药基因屏障，如果 HBV 预存 L180M 和/或 M204V/I 变异，再加上 rtT184、rtS202 或 rtM250 位点的变异，才会造成耐药。6 年耐药率为 1. 2%	安全性良好，无患者因不良事件停药，治疗相关严重不良事件<1%
替比夫定	为左旋类核苷类似物，其抑制 HRV 复制的能力强 FLAM	妊娠 B 级，600mg/天，顿服	耐药发生率低于 LAM，耐药位点主要有 rtM2041，也有少许 rtM204 混合型	不良事件发生率和 LAM 相似。常见 CK 升高。不能与 IFN 合用

续表

药名	药学特点	用法用量	常见耐药模式和耐药率	安全性
替诺福韦	活性成分为替诺福韦双磷酸盐，通过直接竞争性地与天然脱氧核糖底物相结合而抑制 HBV DNA 聚合酶，终止 DNA 链的合成	妊娠 B 级，300mg/天，顿服，与食物同服	尚未发现耐药变异	长期使用可能有肾损伤、骨密度下降

（2）干扰素。

IFN 已被推荐为治疗慢性乙型肝炎的药物之一，包括普通 IFN-ax 和采用聚乙二醇（PEG）修饰的 IFN。后者在延长半衰期的同时，对 IFN 活性的影响小，既保证了 1 周 1 次给药，又最大程度地保留 IFN 的抗病毒活性。目前已上市的有 IFNα-2a、IFNα-2b、IFNα-1b 和 PEG-IFNα-2a、PEG-IFNα-2b。年轻、女性、感染时间短、病毒载量低、转氨酶水平相对较高 HBV 基因 A 型有利于 IFN 应答。

IFN 治疗初期可出现发热、感冒样症状，治疗过程中部分患者有骨髓抑制，要严密观察血象变化。少数患者可出现焦虑、抑郁等神经系统症状，需专科医师协助治疗或停药。还可诱发自身免疫性疾病，如甲状腺炎、红斑狼疮样综合征、血管炎综合征等，停药可减轻。此外，脱发发生率较高，在用药超过 3 个月时，约 80%以上的患者有不同程度的脱发。

IFN 治疗的绝对禁忌证包括：妊娠、精神病史（如严重抑郁症）、未能控制的癫痫、未戒断的酗酒或吸毒、未经控制的自身免疫性疾病、失代偿期肝硬化、有症状的心脏病。IFN 治疗的相对禁忌证包括：甲状腺疾病、视网膜病、银屑病、既往抑郁症史，未控制的糖尿病、高血压，治疗前中性粒细胞计数 $<1.0\times10^9/L$ 和（或）血小板计数 $<50\times10^9/L$，总胆红素 $>51\mu mol/L$。

2. 抗丙型肝炎病毒（Hepatitis C virus，HCV）药物

近年，抗 HCV 药物研究取得突破性进展，直接作用抗病毒（direct-acting anliviral，DAA）药物治疗各基因型 HCV 感染患者的持续病毒学应答（sustained virological response，SVR）率高达 90%以上，但这类药物还未进入我国市场。因此，目前 IFN 联合利巴韦林（ribavirin，RBV）仍是我国抗 HCV 的标准治疗。

（1）IFN 联合 RBV 治疗。

由于 HCV 不同基因型对 IFN+RBV 的应答名存在差异，因此在进行抗 HCV 治疗前必须首选确定病毒基因型，以对治疗过程进行个体化管理。两类 IFN 对 HCV 均有疗效，但 PEC-IFN 的疗效优于普通 IFN。PEG-IFNα-2a（135μg、180μg）和 PEG-IFNα-2b（50μg、80μg）均可选用，每周皮下注射 1 次；普通 IFN 的剂量为 5MU 或 6MU，隔日皮下注射 1 次。RBV 剂量为 800 ~ 1200mg/天，分 3 次口服。依据应答指导治疗（responseguide therapy，RGT）的原则进行疗程确定（图 4-5）。由于汉族人 IL-28B rs12979860 约 90%为 CC 型，IFN+RBV 治疗的疗效较其他人种好，各基因型 HCV 感染患者的 SVR 率高达 80% ~ 90%以上。

（2）DAA 药物治疗。

目前，美国 FDA 批准上市的 DAA 药物包括：①NS3/4A 蛋白酶抑制剂，作用于丝氨酸蛋白酶，耐药屏障较低。包括 Telaprevir、Boceprevir（1 代）及 Simeprevir（2 代）等，均可联合 PEGIFN+RBV 治疗基因 1 型患者。②NS5BRNA 聚合酶抑制剂，具有泛基因型活性，包括核苷类的 Sofosbuvir 及非核苷类的 Tegobuvir 等。Sofosbuvir 与 RBV 合用为全口服处方，是首个获批用于肝移植、丙型肝炎肝癌和 HCV/HIV 混合感染患者的直接抗 HCV 药物。③NS5A 抑制剂，包括 Daclatasvir 和 Ledipasvir 等，对基因 1、2、3 型均有效，将更有可能用于无 IFN 方案。此外，全口服无须联用 RBV 的 2 合 1（DUAL）新处方（2 代蛋白酶抑制剂+NS5A 抑制剂），有望不需合用 IFN 和 RBV，成为亚洲首个全口服的治疗丙型肝炎的药物。

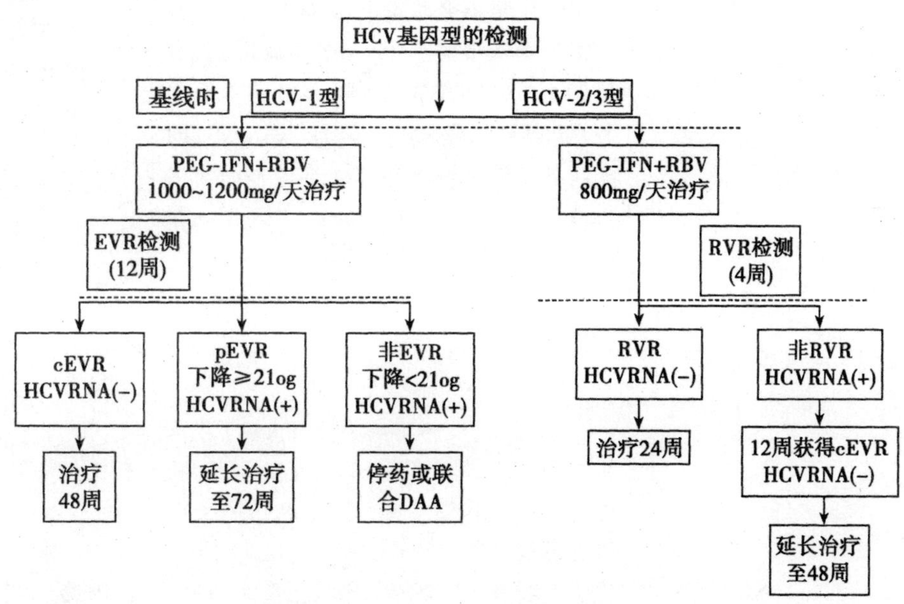

图 4-5　基于 RGT 的抗 HCV 治疗路线图

（注：RVR：快速病毒学应答；cEVR：完全早期病毒学应答；pEVH：部分早期病毒学应答；SVR：持续病毒学应答）

3. 抗流感病毒药物

目前抗流感药物大体分为三类：一是以金刚烷胺和金刚乙胺为代表的离子通道阻滞剂，属于三环胺类，只对甲型流感病毒有预防和治疗作用；二是以扎那米韦、奥司米韦和帕拉米韦为代表的神经氨酸酶抑制剂，对甲型和乙型流感病毒均有效；三是以 RBV 为代表的广谱抗病毒药物（表 4-34）。

表 4-34　以 RBV 为代表的广谱抗病毒药物

药物种类	药名	药理作用	临床应用	不良反应
离子通道阻滞剂	金刚烷胺/金刚乙胺	以流感病毒包膜蛋白 M2 为作用靶点，通过与其结合，阻止病毒的穿入与脱壳，并抑制病毒体的装配与释放。对已穿入细胞内的病毒亦有影响病毒初期复制的作用	预防或治疗甲流病毒所引起呼吸道感染。成人：200mg，1~2 次/日。儿童，1~9 岁：每日 4.4~8.8mg，1~2 次/日；9~12 岁：每日 100~200mg	可有厌食、恶心、头痛、眩晕、失眠、共济失调、皮疹。妊娠妇女、中枢神经系统疾病患者禁用
神经氨酸酶抑制剂	扎那米韦	药物分子中的胍基，能将甲型病毒唾液酸活性部位早结合状态的水分子逐出而产生紧密结合，以慢结合的方式抑制流感病毒，尤其对甲型流感病毒具有高度特异性，对乙型流感病毒作用较弱	用于治疗成人及 12 岁以上的甲型和乙型流感。经鼻吸入给药。每次 10mg，2 次/日，间隔 12h。或每次 5mg，2 次/日，连用 5 日	可有头痛腹泻、恶心、呕吐、眩晕等，发生率低于 2%，多为轻度反应。也可出现精神错乱及异常行为
	奥司米韦	对甲型和乙型流感病毒均有抑制作用。磷酸奥司他韦是其活性代谢产物，能阻断神经氨酸酶的活性，促进病毒凝集，阻止病毒扩散	用于成人和 1 岁及以上儿童的甲型和乙型流感治疗，也用于成人和 13 岁及以上青少年的预防，口服 75mg/次，2 次/日，共 5 日。重症 150mg，2 次/日	不良反应为一过性呕吐、恶心。常在服用第一剂药物时发生。其次为失眠、头痛和腹痛

续表

药物种类	药名	药理作用	临床应用	不良反应
神经氨酸酶抑制剂	帕拉米韦	对甲型和乙型流感病毒均有抑制作用。该药是带有一个胍基基团和亲脂性侧链的环戊烷衍生物，具有3个可以与流感病毒神经氨酸酶蛋白活性位点残基相互作用的化学基团，结合牢固，解离速度较低，是具有运用潜力的抗流感病毒药物	在发病48h以内使用。疗效优于奥司他韦，用于耐奥司他韦、重症及对其他神经氨酸酶抑制剂疗效不佳的患者。300～600mg，静脉滴注，一次给药；重症，300～600mg/天，儿童10mg/kg，1次/日，连用1~5日	常见的不良反应有恶心、呕吐、腹泻、腹痛、头痛、头晕、失眠、胃肠不适、疲乏、咳嗽、鼻塞、咽痛等
广谱抗病毒利巴韦林药物	利巴韦林	为鸟苷酸类似物，对RNA和DNA病毒均有抑制作用。进入被病毒感染的细胞后，可转化为一磷酸RBV和三磷酸RBV，前者能阻断病毒核酸的合成，后者能选择性抑制某些病毒的RNA聚合酶、转移酶等，从而干扰mRNA的合成	RBV气雾吸入可用于治疗婴幼儿及儿童感染呼吸道合胞病毒引起的支气管炎及肺炎，也可用于治疗甲型或乙型流感	气雾剂对结膜和呼吸道可产生刺激作用，口服或静脉注射可致腹泻、头痛；久用可致贫血及白细胞减少

四、抗寄生虫药物的临床应用

人体寄生虫病是由人体寄生虫感染引起的疾病。目前我国抗寄生虫病药根据其主要作用和用途可分为：抗疟药、抗阿米巴病药、抗利什曼原虫药、抗吸虫、抗绦虫和抗线虫药等几大类。在选择抗寄生虫药时，要选择驱杀虫范围广、疗效高、毒性低的药物。

（一）抗疟原虫药物

根据药物的功用，可分为控制疟疾发作（氯喹、奎宁、青蒿素制剂等），防止疟疾复发和传播（磷酸伯氨喹），以及预防疟疾（乙胺嘧啶）的三大类抗疟药；根据疟原虫的类型和病情的轻重，可分为治疗间日疟、恶性疟以及重症疟疾的三类治疗药物。

1. 抗疟原虫药物使用原则

抗疟原虫药物的使用应遵循安全、有效、合理和规范的原则。根据流行地区的疟原虫种类及其对抗疟药物的敏感性和患者的临床表现，合理选择药物，严格掌握剂量、疗程和给药途径，以保证治疗效果和延缓抗药性的产生。

（1）间日疟治疗药物首选磷酸氯喹片（简称氯喹）、磷酸伯氨喹片（简称伯氨喹）。治疗无效时，可选用以青蒿素类药物为基础的复方或联合用药的口服剂型进行治疗。

（2）恶性疟治疗药物以青蒿素类药物为基础的复方或联合用药，包括青蒿琥酯片加阿莫地峰片、双氢青蒿素哌喹片、复方磷酸萘酚喹片、复方青蒿素片等。

（3）重症疟疾治疗药物有青蒿素类药物注射剂，包括蒿中醚、青蒿琥酯和磷酸咯萘啶注射剂。

2. 用药方案

（1）间日疟的治疗。氯喹加伯氨喹：氯喹口服总剂量120mg。第1日600mg顿服，或分2次服，每次300mg；第2、3日各服1次，每次300mg。伯氨喹口服总剂量180mg。从服用氯喹的第1日起，同时服用，每日1次，每次22.5mg，连服8日。此疗法也可用于卵形疟和三日疟的治疗。

（2）恶性疟的治疗。选用以下一种方案治疗：①青蒿琥酯片加阿莫地喹片：每日顿服青蒿琥酯片（50mg/片）和阿莫地喹片（150mg/片）各4片，连服3日；②双氢青蒿素哌喹片：口服总剂量8片（每片含双氢青蒿素40mg，磷酸哌喹320mg），首剂2片，首剂后6~8h、24h、32h各服2片；③复方磷酸萘粉喹片：口服总剂量8片（每片含萘酚喹50mg，青蒿素125mg），一次服用；④复方青蒿素片：口服总剂量4片（每片含青蒿素62.5mg，哌喹375mg），首剂2片，24h后再服2片。

（3）重症疟疾的治疗。选用以下一种方案治疗：①蒿甲醚注射剂：肌注每日1次，每次80mg，连续7日，首剂加倍。若病情严重时，首剂给药后4~6h可再肌注80mg。②青蒿琥酯注射剂：静脉注射每日1次，每次60mg，连续7日，首剂加倍。若病情严重时，首剂给药后4~6h，可再静脉注射60mg。采用上述两种注射疗法治疗，患者病情缓解并且能够进食后，改口服复方剂型或联合用药，再进行一个疗程治疗。③咯萘啶注射剂：肌注或静脉滴注，总剂量均为480mg。每日1次，每次160mg，连续3日。需加大剂量时，总剂量不得超过640mg。

（二）抗阿米巴药物

抗阿米巴药物分三类：①抗肠腔内和组织内阿米巴药，包括硝基咪唑类的甲硝唑和替硝唑，及5-硝基硝唑类的哌硝噻唑和塞克硝唑等。甲硝唑是目前治疗肠内、外各型阿米巴的首选药物，对阿米巴滋养体有较强的杀灭作用，成人剂量为400~800mg/（kg·天），3次/日，口服，连用5~10日。儿童剂量为50mg/（kg·天），3次/日，口服，连用7日。危重病例可按此剂量用0.5%葡萄糖溶液静脉滴注。替硝唑疗效不亚于甲硝唑，成人剂量2g/天，儿童50mg/（kg·天），清晨顿服，连用3~5日。哌硝噻唑剂量为0.1g，3次/日，口服，7~10日。塞克硝唑剂量为1.5~2.0g/天，3~5日。②抗组织内阿米巴病药物，包括依米丁、去氢依米丁等。依米丁是目前作用最强，效果最快的杀阿米巴药。剂量为1.0mg/（kg·天），单日剂量不应超过90mg，分2次深部肌注，6日为1疗程。去氢依米丁的优点是蓄积性、毒性均比依米丁低。剂量为1.25mg/（kg·天），皮下注射，3~10日，主要用于甲硝唑疗效不佳的患者。③抗肠腔内阿米巴病药物，包括二氯尼特、卡巴胂、喹碘方、双碘喹啉等。二氯尼特是目前最有效的杀包囊药，能直接杀灭肠腔中的包囊，故为首选药。剂量为0.5g，3次/日，连服10日。儿童20mg/（kg·天），3次/日，疗程与成人同。不良反应轻，腹胀等较常见。卡巴胂只用于轻型患者，或在用甲硝唑后应用，以提高根治率，剂量为0.25g，3次/日或2次/日，连服10日。喹碘方剂量为0.5~1.0g，3次/日，口服，8~10日为1疗程，双碘喹啉剂量为650mg，3次/日，口服，14~21日为1疗程，间隔2~3周后可给第2个疗程。以上各种药物，往往需要联合或先后应用，甚者重复疗程方能根治。

（三）抗利什曼原虫药物

利什曼原虫以白蛉为传播媒介，导致内脏利什曼病，又称黑热病。抗利什曼原虫药物包括葡萄糖酸锑钠、戊烷脒（喷他脒）、羟脒替和两性霉素B等。抗利什曼原虫药物的应用如表4-35所示。

表4-35　抗利什曼原虫药的临床应用

	用法用量	不良反应
葡萄糖酸锑钠	总剂量，成人90~130mg/kg（以50kg为限）、儿童120~180mg/kg，均分为6次，每日1次，肌肉或静脉注射。复发时再用此药1~2个疗程，间隔10~14日。总剂量按原剂量酌加1/3，分8次注射。对全身情况较差者，可每周注射2次，疗程3周或更长	副作用轻微，主要有消化道不适，偶有白细胞减少，停药可恢复。有肺炎、肺结核及严重心、肝、肾病者应禁用，用药过程中有体温突然上升或粒细胞减少或大出血倾向时，应减量或暂停药

续表

	用法用量	不良反应
两性霉素 B	免疫功能正常者，在第 1~5 日、第 14、21 日给予 3.0mg/（kg·天），7 次为 1 疗程。可重复数疗程。免疫抑制者，在第 1~5 日、第 10、17、24、31、38 日给予 4.0mg/（kg·天），10 次为 1 疗程	不同程度的肾功能损伤，贫血，血小板减少也偶可发生，偶有皮疹或过敏
戊烷脒	仅用于皮肤型黑热病或对锑剂耐药或禁用者。肌内注射：3~ 5mg/kg，1 次/日，10 ~15 次为 1 个疗程；静脉滴注：3~5mg/kg 与 5%葡萄糖液混合后静脉滴注，1 次/日，15~20 次为 1 个疗程	肌内注射可引起局部硬结、血肿；治疗早期可有发热，脾增大。肺结核患者禁用
羟脒替	同戊烷脒，剂量 2~ 3mg/kg，先用少量注射用水溶解，再用 1%普鲁卡因稀释成 2.5% ~5.0%的溶液，肌肉注射；或用 25%葡萄糖液稀释成 0.2%的溶液缓慢静脉滴注，每日 1 次。10 日为 1 疗程，共 3 个疗程，疗程间隔 7 日，总剂量为 90mg/kg	不良反应少

（四）抗吸虫药物

吡喹酮为广谱抗吸虫药物，是治疗血吸虫的首选药，对肺吸虫、肝吸虫等也有显著杀灭作用。此外，对多种绦虫成虫和蚴虫均有强大杀灭作用，也可作为治疗各种绦虫病和囊虫病的药物，对包虫病也有较好疗效。吡喹酮对刚进入宿主皮肤期童虫具有杀灭作用，而对虫龄为 3~21 日的童虫无效，对 21 日后的虫体有较好的杀灭作用。不良反应常有乏力、头昏，少数有恶心、呕吐。晚期患者用量不当时可出现心悸、胸闷、心律失常等。吡喹酮治疗血吸虫病的剂量和疗程：

1. 急性血吸虫病

总剂量 120mg/kg，6 日分次服完，其中 50%的剂量于前 2 日服完，成人体重以 60kg 为限（超过 60kg 按 60kg 计），儿童体重以 30kg 为限。每日剂量分 2 或 3 次服用。

2. 慢性血吸虫病

成人总剂量 60mg/kg，2 日内分 4 次服完。儿童体重 30kg 以内的按照 70mg/kg 计算，超过 30kg 的按照成人剂量计算。

3. 晚期血吸虫病

肝功能代偿患者，总剂量 40~ 60mg/kg，2 日分次服完，每天量分 2~3 次服用。年老、体弱、有其他并发症者可按照总剂量 60mg/kg，3 日内分次服完。感染严重者可采用

90mg/kg，分 6 日服完。

（五）抗绦虫药物

驱绦虫的药物主要有氯硝柳胺（灭绦灵）、吡喹酮以及甲苯咪唑和阿苯达唑。

氯硝柳胺原为杀灭钉螺的药物，同时对猪肉及牛肉绦虫均有良好疗效，临床上也用以治疗绦虫病。剂量为空腹服 1g，隔 1h 再服 1g，服药时将药片充分嚼碎吞下，饮水量应少，2h 后服泻药，连服 2 日。小儿剂量减半。在治疗猪肉绦虫病时，为防止虫卵内源性感染，应先服止吐药以防呕吐，并服泻药使死亡节片在未被消化前即迅速排出。

吡喹酮：成人 0.5g、儿童 0.2~0.3g，顿服，1h 后服泻药，效果良好。

甲苯咪唑：成人 200mg，2 次/日，连服 3 日，驱绦虫率约为 80%。

阿苯达唑：对绦虫也有较好疗效，每日 400mg，连服 6 日。

（六）抗线虫药物

抗线虫药物又称“驱肠虫药”，能将寄生在肠道内的线虫杀死或驱出。目前临床上使用的驱肠虫药多为广谱抗蠕虫药。这些药主要通过干扰虫体运动或（和）干扰虫体代谢而发挥杀虫或（和）驱虫作用。常用的抗线虫药物（表 4-36）。

表 4-36　常用抗线虫药物的临床应用

药名	主要药理作用	适应证和用法	不良反应
甲苯咪唑	苯丙咪唑类衍生物，为广谱驱肠虫药，对蛔虫、钩虫、蛲虫、鞭虫、绦虫和粪类圆线虫等均有效。能杀灭蛔虫、钩虫、鞭虫、蛲虫的成虫和幼虫，还能杀灭蛔虫和鞭虫的虫卵	蛲虫病：顿服 200mg；蛔虫病：每次 200mg，顿服，儿童减半；钩虫病和鞭虫病：每次 100~200mg，2 次/日，连服 3 日；粪类圆线虫病、猪带绦虫和牛带绦虫感染：每次 300mg，2 次/日，连服 3 日；旋毛虫感染：每次 100mg，3~4 次/日，疗程 7~10 日	偶有消化道反应、头昏、嗜睡、皮肤瘙痒等 孕妇、哺乳期以及 2 岁以下幼儿和有癫痫史者禁用
阿苯达唑（内硫咪唑）	新型苯丙咪唑类衍生物，不仅对钩虫、蛔虫、鞭虫和蛲虫感染有良好治疗效果，而且能杀死钩虫、鞭虫以及部分蛔虫卵。并对华支睾吸虫病、猪带绦虫病、脑套尾蚴病和细粒棘球蚴病、旋毛虫病、粪类圆线虫病、蓝氏贾第鞭毛虫病等均有治疗效果	蛔虫和蛲虫病：400mg 顿服，儿童减半；钩虫和鞭虫病：400mg，顿服，连服 3 日；粪类圆线虫感染：400mg 顿服，连用 5~6 日，或每天 400 ~ 800mg，连服 3 日；如未治愈，1~2 周后复治 1 次；旋毛虫感染：24 ~ 32mg/（kg · 天），分 3 次服，5~7 日为 1 个疗程，必要时间隔 2 周重复 1~2 个疗程	不良反应少，少数患者有短暂的头晕、腹痛和腹泻，可自行缓解。有致畸作用，2 岁以下儿童和孕妇及哺乳期忌用

续表

药名	主要药理作用	适应证和用法	不良反应
噻嘧啶（双羟萘酸噻嘧啶）	广谱高效驱肠虫药	蛔虫病：成人或儿童，10mg/kg，顿服，连续2日；钩虫病：剂量同上，连服3日；蛲虫病：成人或儿童，5~10mg/kg，睡前顿服，连服7日	不良反应少而轻微，可自行恢复。对孕妇、急性肝炎、冠心病和严重胃溃疡者慎用
伊维菌素	一种大环内酯类的广谱驱虫药。对体内外寄生的线虫有良好驱杀作用。但对蛲虫和钩虫感染虫卵阴转率不理想，效果次于阿苯达唑	类圆线虫病：单剂量口服200μg/kg；蛔虫病：单次口服6mg；鞭虫病：（成人）单次口服12mg；盘尾丝虫病：单次量口服150μg/kg	超剂量可引起中毒，无特效解毒药。肌内注射会产生严重的局部反应
乙胺嗪	对丝虫成虫（除盘尾丝虫外）及微丝蚴均有杀灭作用	班氏丝虫病和重度马来丝虫病：总量4.2g，每日0.6g，分2~3次服（餐后）、7日为1疗程。间隔1~2个月，可应用2~3疗程；马来丝虫病也可采用大剂量短疗程：1~1.5g，夜间顿服，也可间歇服用2~3疗程；盘尾丝虫病：初期剂量宜小，按不超过0.5mg/kg，第1日1次，第2日2次，第3日增至1mg/kg，3次，如无严重反应，增至2mg/kg，日服3次，总疗程14日	毒性甚低，偶可引起食欲减退、恶心、呕吐、头晕、头痛、乏力、失眠等。孕妇、哺乳期妇女应暂缓治疗

除上述药物之外，为了克服单种药物驱虫作用的不足，将2种药物配伍，可增强协同作用，提高驱虫效果。

复方甲苯达唑每片为甲苯达唑100mg和盐酸左旋咪唑25mg，主要用于蛔虫、蛲虫、鞭虫、钩虫病及其混合感染的治疗。驱蛲虫1片顿服，4周后可复用1片；驱蛔虫、鞭虫，每日2次，每次1片，连服3日。4岁以上儿童及成人均按上述剂量。复方甲苯达唑克服了单用甲苯达唑引起蛔虫游走的不足，同时因口服吸收较少，不良反应轻。

复方阿苯达唑每片含阿苯达唑67mg和双羟奈酸噻嘧啶250mg，驱虫作用较快，克服了单用阿苯达唑排虫缓慢的不足。蛔虫和蛲虫感染成人及7岁以上患者2片/次，顿服，钩虫和鞭虫感染：3片/次，顿服，2~6岁儿童剂量减半。

复方噻嘧啶含噻嘧啶150mg和酚嘧啶150mg，按每种药物3~4mg/kg，2次/日，连服2日，对蛔虫、钩虫和鞭虫混合感染有较好疗效。

第五章　常见感染性疾病发病机制与临床治疗

本章主要对社区获得性肺炎、医院获得性肺炎、侵袭性真菌感染、急性肾盂肾炎、下尿路感染、胆道感染、阑尾炎、腹腔感染这八种常见感染性疾病的发病机制与临床治疗进行分析。

第一节　社区获得性肺炎

一、发病机制

社区获得性肺炎（community acquired pneumonia，CAP）是指在医院外罹患的感染性肺实质（含肺泡壁，即广义上的肺实质）炎症，包括具有明确潜伏期的病原体感染在入院后于潜伏期内发病的肺炎。

（一）病因

CAP 致病原的组成和耐药性在不同国家、地区之间有明显差异，而且随时间推移不断变迁。目前我国成人 CAP 最常见的病原体为肺炎支原体和肺炎链球菌。其他常见病原体有流感嗜血杆菌、肺炎衣原体、肺炎克雷伯菌、金黄色葡萄球菌。对于特殊人群（如高龄）或存在基础疾病的患者（如充血性心力衰竭、心脑血管疾病、慢性呼吸系统疾病、肾衰竭、糖尿病等），肺炎克雷伯菌及大肠杆菌等革兰氏阴性（G^-）菌则更加常见。

（二）发病机制

有的病原体为人体正常的上呼吸道定植菌，当人体免疫力下降后从上呼吸道吸入下呼吸道引起发病；有的病原体则是直接从环境中吸入下呼吸道引起发病。病原体可通过本身菌体成分引起免疫反应、分泌毒素及本身的侵袭力导致宿主细胞损伤。

二、临床表现

（1）新近出现的咳嗽、咳痰或原有呼吸道疾病症状加重，伴或不伴脓痰、胸痛、呼吸困难、咯血。

（2）伴或不伴发热。

（3）肺实变体征和（或）闻及湿啰音。

三、治疗

（一）治疗原则

（1）根据病情严重程度（CURB-65 评分），选择治疗场所。

（2）参考年龄、发病季节、基础病、既往抗菌药物使用史、病情严重程度、症状体征、影像及实验室检查表现推测可能的病原及耐药风险。

（3）合理安排病原学检查，及时启动经验性抗感染治疗。

（4）动态评估抗感染疗效。

（二）治疗方法

（1）经验性抗感染治疗：根据当地流行病学资料、结合患者情况，推测最可能的病原，按照当地细菌耐药性监测结果，选择对病原敏感的抗菌药物，并且该药物在感染部位有良好的分布。

（2）目标性抗感染治疗：一旦获得病原学结果，就可以参考体外药敏试验结果进行目标性治疗。需要注意的是，检查出的病原有可能为定植或污染的病原而并非真正的病原，需要结合其他表现综合分析，不能仅凭病原学检查结果确诊。一般痰、咽拭子等标本留取时会经过本有细菌定植的呼吸道和口腔，污染的可能性大；血、胸腔积液等标本留取时从无菌部位直接取样，污染的可能性小。

（3）疗程：抗感染治疗一般于退热 2~3 天且主要呼吸道症状明显改善后停药。不必以肺部阴影吸收程度作为停药指征，通常轻、中度患者疗程 5~7 天，重症或伴有肺外并发症患者可适当延长。非典型病原体治疗反应慢者疗程可延至 10~14 天。金黄色葡萄球菌、铜绿假单胞菌、肺炎克雷伯菌或厌氧菌等容易导致肺组织坏死，疗程可延长至 14~21 天。

第二节 医院获得性肺炎

一、发病机制

医院获得性肺炎（hospital acquired pneumonia，HAP）也称医院内肺炎（nosocomial pneumonia，NP），是指患者入院时不存在、也不处于感染潜伏期，而于入院 48 h 后在医院（包括老年护理院、康复院）内发生的肺炎，包括在医院内感染而于出院后 48h 内发生的肺炎。

（一）病因

HAP 病原学与 CAP 的病原菌谱差异很大，细菌是 HAP 最常见的病原体，约占 90%，1/3 为混合感染。不同发病时间、基础状况、病情严重程度，甚至不同地区、医院和部门，HAP 病原菌谱均存在明显差异。我国 HAP 病原菌的构成包括铜绿假单胞菌、克雷伯菌属、大肠杆菌、肠杆菌属、不动杆菌、嗜麦芽窄食单胞菌、流感嗜血杆菌、金黄色葡萄球菌、肠球菌等。

（二）发病机制

细菌入侵下呼吸道并到达肺泡的主要途径是误吸，其他少见途径尚有吸入、血行播散和直接接种。按感染来源可分为外源性感染和内源性感染，前者以接触传播居多，后者又分为原发性和继发性两类。原发内源性感染时存在口咽部和自胃肠道移行至口咽部的细菌随着口咽分泌物或气管插管等操作误吸入下呼吸道；继发内源性感染时定植于口咽部或胃肠道的细菌快速生长，进而误吸入下呼吸道所致。

进入下呼吸道细菌的数量和毒力同宿主免疫防御机制的相互作用是 HAP 发病的决定性环节。

二、临床表现

临床表现与社区获得性肺炎一样。

三、治疗

（一）治疗原则

（1）一般措施：强化医院感染控制措施和技术，重点是教育和培训，贯彻卫生指南，对高耐药感染患者进行隔离，开展医院感染重点监测。

（2）减少口咽部和胃肠道细菌定植与吸入。

（3）减少和避免外源性感染。

（4）评估危险因素及病情严重程度，据此合理使用抗菌药物，治疗休克和低氧血症等。

（二）治疗方法

（1）经验性抗菌治疗推荐：根据早发性（<5 天发病）和晚发性（≥5 天发病）HAP 病原菌谱，并参考病原菌多耐药危险因素和病情严重程度，合理选择抗菌药物治疗。

（2）临床实践中应注意的几点：

1）药物选择除参考指南推荐外，更应注意结合当地耐药监测资料，选择敏感药物治疗。

2）经验性治疗与靶向治疗统一，及时将经验性治疗向靶向治疗转换。

3）在安全范围内适当提高药物治疗剂量。

4）如果不是非发酵菌感染，且初治反应良好，则应将疗程从传统的 2～3 周缩短至 1 周，抗菌药物最初采用静脉给药，一旦病情改善且胃肠道能够耐受口服药物，则应改为口服给药。

第三节　侵袭性真菌感染

一、发病机制

侵袭性真菌感染（invasive fungal infection，IFI）系指真菌侵入人体组织、血液，并在其中生长繁殖引致组织损害、器官功能障碍、炎症反应的病理改变及病理生理过程。

（一）病因

IFI 的病原体可分为两类：真性致病菌和条件性致病菌。真性致病菌有组织孢浆菌、球孢子菌、类球孢子菌、孢子丝菌等。条件性致病菌有念珠菌、隐球菌、曲霍等，毒力低，正常人不会感染，免疫功能低下时易发病。

（二）发病机制

1. 致病性念珠菌

念珠菌是最常见的一类条件性致病菌，广泛存在于自然界中，大多无致病性。作为人体的正常菌群，只有在机体防御机制受损时才会致病。其毒力由多种因素决定，包括念珠菌与组织的黏附性、念珠菌酵母相-菌丝相的双相性等。

2. 致病性曲霉菌

曲霉菌为条件致病菌，曲霉菌孢子 2～5μm，易在空气中悬浮。吸入孢子后可引起曲霉病，肺和鼻窦最易受累，依据宿主的免疫状态可产生多种不同的临床类型。对免疫功能正常的个体，曲霉菌可成为过敏源或引起肺或鼻窦的局限性感染；对免疫功能严重受损者，曲霉菌可在肺或鼻窦处大量生长，然后播散至身体其他器官。

3. 致病性隐球菌

健康人对该菌有免疫力。该菌最常侵犯中枢神经系统，也可引起严重的肺部病变，其主要感染途径为呼吸道。隐球菌病好发于获得性免疫缺陷综合征（acquired immune deficiency sydrome，AIDS）、糖尿病、晚期肿瘤、系统性红斑狼疮、器官移植等患者。

4. 双相真菌

双相真菌是指在人体和 37°C 条件下产生酵母相，而在室温条件下产生菌丝相的一类真菌，为原发性病原真菌。

主要包括申克氏孢子丝菌、马尔尼菲青霉、荚膜组织胞浆菌、粗球孢子菌、巴西副球孢子菌、皮炎芽生菌。除孢子丝菌病多为皮肤外伤后感染外，其他真菌主要由呼吸道感染，但绝大多数感染者无症状，为自限性疾病，少数患者可发展为严重的系统性损害。

5. 致病性接合菌

接合菌纲包括毛霉目和虫霉目，大多数患者因吸入空气中的毛霉孢子而感染，其次是食入或外伤致病，肺和鼻窦最常受累。

6. 肺孢子虫

肺孢子虫主要引起肺部感染，称为肺孢子虫病（pneumocystis carinii pneumonitis，PCP），主要见于 AIDS 与免疫功能受损者。关于肺孢子虫的分类迄今仍有争议。近年来分子生物学研究显示，其与真菌有 60%的相似性，而与原虫只有 20%的相似性，故支持归为真菌。

二、临床表现

（1）呼吸系统：近期有呼吸道感染症状或体征加重；呼吸道分泌物检查提示新的肺部浸润影。

（2）腹腔：有弥漫性/局灶性腹膜炎的症状或体征，有或无全身感染表现；腹腔引流管、腹膜透析管或腹腔穿刺液标本生化或常规检查异常。

（3）泌尿系统：具有尿路刺激症状；下腹触痛或肾区叩击痛等体征，可有或无全身感染表现；尿生化检查及尿沉渣细胞数异常；留置尿管超过 7 天的，除症状体征外，发现尿液中有漂浮物或沉淀。

（4）中枢神经系统：具有中枢神经系统局灶性症状或体征（如精神异常、癫痫偏瘫、脑膜刺激征等）；脑脊液检查显示生化或细胞数异常。

（5）血源性：当出现眼底异常、心脏超声提示瓣膜赘生物、皮下结节等表现而血培养阴性时，临床能除外其他的感染部位，亦要高度怀疑存在血源性真菌感染。

（6）侵袭性真菌感染的临床表现一般与细菌感染无明显的差别，诊断主要靠影像、微生物、病理检查确诊。其诊断标准分 3 个级别：确诊、临床诊断和拟诊。一般由危险（宿主）因素、临床特征、微生物学检查、组织病理学 4 部分组成。组织病理学仍是诊断的“金标准”。

三、治疗

（一）治疗原则

（1）根据感染部位、病原菌种类选择。

（2）疗程需要较长，一般为 6~12 周或更长。

（3）严重感染的治疗宜联合用药。

（4）治疗条件致病菌感染，抗真菌的同时，治疗原发病。

（5）深部真菌感染形成感染灶（脓肿、结节、心瓣膜赘生物），根据病情需外科手术治疗。

（二）治疗方法

1. 经验性治疗

针对拟诊为 IFI 的患者，在未获得病原学结果之前，可考虑进行经验性治疗。药物的选择应综合考虑可能的感染部位、病原真菌，以及患者预防用药的种类及药物的广谱、有效、安全性和效价比等因素。关于经验性治疗的研究目前主要集中在持续发热的中性粒细胞减少症患者。

2. 抢先治疗

也称为诊断驱动治疗，针对临床诊断为 IFI 的患者。对有高危因素的患者开展连续监测，包括每周 2 次胸部摄片、CT 检查、真菌培养及真菌抗原检测等。如发现阳性结果，立即开始抗真菌治疗，即抢先治疗。抢先治疗有赖于临床医师的警觉性及实验室诊断技术的进步。抢先治疗的药物选择应依据检测到的真菌种类而定。治疗应足量、足疗程，以免复发。

3. 目标治疗

针对确诊为 IFI 的患者。以获得致病菌的药敏结果为依据，采用有针对性的治疗，也可适当依据经验治疗的疗效结合药敏结果来调整用药。

第四节　急性肾盂肾炎

急性肾盂肾炎（acute pyelonephritis）是由病原微生物在肾实质异常繁殖所致的急性炎症，是通常所指的上尿路感染。如伴有泌尿系统解剖结构和（或）功能异常、肾脏基础疾病和（或）全身性疾病导致的机体免疫功能低下，称为急性复杂性肾盂肾炎。

一、发病机制

（一）病因

细菌、病毒、真菌、支原体、衣原体等均可引起尿路感染，革兰阴性杆菌为尿路感染最常见致病菌，其中以大肠杆菌最为常见，约占全部尿路感染的 85%，其次为克雷伯菌、变形杆菌、柠檬酸杆菌属等。5%～15%的尿路感染由革兰阳性菌引起，主要是肠球菌和凝固酶阴性的葡萄球菌。真菌感染较少见，致病菌多为念珠菌。沙眼衣原体的感染常发生于有不洁性交史的患者。

（二）发病机制

绝大多数尿路感染是由细菌上行感染引起，即细菌经尿道上行至膀胱，有 30%～50%继续经输尿管上行至肾盂引起感染。小于 2%的病例是由血行感染引起，即细菌从体内的感染灶侵入血流，到达肾脏引起感染。一般认为，在机体防御功能受损的情况下，特别是存在各种易感因素，如尿路梗阻、膀胱输尿管反流及其他尿路畸形和结构异常、导尿或留置导尿、膀胱镜检查、妊娠、免疫功能低下或存在慢性肾脏病的情况下，致病力较强的细菌到达肾盂并繁殖，从而引起急性肾盂肾炎。

二、临床表现

临床表现为发热 、寒战、腰痛和（或）下腹部痛，肋脊角及输尿管点压痛，肾区压痛、叩击痛伴或不伴尿急、尿频、尿痛等膀胱刺激症状，可有恶心、呕吐、腹泻等消化道症状。

三、治疗

（一）治疗原则

首次发生的急性肾盂肾炎的致病菌 80%为大肠杆菌，在留取中段尿细菌检查标本后应立即开始治疗，首选对革兰氏阴性杆菌有效的药物，用药后 48~72 h 仍未显效，则应按药敏试验选择有效药物治疗。要求抗菌药物在尿和肾内的浓度都要高，宜选用肾毒性小的杀菌药，必要时联合用药，疗程一般 14 天。对于复杂性尿路感染，应在抗感染治疗同时，尽可能去除潜在的复杂因素，同时联合抗菌药物治疗 4~6 周。

（二）治疗方法

1. 一般治疗

急性期注意休息，多饮水、勤排尿。膀胱刺激征和血尿明显者，可口服碳酸氢钠片 1g t. i. d. 。

2. 抗感染治疗

病情较轻者可在门诊口服药物治疗，可选用喹诺酮类（左氧氟沙星）、半合成青霉素类（阿莫西林）、头孢菌素类（头孢他啶）等，疗程为 14 天。严重感染全身、中毒症状明显者可住院治疗，应静脉给药，必要时联合用药。热退 3 天后改为口服给药，完成 2 周治疗。在氟喹诺酮类药物耐药性较高和 ESBL 阳性的大肠杆菌的地区，初次用药可使用 β-内酰胺酶复合制剂、氨基糖苷类或碳氢霉烯类药物治疗。经过治疗仍有发热者，应注意肾盂肾炎并发症，如肾盂积脓、肾周脓肿、感染中毒等症。

第五节 下尿路感染

下尿路感染（lower urinary tract infection，LUTI）通常指膀胱炎（cystitis），是病原微生物在膀胱内异常繁殖所致的炎症。

一、发病机制

（一）病因

大肠杆菌是下尿路感染的主要病原菌，占70%~95%，腐生葡萄球菌占5%~10%，非细菌性病原微生物约占20%，对于伴有生殖系统病变的患者，应排除衣原体、淋球菌、滴虫、真菌和单纯疱疹病毒感染的可能。

（二）发病机制

正常情况下，尿道括约肌对细菌形成一道天然屏障，细菌经尿道上行至膀胱后，机体通过尿液的冲洗、膀胱黏膜的屏障清除入侵细菌，同时尿液及其成分具有抗菌活性，男性前列腺液也具有抗革兰氏阴性肠道菌的作用。如上述屏障受到破坏，尿路存在梗阻、畸形或结构异常使用器械检查、机体抵抗力低下或者细菌强致病力的情况下，特别是女性妊娠、性生活后、绝经后、男性前列腺肥大等情况下，细菌在膀胱内大量生长繁殖，引起膀胱炎。

二、临床表现

主要表现为膀胱刺激症状，即尿频、尿急、尿痛，可有血尿甚至肉眼血尿，部分伴有排尿困难及耻骨上不适。一般无明显的全身症状，但少数患者可有腰痛、低热（一般不超过38.5℃）。

三、治疗

（一）治疗原则

如有能够去除的复杂因素，应尽量去除。治疗应以最小的副作用、最少的细菌耐药、最低廉的费用来获得最佳的治疗效果。在无细菌培养和药敏试验结果之前，宜先选用对革兰氏阴性杆菌有效的抗菌药物，如治疗 3 天症状仍无改善，则应按药敏试验结果来选择。

（二）治疗方法

（1）首选口服方便的抗菌药物，如复方磺胺甲噁唑、诺氟沙星、环丙沙星、左氧氟沙星、半合成青霉素、头孢菌素类等抗生素，疗程为 3 天，约 90%的患者可治愈。膀胱炎患者病原菌对常用的抗感染药物左氧氟沙星和头孢菌素的敏感率有所下降，据文献报道为 55%左右，而对磷霉素和呋喃妥因敏感率较高，因此可作为备选药物。

（2）在男性、症状超过 7 天、有留置导尿管、有耐药菌感染的可能时，疗程应延长到 7 天。如尿液检查异常而细菌培养阴性，在应考虑衣原体、支原体感染的可能，宜选用半合成四环素类、大环内酯类、磺胺类药物、氟喹诺酮类，与性伙伴同时服用，1 个疗程为 7~14 天；若是老年女性，应考虑结核、真菌感染、膀胱和尿道憩室炎或憩室脓肿的可能。

第六节　胆道感染

一、发病机制

胆道感染属于胆道外科常见疾病，按发病部位可分为胆囊炎和胆管炎两类。

（一）病因

1. 急性非结石性胆囊炎（acute acalculous cholecystitis）

占急性胆囊炎的 5%~10%。预后比急性结石性胆囊炎差。常见于老年人重病者，如创伤、烧伤、长期胃肠外营养；或者大手术后患者，如腹主动脉瘤或心肺旁路手术后。病因尚不清楚，胆囊胆汁淤滞和缺血可能是发病的原因。此种胆囊炎较常发生胆囊坏死、积脓或穿孔。

2. 急性结石性胆囊炎（acute calculous cholecysttis）

是胆囊结石最常见的并发症。其主要病因：胆囊管梗阻、胆汁排出受阻，其中 80%是由胆囊结石引起的，尤其是小结石易于嵌顿在胆囊颈部引起梗阻。其他原因有胆囊管扭转、狭窄等。致病菌主要为革兰阴性杆菌、厌氧菌等。

3. 急性胆管炎

指的是胆管不同程度的梗阻合并不同程度的感染而表现出的临床综合征，总病死率 10%~30%。急性梗阻性化脓性胆管炎（acute obstructive suppurative cholangitis，AOSC）是胆道感染疾病中的严重类型，亦称为急性重症胆管炎（acute cholangitis of severe type，ACST），系因急性胆管梗阻并继发化脓性感染所致。胆总管结石是最常见的梗阻原因，其他原因还有胆道蛔虫、胆道良性狭窄、吻合口狭窄或肿瘤等。梗阻的部位可在肝内，最多见于胆总管下端。单纯肝内胆管感染又称为肝胆管炎。

致病菌几乎都是肠道细菌逆行进入胆管，革兰氏阴性杆菌检出率最高，其中大肠杆菌最常见，铜绿假单胞菌、变形杆菌和克雷伯菌次之，厌氧菌亦多见，也可混合感染。

（二）发病机制

（1）胆囊胆汁排出不畅或梗阻时，胆囊的内环境有利于细菌繁殖和生长，同时胆汁引流能力减弱。原本从肠道逆行进入胆囊的细菌无法正常地随胆汁排出，大量繁殖后引起感染症状。

（2）胆管梗阻越完全，管腔内压越高，病情越重。当胆管内压高达 30cm H_2O 时，胆汁中的细菌和毒素即可逆行进入肝窦，产生严重的脓毒血症，发生感染性休克。

（3）梗阻后局部释放炎症因子，包括溶血卵磷脂、磷脂酶 A 及前列腺素等，引起非感染性炎症，与感染产生协同作用，加重症状。

二、临床表现

（1）急性胆囊炎常在进脂肪餐后或夜间发作，表现为右上腹部的剧烈绞痛或胀痛，疼痛常放射至右肩或右背部，伴恶心呕吐，合并感染化脓时伴高热，体温可达 40°C。急性非结石性胆囊炎的临床表现不甚典型，但基本相似。

早期可有右上腹压痛或叩痛。胆囊化脓坏疽时可扪及肿大的胆囊，压痛明显，范围增大，可出现反跳痛和肌紧张。用手压于右上腹肋缘下，嘱患者腹式呼吸，如出现突然吸气暂停，称为 Murphy 征阳性，是急性胆囊炎的典型体征。很少出现黄疸，或有轻度黄疸。如果嵌于胆囊管或哈特曼氏（Hartmann）囊的结石引起胆囊炎，同时压迫胆总管，引起胆总管堵塞或者胆结石嵌入肝总管，可引起胆管炎或梗阻性黄疸。

（2）急性胆管炎常有反复发作的胆道病史，胆管梗阻的位置、程度及感染程度的不同，其临床表现也不完全相同。

1）左、右肝管汇合部以上梗阻合并感染者，腹痛轻微，一般无黄疸，以高热、寒战为主要表现。腹部多无明显压痛及腹膜炎体征，常表现为肝大。一侧肝管梗阻可出现不对称性肝大、患侧肝区叩痛和压痛。重症胆管炎时，也可出现感染性休克等症状。

2）肝外胆管梗阻合并感染主要表现为上腹部剧烈疼痛、寒战、高热和黄疸，是本病的典型症状，又称为夏科氏（Charcot）三联征，为早期症状。当胆管梗阻和感染进一步加重时，可出现低血压和神志改变，与之前的三项称为雷诺尔德（Reynolds）五联征，是诊断 AOSC 不可缺少的诊断依据。

三、治疗

（一）治疗原则

（1）禁食。

（2）经验性抗感染治疗覆盖肠杆菌（+/-）、厌氧菌（脆弱拟杆菌）。完善血培养、胆汁培养等病原学检查。

（3）化脓性胆囊炎、坏疽穿孔性胆囊炎、急性胆管炎须尽早手术。

（4）辅以解痉、止痛、支持治疗。

（二）治疗方法

（1）轻度感染首选第一、第二代头孢菌素或氟喹诺酮类。

（2）中重度感染首选β-内酰胺酶抑制剂的复合制剂、第二代头孢菌素或头孢霉素类药物。

（3）多重耐药菌感染应首选β-内酰胺酶抑制剂的复合制剂，第三、四代头孢菌素或单环类。若孢首选药物无效可改用碳青霉烯类。

（4）头孢菌素类、左氧氟沙星、单环类可加用硝基咪唑类。头孢霉素类、β-内酰胺酶抑制剂的复合制剂、碳青霉烯类本身均有良好的抗厌氧菌作用，一般不需要加硝基咪唑类。

第七节　阑尾炎

一、发病机制

阑尾炎可分为急性阑尾炎和慢性阑尾炎。急性阑尾炎是普外科最常见的急腹症，可以合并穿孔和急性腹膜炎。慢性阑尾炎可分为反复发作性阑尾炎和慢性阑尾炎两大类：前者多因急性阑尾炎时病灶未能彻底除去而残留感染致病情迁延不愈；后者可能与阑尾慢性梗阻有关。

（一）病因

1. 阑尾腔阻塞

（1）阑尾腔内异物：粪便、寄生虫、果核等。

（2）管腔壁的改变：既往有病变及系统疾病史患者阑尾管腔壁可以出现纤维化，管腔变小，如阑尾肿瘤、淋巴滤泡的明显增生。

（3）阑尾系膜过短或阑尾先天畸形，造成阑尾扭曲引起不全梗阻。

2. 腹腔内胃肠道疾病的关联影响

如急性肠炎、肠道肿瘤、血吸虫病等，都可直接蔓延至阑尾或引起阑尾腔管壁痉挛。

（二）发病机制

（1）阑尾管腔细窄、开口狭小，阑尾系膜短使阑尾弯曲呈弧形等均致使阑尾管腔易于阻塞，黏膜分泌黏液增多，腔内压力增高，血运发生障碍，易使阑尾远端死腔炎症加重。

（2）正常阑尾腔内定植有大肠杆菌和肠球菌等。当阑尾腔阻塞，阑尾蠕动障碍，血管神经失调，导致黏膜损害，细菌侵入肠道及阑尾腔黏膜。

二、临床表现

1. 腹痛

常呈阵发性。早期为阑尾发生扩张，过度收缩及克服梗阻的强蠕动引起疼痛，疼痛部位大约在脐上或脐周；数小时后炎症侵袭浆膜，腹膜壁层受到刺激出现右下腹阑尾区固定疼痛。

阑尾不同解剖位置发生炎症时，腹痛部位也有所不同，如盲肠后位阑尾炎痛在侧腰部；盆腔位阑尾炎痛在耻骨上区；肝下阑尾炎痛在右上腹部；极少数左侧阑尾炎痛在左下腹部。不同病理类型阑尾炎腹痛亦不同。

2. 胃肠道症状

早期阑尾蠕动增强时常出现恶心、呕吐，少数也可有腹泻和便秘。盆腔阑尾炎时，渗出液刺激直肠、膀胱，常持续有便意，并出现尿频、尿急、尿痛。弥漫性腹膜炎时可致麻痹性肠梗阻症状。

3. 全身症状

早期常有乏力、食欲缺乏、厌食、头痛、头晕等，炎症加重时出现口渴、脉率加速等全身症状；也可出现发热、寒战等；如伴发门静脉炎时可出现高热和黄疸。

4. 体征

主要是右下腹压痛和腹膜刺激征（老年人可因腹壁松弛而表现轻微）。随阑尾在腹腔的部位不同而异。如在盆腔，腹部检查可无压痛或肌紧张，但做直肠指检时，如已有渗出，在直肠深部前侧可有压痛；盆底部的腹膜炎推动子宫时可有压痛。阑尾和盲肠在腹膜后时亦可无转移痛，但检查时可发现腰部压痛。

三、治疗

（一）治疗原则

一般包括非手术疗法和手术疗法。阑尾切除手术在现时已公认是一个比较简单、安全的手术，所以急性阑尾炎一旦确诊，而又没有明显禁忌证时，在积极治疗并发症及减少并发症的前提下，及时、果断地采取手术治疗。

（二）治疗方法

1. 非手术治疗

（1）抗生素的选择：大多为需氧菌和厌氧菌的混合感染，厌氧菌是常见而重要的致病菌。阑尾炎患者厌氧菌检出率在75%~90%。因此，抗感染须兼顾需氧菌及厌氧菌的治疗，一般须常规使用硝基咪唑类。对难以控制的病例，可依据细菌培养和药敏试验结果来调整抗生素治疗。

（2）卧床休息，禁食，纠正电解质紊乱及酸碱失衡，穿刺引流，局部理疗，治疗伴随疾病。

2. 手术治疗

（1）阑尾切除术：现有两种方案，一种是传统的剖腹阑尾切除术；另一种是经腹腔镜阑尾切除术。经腹腔镜阑尾切除术较剖腹阑尾切除术简单、安全，且视野大，可广泛观察腹腔，排除其他病变。对于阑尾炎诊断不能肯定者，选用腹腔镜手术不仅用于治疗，还可用于诊断，尤其对于女性患者。

（2）内镜逆行阑尾冲洗及腔内支架引流：有一些病例报道，还未得到大规模临床研究认可。

第八节　腹腔感染

一、发病机制

腹腔感染主要指细菌性腹膜炎，指由细菌感染引起的，腹腔腔内壁腹膜和脏腹膜的炎症反应，是外科常见的一种严重疾病。

（一）病因

（1）原发性腹膜炎（primary peritonitis）：又称为自发性腹膜炎，一般指无明显的腹腔脏器疾病或外伤，致病菌来源于远处器官感染的血行播散或正常定植菌的迁移。致病菌多为大肠杆菌、肠球菌、肺炎球菌（呼吸道来源）。

（2）继发性腹膜炎（secondary peritonitis）：是最常见的腹膜炎，多继发于腹腔内空腔脏器破裂、穿孔或感染的直接打散。外伤引起的腹壁或内脏破裂，囊脏器内容物腹腔污染及细菌经腹壁伤口进入腹膜腔；腹腔内脏器炎症扩散也是急性继发性腹膜炎的常见原因，如急性阑尾炎、急性胰腺炎、女性生殖器官化脓性感染等，含有细菌的渗出液在腹腔内扩散引起腹膜炎。病原菌以大肠杆菌最为多见，次为肠球菌、厌氧拟杆菌、链球菌、变形杆菌等，一般都是混合性感染。

（二）发病机制

1. 血行播散

致病菌如肺炎双球菌和链球菌从呼吸道或泌尿系的感染灶，通过血行播散至腹膜。

2. 上行性感染

来自女性生殖道的细菌，通过输卵管直接向上扩散至腹腔。

3. 透壁感染

如尿路感染时，细菌透过膀胱壁进入腹膜层；又如肝硬化并发腹水、肾病、猩红热或营养不良等机体抵抗力低下时，肠壁屏障功能破坏，肠腔内细菌透过肠壁进入腹膜腔。

4. 直接扩散

如空腔脏器穿孔或破裂，腔内带有定植菌的内容物直接进入腹膜腔；又如腹腔内脏器严重感染，炎症累及器官外膜，渗出物流入腹膜腔。

二、临床表现

（1）腹痛是最常见的临床表现。疼痛的程度与发病的原因、炎症的轻重、年龄、身体素质等有关。疼痛一般都很剧烈，难以忍受，呈持续性。深呼吸、咳嗽、转动身体时疼痛加剧。患者多不愿改变体位。疼痛先从原发病变部位开始，随炎症扩散而延及全腹。

（2）腹膜受到刺激，可引起反射性恶心、呕吐，吐出物多是胃内容物。发生麻痹性肠梗阻时可吐出黄绿色胆汁，甚至棕褐色粪水样内容物。

（3）体温、脉搏的变化与炎症的轻重有关。开始时正常，以后体温逐渐升高、脉搏逐渐加快。原有病变如为感染性疾病，如阑尾炎，发生腹膜炎之前测体温已升高、发生腹膜炎后更高。年老体弱的患者体温可不升高。脉搏多加快，如脉搏快体温反而下降，这是病情恶化的征象之一。

（4）感染性休克：如出现面色苍白、虚弱、眼窝凹陷、皮肤干燥、四肢发凉、呼吸急促、口唇发绀、舌干苔厚、脉细微弱、体温骤升或下降、血压下降、神志恍惚或不清，表示已有重度缺水、代谢性酸中毒及休克。

（5）腹部体征：腹胀、腹式呼吸减弱或消失。腹部压痛、腹肌紧张和反跳痛是腹膜炎的标志性体征，尤以原发病灶所在部位最为明显。腹肌紧张的程度随病因和患者的全身状况不同而不同，胃肠或胆囊穿孔可引起强烈的腹肌紧张，甚至呈“木板样”强直；幼儿、老人或极度衰弱的患者腹肌紧张不明显，易被忽视。腹部叩诊因胃肠胀气而呈鼓音。胃十二指肠穿孔时，肝浊音界缩小或消失。腹腔内积液较多时可叩出移动性浊音。听诊时肠鸣音减弱，肠麻痹时肠鸣音可能完全消失。直肠指检如触及直肠前窝饱满及触痛，这表示盆腔已有感染或形成盆腔脓肿。

三、治疗

（一）治疗原则

（1）控制感染源是其他治疗的前提和基础。感染源控制的方法包括切除感染器官、取出异物和脓液、腹水的引流等。

（2）纠正体液和电解质失衡。

（3）采用适当的经验性抗感染治疗。

（4）支持治疗，如液体治疗、机械通气和人工营养等。

（5）如果局限感染可以通过外科手术或介入治疗。

（二）治疗方法

1. 非手术治疗

对病情较轻，腹部症状较轻或有减轻趋势者，或伴有严重心肺等脏器疾病而不能耐受手术者，可行非手术治疗。

（1）体位：一般取半卧位，以促使腹腔内渗出液流向盆腔，减少吸收和减轻中毒症状，有利于局限和引流；且可促使腹内脏器下移，腹肌松弛，减轻因腹胀挤压膈肌而影响呼吸和循环。鼓励患者经常活动双腿，以防发生下肢静脉血栓。休克患者取平卧位或头、躯干和下肢各抬高约20°的体位。

（2）禁食、胃肠减压。

（3）纠正水、电解质紊乱：根据患者的出入量及应补充的水量计算需补充的液体总量(晶体、胶体)，以纠正电解质和酸碱失衡。

病情严重的应监测脉搏、血压、尿量、中心静脉压、心电图、血细胞比容、肌酐及血气分析等，以调整输液的成分和速度，维持尿量每小时30~50mL。

（4）抗菌药物：继发性腹膜炎大多为混合感染，致病菌主要为大肠杆菌、肠球菌和厌氧菌（拟杆菌为主）。经验治疗一般采用联合用药方案，即使患者已经发现多药耐药革兰阳性菌菌株存在，也有相当高的革兰阴性菌感染的发生率，仍需常规覆盖革兰阴性菌。一旦病原微生物明确，则降阶梯为单药治疗。有条件时应尽可能监测药物浓度，时间依赖性药物的谷浓度需要超出2~5倍MIC，必要时持续性静脉滴注；而浓度依赖性药物则至少需要超出10倍MIC以上。

（5）营养支持：每天需要的热量达12 550~16 740 kJ（3 000~4 000 kcal）。在输入葡萄糖供给一部分热量的同时应补充白蛋白、氨基酸、脂肪乳剂等。长期不能进食的患者应尽早给予肠外营养；手术时已做空肠造口者，肠管功能恢复后可给予肠内营养。

（6）镇静、止痛：严重感染时往往会出现焦虑、疼痛和谵妄，需要镇静或镇痛药物，可减轻患者的痛苦、恐惧心理。但诊断不清或需进行观察的患者，暂不用止痛剂，以免掩盖病情。不恰当的使用镇静类药物还可能会延迟机械通气拆除时间，必须严密监护。

（7）血糖控制：推荐持续输注胰岛素。有研究显示血糖维持在4.4~6.1mmol/L可以显著降低死亡率。同时应注意避免发生低血糖，老年患者更易发生，故老年患者的血糖控制目标建议为8.3mmol/L。

2. 手术治疗

绝大多数的继发性腹膜炎需要及时手术治疗。

手术适应证：①非手术治疗6~8h后（一般不超过12 h），腹膜炎症状及体征不缓解反而加重者；②腹腔内原发病严重，如胃肠道穿孔或胆囊坏疽、绞窄性肠梗阻、腹腔内脏器损伤破裂、胃肠道手术后短期内吻合口漏所致的腹膜炎；③腹腔内炎症较重，有大量积液，出现严重的肠麻痹或中毒症状，尤其是有休克表现者；④腹膜炎病因不明确，且无局限趋势者。

第六章　常见感染性疾病治疗方法

本章将从感染性疾病的四大类型：病毒性感染、螺旋体感染、细菌性疾病、立克次体感染入手，对感染性疾病的治疗方法进行叙述。

第一节　病毒性感染

一、病毒性肝炎的治疗

病毒性肝炎目前还缺乏可靠的特效治疗方法，各型肝炎的治疗原则均以休息（适当休息或绝对卧床休息）、合理饮食，配合适当的药物治疗等综合疗法，避免饮酒、过度疲劳和使用损害肝脏药物。针对各型肝炎的实际情况，在病程各个时期的治疗重点要有所不同。

（一）病毒性肝炎的一般治疗

1. 休息

运动过程中糖原、蛋白质等物质代谢后将产生乳酸、氨等代谢产物，这些产物主要通过肝脏处理。如果运动量增加，代谢产物势必增加，这样就增加了肝脏的负担，使肝功能进一步恶化，因此适当休息也是一种基础治疗。有研究表明，患者自卧位到45°半卧位时，肝脏的血流量减少18%～44%，立位比仰卧位时减少40%，立位伴有运动时减少80%～85%，肝血流量的减少可直接导致肝组织营养及氧气的供应不足。正常人运动10min后，血中乳酸含量增加2.4倍，因此休息可减少体力消耗，减少糖原及蛋白质分解，减少乳酸产生，减轻肝脏的负荷，增加肝组织氧气及营养供给，促进肝细胞再生。

对临床症状不太重的一般肝炎及慢性肝炎活动期，主张适当休息，无必要绝对卧床休息。因为长期卧床休息可使患者精神负担过重，导致神经衰弱、失眠、胃肠功能减退、便秘、腹胀、肥胖等不良表现，不利于大脑功能的调节及肝脏功能的协调。患者绝对卧床休息还可因长期缺乏锻炼而导致肌张力降低，在轻微活动后即出现乏力、心悸、多汗等自主神经功能紊乱症状，易被认为是病情恶化而继续卧床休息，从而造成恶性循环。适当的活动可保持体力，有利于健康及日后工作，因此要处理好休息与活动在病情不同阶段时的关系。急性肝炎早期及急、慢性肝炎转重者应卧床休息。

2. **合理饮食**

合理饮食有利于肝细胞的再生和肝脏的修复，而不合理的摄食过多，则可增加肝脏的负担，延缓肝功能恢复，甚至加重病情。

患者以清淡饮食为主，临床症状较重的主要以流质或半流质清淡易消化食物为主，少量多餐。对于恢复期及无明显临床症状的患者，热能摄入量多主张比基础热能增加60%~70%即可，每天热能的摄入不应低于8368kJ（2000kcal），特别要注意增加蛋白质的供给。具体的饮食营养比例大约为蛋白质16%，脂肪25%~30%，糖类44%~59%，充足的维生素及水分。黄疸前期过后，食欲好转，消化道的症状明显减轻，可给予营养丰富的饮食，但不宜太油腻。

（1）蛋白质。

蛋白质可促进组织蛋白合成，有利于病情恢复。

部分肝病患者由于长期食欲不振，蛋白质的摄入严重不足，对疾病的转归相当不利，因此鼓励患者进食高蛋白质非常重要，但对于肝性昏迷患者则应严格控制蛋白质的摄入，以减少肠源性氨质来源。

输入支链氨基酸虽未能拮抗芳香族氨基酸，但可加强营养，维持正氮平衡。

（2）糖类。

糖是热能的主要来源，进食足够的糖类，使肝糖原储备充分，可增强肝细胞抗感染及抗毒素作用，减少肝组织损伤。

若热能供给已经足够，则不必强调糖类的摄入。由于肝病患者的糖耐量降低，供给过多的葡萄糖则会通过尿液排出，甚至出现肝源性尿糖。但对食欲明显减退，恶心、呕吐明显的患者，适当口服葡萄糖或白糖可保证能量的供给，对于反复呕吐的患者，应适当静脉滴注葡萄糖。综上所述，糖类的摄取要适量。

（3）脂肪。

脂肪在肝内过多沉积则可妨碍糖原的合成。肝病患者由于胆汁、消化液、消化酶等分泌减少，使脂肪难以吸收，因此不提倡大量供给脂肪，主张低脂肪。但对慢性肝炎患者不必限制脂肪的摄入，因为脂肪可增加热能，满足某些必需脂肪酸的需要，增加患者的食欲。

（4）维生素及锌。

肝病患者要多摄取高维生素类食物，同时要多饮水，以加速病毒及胆红素排出，促进病情好转。但对出现水肿的患者，应减少食盐的摄入，低钠血症患者应限制水分的摄入。锌是一些酶的组成成分，而肝病患者经常缺锌，导致患者食欲不振，免疫功能低下，故应注意补充。

3. 禁烟、酒及避免损肝药物

乙醇会加重肝细胞的损伤，因此肝病患者应杜绝饮酒。香烟中的多种有毒物质对肝脏有害，也应该禁止。另外，避免使用损害肝脏的药物，以免加重病情，如应禁用吗啡氯丙嗪磺胺药等。

4. 心理治疗

心理治疗对提高治疗的成功率有所帮助。肝病患者或病毒携带者常由于焦虑、悲观等心理负担较大而影响休息和饮食，从而加重病情，甚至诱发肝衰竭；施行心理治疗，解除患者的心理负担，有时可能比药物治疗效果更好。既要给患者信心，又要让患者有耐心。

对于众多的门诊患者，最关键的是要督促他们定期复查，以便及时处理新出现的问题。

5. 对症治疗

肝病患者有不同的临床表现，应根据具体情况，有针对性地进行对症治疗，以缓解病情，提高抗病治疗的有效性及患者参与治疗的积极性。

（1）减轻胃肠道症状。

恶心、呕吐较明显的患者，可口服或肌内注射胃复安；伴腹胀者，可口服西沙必利；伴便秘者，可口服60%乳果糖；伴食欲不振者，可给予胃复安、多酶片、消食片等。

（2）利尿。

对于腹水或水肿患者，应给予适量的利尿剂，如螺内酯（安体舒通）、呋塞米（速尿）、氢氯噻嗪（双氢克尿噻）等。

（3）止痒。

有淤胆现象的患者会随血清胆汁酸浓度升高而引起皮肤瘙痒，可给予扑尔敏、苯海拉明、消胆胺、氢氧化铝、苯巴比妥等止痒。

（二）甲型肝炎的治疗措施

甲型肝炎是一种自限性疾病，预后良好。治疗上一般主张适当休息、合理饮食、做好护理，给予一般护肝药物进行对症治疗，不主张抗病毒治疗。临床上常用中草药治疗。一般甲型肝炎经治疗后，可以完全恢复，无后遗症，不会转为慢性。甲型肝炎病毒也有可能会引起重型肝炎，应值得警惕。

甲型肝炎病毒感染的预防措施主要是保护水源，防止粪便污染，妥善处理患者的排泄物，提倡熟食，搞好饮食卫生和食具的消毒，以阻断甲型肝炎病毒的传播。加强疫情预测报告，隔离患者。

目前我国已经大量生产甲型肝炎减毒活疫苗，并已广泛用于免疫接种，获得理想的预防效果。

（三）乙型肝炎的治疗措施

1. 急性乙型肝炎

急性乙型肝炎以一般主张和支持治疗为主。早期临床症状明显，应强调卧床休息，至症状明显减轻，可逐步增加活动。于隔离期满，乙肝表面抗原（HBsAg）转阴，临床症状消失，血清总胆红素在 17.1μmol/L 以下，丙氨酸氨基转移酶（ALT）在正常值 2 倍以下时可以出院，但出院后仍应休息 1~3 个月，恢复工作后应定期复查 1~3 年。

饮食宜清淡，热能足够，蛋白质摄入争取达到每日 1~1.5g/kg（体重），适当补充 B 族维生素和维生素 C，进食过少者可由静脉补充葡萄糖及维生素 C。不强调高糖和低脂饮食。

药物治疗可根据情况选用一些非特异性护肝、降酶、退黄药物。这也是病毒性肝炎非特异性治疗的重要辅助措施，具有保护受损肝细胞，促进肝细胞再生与修复，改善症状及肝功能，改善微循环、利胆退黄等作用。临床上常用的有氨基酸、维生素类、葡萄糖、肝泰乐、谷胱甘肽、硫普罗宁、肌苷、辅酶 A、三磷酸腺苷、强力宁、甘利欣门冬氨酸钾镁、苯巴比妥、熊去氧胆酸等，以及中草药制剂或方剂。

2. 慢性乙型肝炎

（1）轻度慢性乙型肝炎。

轻度慢性乙型肝炎无须绝对卧床休息，宜动静结合。待患者症状消失，肝功能正常 3 个月以上可恢复其原来的工作，但仍需随访 1~2 年。饮食要多摄取蛋白质，避免过高热能饮食，以防止肝脏脂肪变性，也不宜进食过多的糖，以免导致糖尿病。适当使用一些非特异性护肝药，但宜精简，非特异性降低丙氨酸氨基转移酶（ALT）药如联苯双酯、垂盆草、齐墩果酸等在一些患者中可与护肝药联合应用，但停药后容易产生丙氨酸氨基转移酶（ALT）反跳，应逐渐停药。值得一提的是此时宜用抗病毒治疗。

①干扰素。

干扰素使用的指征为丙氨酸氨基转移酶（ALT）明显升高（3~5 倍正常值上限），乙型肝炎病毒复制（乙型肝炎病毒脱氧核糖核酸和乙肝 e 抗原阳性）的慢性乙型肝炎患者。不宜用于慢性乙型肝炎病毒（HBV）携带者和乙肝表面抗原（HBsAg）阴性的慢性乙型肝炎患者及失代偿期肝硬化患者、自身免疫性疾病、有重要脏器病变（严重心、肾疾患，糖尿病，甲状腺功能亢进或低下，以及神经精神异常等）患者。推荐剂量为 500 万单位，每周 3 次，疗程为 6 个月。

干扰素具有抗病毒、抗细胞分裂和免疫调节活性，是目前国内、外公认治疗病毒性肝炎有效的药物。用于病毒性肝炎治疗的主要是干扰素-α。干扰素-α 治疗慢性乙型肝炎的疗效与治疗剂量及疗程有关，治疗结束后（近期）应答（指丙氨酸氨基转移酶复常、乙型肝炎病毒脱氧核糖核酸及乙肝 e 抗原阴转）率在 40%~60%；而停药后 1 年（远期）应答率为 20%~40%。国外资料表明，干扰素-α 治疗后出现应答者，远期（随访 5~10 年）

持续应答率可达 80%~90%，而且发生肝硬化、肝癌和病死率较对照组明显降低。女性患者、肝脏病变明显活动（丙氨酸氨基转移酶明显升高，肝脏炎症、坏死病变明显者）疗效好。血清脱氧核糖核酸（DNA）水平高、母婴传播者、变异病毒株感染、合并其他病毒（如丙型肝炎病毒、丁型肝炎病毒等）感染者，疗效差。近年来，有长效干扰素，即聚乙二醇干扰素和组合干扰素，使干扰素能逐渐释放，维持血中干扰素恒定的有效浓度，其治疗慢性乙型肝炎的临床经验已在国内、外推行中。

②核苷类似物。

A. 拉米夫定（Lamivudine，双脱氧硫代胞嘧啶，3-TC）。近年来对拉米夫定治疗慢性乙型肝炎做了大量临床研究。治疗 1 年的临床试验结果：口服拉米夫定 100mg/日，于服药 2~4 周后，血清乙型肝炎病毒脱氧核糖核酸（HBV DNA）水平明显下降，乙型肝炎病毒脱氧核糖核酸（HBV DNA）持续阴转率为 80%，丙氨酸氨基转移酶（ALT）持续复常率为 60%，但乙肝 e 抗原（HBeAg）阴转率为 20%~25%，乙肝 e 抗原血清转换（血清乙肝 e 抗原阴转，乙肝 e 抗体阳转）率为 15%~20%。肝活检复查，肝脏炎症、坏死病变明显改善，肝纤维化程度亦有减轻，但过早停药，多数患者出现复发。国内专家建议，拉米夫定停药指征为在拉米夫定治疗至患者出现乙肝 e 抗原（HBeAg）血清转换后，继续用药 6 个月后复查，仍保持乙肝 e 抗原（HBeAg）血清转换者可以停药，停药后继续观察 1 年。临床发现，患者治疗前血清丙氨酸氨基转移酶（ALT）升高程度与乙肝 e 抗原（HBeAg）血清转换率密切相关。

拉米夫定治疗指征，应选择治疗前血清丙氨酸氨基转移酶（ALT）明显升高的慢性乙肝患者。对慢性乙型肝炎病毒携带者疗效不佳。

应用拉米夫定治疗 6~9 个月以上，在乙型肝炎病毒脱氧核糖核酸（HBV DNA）多聚酶 C 区，可出现 YMDD 变异，变异共分 2 型：Ⅰ型 YMDD 变异为乙型肝炎病毒聚合酶基因区（P 区基地）第 741 个核苷酸部位，A® G 置换，使乙型肝炎病毒脱氧核糖核酸（HBV DNA）多聚酶 C 区 YMDD 分子中，第 552 个密码子蛋氨酸（M）被缬氨酸（V）取代，成为 YVDD 变异；Ⅱ型 YMDD 变异为 P 基因区第 743 个核苷酸的 G® T 置换，使乙型肝炎病毒脱氧核糖核酸（HBV DNA）多聚酶 C 区 YMDD 分子中，第 55 个密码子蛋氨酸（M）被异亮氨酸（I）取代，成为 YIDD 变异。YMDD 变异株的复制能力低于野生株。一般 YMDD 变异株感染，血清中乙型肝炎病毒脱氧核糖核酸（HBV DNA）水平较低，一旦停止拉米夫定治疗后，野生株可迅速重新复制替代变异株。当发生变异株成为优势株时，可引起拉米夫定的耐药。多数人出现 YMDD 变异时，仅有乙型肝炎病毒脱氧核糖核酸（HBV DNA）重新转阳和丙氨酸氨基转移酶（ALT）重新升高，一般均低于治疗前水平，且无明显肝炎症状，可继续用拉米夫定治疗仍能有效，并可出现乙肝 e 抗原（HBeAg）血清转换，肝组织象亦有改善，但须密切观察病情变化。当患者乙型肝炎病毒脱氧核糖核酸（HBV DNA）和丙氨酸氨基转移酶（ALT）水平均高于治疗前水平，且丙氨酸氨基转移酶（ALT）水平≥5 倍正常值上限，应停用拉米夫定，换用其他抗病毒药如甘草甜素制剂，并加强保肝治疗，密切观察病情变化。如患者出现明显食欲不振、恶心、呕吐和发生黄疸，或出现肝功能失代偿改变时，不要轻易停用拉米夫定，而应积极进行保肝治疗并密切观察病情变化。因此时停药，可使野生株明显复制，引起病情进一步恶化，而产生不良后果。另外，停用拉米夫定后，由于乙型肝炎病毒迅速重新复制而引起病情恶化，可出现乙型肝炎病毒脱氧核糖核酸（HBV DNA）和丙氨酸氨基转移酶（ALT）水平明显上升，甚至发生黄疸时，应加强停药后的病情观察，出现病情恶化时，应使用抗病毒药和保肝治疗。拉米夫定的不良反应很轻。

B. 泛昔洛韦（famciclovir）。是喷昔洛韦的前体药，口服吸收良好，在体内迅速转化为喷昔洛韦，在细胞内磷酸化为三磷酸喷昔洛韦，具有抗病毒活性，可以抑制乙型肝炎病毒的脱氧核糖核酸多聚酶，阻止病毒的复制。国外一组多中心、随机、对照研究，泛昔洛韦 125~500mg，每日 3 次，疗程 16 周，治疗结束后，乙型肝炎病毒脱氧核糖核酸（HBV DNA）阴转率为 70%，并有丙氨酸氨基转移酶（ALT）恢复正常。乙肝 e 抗原（HBeAg）阴转率亦较低，但停药后血清乙型肝炎病毒脱氧核糖核酸（HBV DNA）恢复到治疗前水平。长期应用泛昔洛韦治疗亦可发生乙型肝炎病毒变异。目前主张与其他抗乙型肝炎病毒药物和免疫调节剂联合治疗。一般剂量为 500mg，每日 3 次。

C. 阿地福韦（adefovir）。阿地福韦酯（adefovir dipivoxil）为阿地福韦前体药，可以口服，口服后在体内迅速水解为阿地福韦；不需用磷酸化即有抗病毒作用。能抑制乙型肝炎病毒脱氧核糖核酸多聚酶的活性；并能进入病毒的脱氧核糖核酸（DNA）中，终止病毒脱氧核糖核酸（DNA）链的延长，抑制病毒的复制。对拉米夫定耐药的乙型肝炎病毒 YMDD 变异株，也有很强的抑制作用。

国外一组随机、双盲、安慰剂对照的临床实验，用阿地福韦 30mg，每日 1 次，疗程 12 周，治疗 53 例慢性乙肝患者，67%患者血清乙型肝炎病毒脱氧核糖核酸（HBV DNA）阴转，丙氨酸氨基转移酶（ALT）亦有明显下降。27%患者乙肝 e 抗原（HBeAg）阴转，20%出现乙肝 e 抗原（HBeAg）血清转换。阿地福韦推荐剂量为 10mg/日，不良反应轻。

D. 恩替卡韦（entecavir）。恩替卡韦是一种新的核苷类似物抗病毒药物。2005 年 3 月在美国获得 FDA 批准上市，它能有效地选择性抑制乙型肝炎病毒复制，阻断乙型肝炎病毒脱氧核糖核酸（HBV DNA）复制的三个阶段，抗病毒活性强，对拉米夫定抗药者增加剂量后有部分疗效。在拉米夫定抗药者中有部分交叉耐药，在已经完成的几项大型随机、双盲、多中心Ⅲ期临床研究均有表现，对于核苷类似物初治的乙肝 e 抗原（HBeAg）阳性或阴性慢性乙肝患者，恩替卡韦组在组织学改善、乙型肝炎病毒脱氧核糖核酸（HBV DNA）下降程度，以及丙氨酸氨基转移酶（ALT）复常方面，均显著优于拉米夫定组，对于拉米夫定治疗失效的患者，恩替卡韦仍能取得较好疗效。对于核苷类似物初治的慢性乙肝患者，治疗 48 周后，恩替卡韦组与拉米夫定组对比：在乙肝 e 抗原（HBeAg）阴性中，乙型肝炎病毒脱氧核糖核酸（HBV DNA）<400 拷贝/mL 分别为 69%和 38%，丙氨酸氨基转移酶（ALT）复常分别为 68%与 60%；在乙肝 e 抗原阴性中，乙型肝炎病毒脱氧核糖核酸（HBV DNA）<400 拷贝/mL 分别为 91%和 73%，丙氨酸氨基转移酶（ALT）复常分别为 78%和 71%。

另外，正在进行Ⅳ期临床研究的核苷类似物还有恩曲他滨（emtricitabine，FTC）和特必夫定（telbivudine，LDT）。

E. 单磷酸阿糖腺苷（Ara-amp）。治疗慢性乙型肝炎，对乙肝 e 抗原（HBeAg）和乙型肝炎病毒脱氧核糖核酸（HBV DNA）的阴转率可达 30%~40%。国内研究发现，与胸腺肽或乙肝疫苗合用，可以提高疗效。剂量为 200mg，每日 2 次（体重≤60kg 者，前 10 天 200mg，每日 2 次，以后改为 200mg，每日 1 次），肌内注射或静脉滴注，疗程为 30 日，有效者间隔半个月后，再重复 1 个疗程。不良反应有纳差、恶心、呕吐、腹泻等胃肠道反应，偶可引起白细胞及血小板降低。最严重的不良反应是肢痛症，为药物引起的神经肌肉毒性，一般很少发生，需在治疗中注意观察。

③其他抗病毒药。

膦甲酸钠（phosphonoformate；PFA；foscarnet）是一种新的广谱抗病毒药，通过抑制脱氧核糖核酸多聚酶、核糖核酸多聚酶和逆转录酶活性，具有抗病毒的作用。国内 6 家医院应用膦甲酸钠治疗 122 例重型乙型肝炎，病死率仅 21%；另外 13 家医院用膦甲酸钠治疗 378 例慢性乙型肝炎，乙肝 e 抗原（HBeAg）阴转率为 33%，乙型肝炎病毒脱氧核糖核酸（HBV DNA）阴转率为 44%。同时有丙氨酸氨基转移酶（ALT）的复常和下降。但停药后的远期疗效，尚有待进一步研究观察。剂量为 3g 加入 10%葡萄糖液 250mL 中，静脉滴注，每日 2 次，疗程为 1 个月。不良反应有低热、恶心、纳差、腹胀、头晕、头痛、腰痛、皮疹、脱发、多尿等。少数患者可出现血尿素氮和肌酐升高，血钙升高和血钾减低，应予注意。

④免疫调节剂。

免疫调节剂可以提高人体的免疫功能。尤其是对乙型肝炎病毒的特异性免疫，可以识别和破坏乙型肝炎病毒感染的靶细胞，从而清除乙型肝炎病毒。大量研究证明，慢性乙型肝炎存在免疫功能低下，尤其是对乙型肝炎病毒的特异性免疫功能降低和免疫耐受，以及免疫调节功能异常，使人体内不能清除乙型肝炎病毒。因此，在慢性乙型肝炎的抗病毒治疗中，应用有效的免疫调节剂提高人体的免疫功能，打破免疫耐受是十分重要的。免疫调节剂有非特异性和特异性两种，临床常用于治疗慢性乙型肝炎的非特异性免疫调节剂有胸腺肽、胸腺肽 al（thymosin al）、左旋咪唑涂布剂、免疫核糖核酸等。非特异性免疫调节剂提高人体对乙型肝炎病毒的免疫功能虽有一定的疗效，但疗效是有限的。特异性免疫调节剂，因其能提高人体对乙型肝炎病毒特异性免疫功能，可以特异性识别及清除乙型肝炎病毒，但目前尚无实用可靠的药物，正在研究的有治疗性疫苗，如 Pres 蛋白加乙肝 e 抗原（HBeAg）的蛋白疫苗——CTL 表位多肽疫苗、脱氧核糖核酸（DNA）疫苗等。

（2）中、重度慢性乙型肝炎。

中、重度慢性乙型肝炎的治疗除按轻度慢性乙型肝炎治疗以外，初期要注意卧床休息，加强护肝对症治疗，包括输注人血白蛋白和血浆，其用量和疗程视血液中白蛋白浓度而定；对重度慢性乙型肝炎要严密监视，注意病情发展，严防出现慢性重型肝炎。

3. 乙型肝炎的预防

乙型肝炎病毒感染预防的关键在于广泛接种乙肝疫苗及切断传播途径，对公共用餐具及茶具等应经常消毒。慢性乙型肝炎患者应尽量少接触公用食品、水源及避免从事幼托工作等。对高危人群应进行宣传教育，使之了解乙型肝炎病毒预防的有关知识，减少感染和传播的机会。对血液及血制品要严格进行筛选。

（1）乙肝疫苗。

人体对乙肝疫苗有高度的耐受性，接种后诱发的特异性免疫应答水平高，对乙型肝炎病毒的预防效果良好。

1984 年世界卫生组织（WHO）指出，要在全世界控制乙型肝炎病毒感染，最主要是对婴儿及学龄前儿童进行乙肝疫苗注射。乙肝疫苗有血源性疫苗和乙型肝炎病毒基因工程疫苗。由于血源性疫苗来源不足，目前已被淘汰，临床常用的是乙型肝炎病毒基因工程疫苗。另外，由于 pre-s 蛋白表位在乙型肝炎病毒与肝细胞黏附中的重要作用，包含有 pre-s 的乙型肝炎病毒疫苗的保护性，所以可能优于单纯的乙肝表面抗原（HBsAg）疫苗。

（2）乙肝疫苗接种方案。

新生儿要求在 24h 内、1 个月及 6 个月时分别各接种 1 次 5μg 乙肝基因工程疫苗（即“0-1-6”方案）。接种后乙肝表面抗体（抗 HBs）的检出率分别为 5%～15%、60%～80%、90%～95%，有效免疫保护力可维持多年。其他方案尚有 0-2-4、0-2-6、0-2-9、0-3-6、0-6 等，但以 0-1-6 方案效果最好。疫苗接种部位以三角肌注射效果最佳。皮内注射所需剂量少（约为肌内注射的 1/10），抗体产生速度快，适用于大规模的免疫接种，但其免疫保护力明显低于肌内注射者。接种后的免疫应答率及强度，以儿童最好，随着年龄增长逐渐下降。血清乙肝表面抗原（HBsAg）阳性个体，对乙肝表面抗原（HBsAg）蛋白已有耐受性，难以产生高水平特异性免疫应答。

（3）被动免疫。

新生儿接种乙型肝炎疫苗的同时，如联合使用高滴度抗乙型肝炎病毒免疫球蛋白 G（HBIG）注射，可提高保护率至 95%。抗乙型肝炎病毒免疫球蛋白 G（HBIG）也适用于已暴露于乙型肝炎病毒的易感者。按标准，每毫升应含抗乙型肝炎病毒免疫球蛋白 G（HBIG）200 单位，剂量一般为 0.05～0.07mL/kg 体重。

（四）丙型肝炎的治疗措施

1. 急性丙型肝炎

急性丙型肝炎治疗与急性乙型肝炎治疗基本一致，早期需强调卧床休息。丙型肝炎只有 25%左右发生黄疸，肝功能检查多为单项丙氨酸氨基转移酶（ALT）轻、中度升高。

多数学者认为，急性丙型肝炎至少有 40%～50%将慢性化，因此主张早期抗病毒治疗。目前公认的丙肝有效治疗药物为干扰素。同时要求中西医结合治疗，其效果更好。对血清丙氨酸氨基转移酶（ALT）升高的患者，干扰素（IFN）宜早期应用。虽然从远期疗效来看，急性期应用干扰素治疗与到慢性期再进行治疗，并无显著差异，但更多研究表明，初次肝活检未见癌变的患者中，10 年后约一半的患者发展为癌变，17 年后则升高至 77.2%，因此早期进行干扰素治疗还是有必要的。急性期患者早期使用干扰素治疗，丙型肝炎病毒核糖核酸（HCV RNA）清除率较高。干扰素-α300 万单位/次，3 次/周，疗程 3 个月，治疗后 1 年丙型肝炎病毒核糖核酸（HCV RNA）清除率达 41%。对血清丙氨酸氨基转移酶（ALT）正常的患者，则没必要进行干扰素治疗，否则可能诱发肝酶升高。由于丙型肝炎病毒基因 E2 区至 NS5 区容易变异，导致病毒包膜蛋白容易变异而逃逸机体免疫，所以感染丙肝病毒后的患者约有 80%转为慢性感染。目前丙型肝炎病毒有 6 个基因型，其中Ⅰb 和Ⅳ型对干扰素耐药。我国绝大多数为丙型肝炎病毒核糖核酸Ⅰb（HCV RNA Ⅰb）型感染，对干扰素有一定的耐药性。当前国内、外治疗丙型肝炎尚无特效药，唯有干扰素（IFN）治疗有一定疗效，被认为是治疗丙型肝炎的首选药物。干扰素主要分 α、β、γ 三种，抗病毒有效的是干扰素-α 和干扰素-β，γ 型用于抗纤维化。临床上广泛应用的是干扰素-α，干扰素-β 很少生产，但对干扰素-α 无效或对干扰素-α 产生抗体时，可用干扰素-β 会有一定的疗效。

干扰素-α 的抗病毒作用机制有两个方面：一是调节机体免疫，加强辅助 T 细胞 1 型作用，分泌 IL-2 等细胞因子，促使产生乙型肝炎病毒特异细胞素 T 细胞（CTL）和自然杀伤细胞（NK）的活性，又刺激巨噬细胞产生细胞因子，增强细胞免疫；同时干扰素-α 促进细胞膜上组织相容性抗原（HLA）的表达，使 CTL 更易杀伤病毒感染的靶细胞；二是干扰素 V 和细胞膜上干扰素受体-1（IFN-R1）结合，诱导细胞内染色体产生抗病毒蛋白，可通过两方面作用：一方面是诱导 2′~5′寡腺苷酸合成酶（2′~5′~AS）去诱导核糖核酸（RNA）酶 L 活化，水解信使核糖核酸（mRNA），抑制病毒蛋白的合成；另一方面通过活化蛋白激酶（PK），磷酸化起始因子（Eif-2α），使起始因子无功能化，阻断了信使核糖核酸（mRNA）翻译的启动，抑制病毒蛋白的合成，因丙型肝炎病毒是核糖核酸（RNA）病毒，它在细胞质内复制，所以对治疗丙型肝炎时起到重要作用。

2. 慢性丙型肝炎

急性丙型肝炎未经规则治疗或虽经干扰素抗病毒治疗，但仍有部分丙型肝炎病毒核糖核酸（HCV RNA）在血中持续阳性或间歇阳性而转变为慢性丙型肝炎。多数学者认为，经临床确诊的急性丙肝中，至少有 40%~50%的患者将转化为慢性肝炎，日本报道甚至为 80%。慢性丙型肝炎感染表现为两种类型：①反复发作型。即为典型的丙型肝炎病毒感染，丙氨酸氨基转移酶（ALT）在正常值以上明显波动，缓解时恢复正常。②持续异常型。即丙氨酸氨基转移酶（ALT）值表现为持续的高于正常值。

关于慢性丙型肝炎的治疗，在 1990 年第七届国际病毒性肝炎会议上推荐用干扰素-α 300 万单位/次，隔日 1 次，疗程至少 6 个月，报道有效率为 33%~53%。国内大多采用日本学者的治疗方案，即干扰素-α 300 万单位/次，每日 1 次，共 4 周，随后采用隔日注射，4~6 个月为 1 个疗程。

国内、外对丙型肝炎治疗效果判断标准已基本统一，分为治疗结束时（EOT）和停药

6～12个月随访结束时（EOF）的生化和病毒情况判定，真实疗效以随访结束时为准。如随访结束时丙氨酸氨基转移酶（ALT）正常，血清丙型肝炎病毒核糖核酸（HCV RNA）持续阴性为完全应答（CR）或持续应答（SR）。随访结束时，丙氨酸氨基转移酶（ALT）复常，丙型肝炎病毒核糖核酸（HCV RNA）阴转后又复阳，为部分应答（PR）。丙氨酸氨基转移酶（ALT）持续异常和血清丙型肝炎病毒核糖核酸（HCV RNA）阳性为无应答（NR）。

我国普通干扰素治疗慢性丙型肝炎的持续应答一般在20%～30%，其疗效取决于病毒、干扰素、机体三方面因素。

（1）病毒方面。

①丙型肝炎分6种基因型，Ⅰ型分Ⅰa型和Ⅰb型，Ⅰb型和Ⅳ型对干扰素治疗较耐药，而其他Ⅱ、Ⅲ、Ⅴ、Ⅵ型比较敏感。②血清中丙型肝炎病毒核糖核酸（HCV RNA）定量高者治疗效果差。③丙型肝炎病毒核糖核酸（HCV RNA）变异与干扰素-α治疗效果相关，Shige报道在1b型丙型肝炎病毒-NS 5A（2209-2248密码区），被称为干扰素敏感性决定区（ISDR），该区无变异者，干扰素-α治疗的持续应答只有5.9%；有1～3个点变异者持续应答为23.1%，有4点以上变异者持续应答为100%，但需进一步证实。④基因高变区变异者疗效差。

（2）干扰素-α方面。

1）剂量300万单位单一治疗，每周3次×24周，持续应答（SR）率只20%左右，如延长至一年可提高10%，LinR曾延长疗程至96周，持续应答率也只有33%。目前认为治疗如有应答，标准疗程应为1年。

2）加大干扰素-α剂量。Robert用500万～600万单位，每周3次×24周和1000万单位每周3次×24周，持续应答率分别为27.27%和29.63%，说明加大剂量，提高持续应答率还不够明显，目前认为延长疗程比加大剂量更重要。

3）干扰素注射频率增加为每日1次，疗效肯定提高，但连续6～12个月，患者依从性差，不易耐受，目前多主张初始4周，每日注射，可提高应答率。

4）干扰素-α为外来蛋白抗原，治疗3个月后可产生抗干扰素-α抗体。一般认为IFN-2α比IFN-α1b和IFN-α2b产生抗干扰素中的抗体稍多，但临床治疗效果无显著差异，复合干扰素引起抗干扰素抗体最低。

（3）机体方面。

①病程大于5年，老年人，已有肝组织明显纤维化和肝硬化者疗效较差。②合并慢性乙肝，人类免疫缺陷病毒感染，免疫缺损者，服用免疫抑制剂者疗效差。③急性丙型肝炎期，应用干扰素-α疗效好，所以必须在急性期进行干扰素治疗，疗程短，疗效高，可达到事半功倍效果。

慢性丙型肝炎在用干扰素治疗前应先测血清丙型肝炎病毒核糖核酸（HCV RNA）定量和基因分型。如为非Ⅰ型，丙型肝炎病毒核糖核酸（HCV RNA）$<10^6$拷贝/mL，可以用干扰素-α300万单位/次，最初2～4周每日注射，以后为每周3次×（26～52）周；如为

Ⅰ型，定量又在 10^6 拷贝/mL 以上，应用干扰素-α500 万单位，每周 3 次或用病毒唑联合治疗。目前认为，治疗 3~6 个月达到完全应答或部分应答者应继续用至 1 年，如为无应答者应改联合治疗或改其他有效治疗。但有报道不论有无应答继续用干扰素-α 仍可取得肝组织学的改善。对复发病例再用干扰素 a 或联合治疗仍可有效。

临床上常采用干扰素-α 加病毒唑（RBV）联合治疗。经研究干扰素-α300 万单位/次，每周 3 次×24 周联合病毒唑 1.0~1.2，每日 1 次口服×24 周，持续应答率可提高至 43%，和单用组比较，P<0.017。北京地坛医院对曾经单用干扰素-α24 周无持续应答的患者，再用干扰素-α 联合病毒唑治疗，结果丙型肝炎病毒核糖核酸（HCV RNA）持续应答率可达 24%，而继续单用干扰素-α 再治疗 24 周者持续应答率只有 6%，P<0.05。病毒唑的抗病毒机制，有人认为对辅助性 T 细胞有调节作用，而病毒唑本身抗病毒作用很弱。人体内辅助 T 细胞有 Th1、Th2、Th0 三种，主要起免疫调节作用的是 Th1 和 Th2，正常情况下两者互相制约，处于平衡状态。Th1 分泌递质有 IL-2，干扰素-γ（IFN-γ）和坏死因子-β（TNF-β），可促进淋巴因子介导和经免疫球蛋白 G2a（IgG2a）补体介导的细胞毒反应，促进巨噬细胞经抗体介导的吞噬作用和细胞内杀伤作用（ADCC），迟发型超敏反应（DTH），主要对细胞免疫有促进作用。而 The 分泌递质有 IL-4，IL-5，IL-6，IL-10，促进嗜酸性粒细胞和肥大细胞的递质释放和免疫球蛋白 M（IgM）、免疫球蛋白 G1（IgG1）抗体产生。简单地说，Th1 促进细胞免疫作用，Th1 促进体液免疫反应。而病毒唑可增强 Th1 的作用，增强细胞免疫作用，清除细胞内病毒，有加强干扰素-α 的抗病毒作用。另外，有人用干扰素-α 与其他各种免疫促进剂，如胸腺肽类制剂等联合，也有增加疗效作用。国内有人用氧化苦参碱与其联合也有使疗效增加的作用。有人用金刚烷胺（amantadine）联合治疗慢性丙型肝炎，金刚烷胺单独治疗抗病毒无效，Mangia 等观察了干扰素-α^+金刚烷胺，与干扰素-α 对照，治疗结束时应答率分别为 45.5%和 28.7%，P=0.014，停药 6 个月后随访，持续应答率 29.3%和 16.8%，P=0.036，说明联合效果更好。但 Zeuzen 随机、双盲、对照未发现联合治疗有增加抗病毒应答率，只是可减轻干扰素-α 的不良反应。Brillanti 等进行了随机对照试验，采用 40 例干扰素 500 万单位/次，隔日 1 次+病毒唑 800~1000mg/日+金刚烷脘 200mg/日，共 12 个月，20 例对照组干扰素+病毒唑，剂量同前，结果三联组治疗结束时应答率 67%，二联组应答率 10%，*P*<0.001，停药 6 个月后，持续应答率为 57%和 5%，P<0.001，疗效明显。此治疗方法尚无更多报道，有待于进一步研究探索。

近阶段有资料显示，长效干扰素应用于临床治疗中。长效干扰素是利用聚乙二醇（PEG）的无毒性、无抗原性、体内不代谢等特点与干扰素联结，可延长血中干扰素半衰期，使干扰素活性有效水平延续至一周，每周肌内注射 1 次即可。罗氏公司应用的聚乙二醇（PEG）分子量为 40kDa，以捆绑式和干扰素联结，商品名为 Pegasys；先灵葆雅公司应用的聚乙二醇（PEG），分子量为 1.2kDa，与干扰素线性联结，商品名为 Peg-intronA。一般长效干扰素 48 周疗程，治疗慢性丙型肝炎持续应答率可提高到 40%以上，若和病毒唑联合应用，持续应答率可提高到 50%以上，且对难治性慢性丙型肝炎也有一定疗效。长效干扰素的不良反应与普通干扰素类似，无明显增加。

目前尚无有效的丙型肝炎疫苗以预防丙型肝炎病毒感染，而抗丙型肝炎病毒（抗HCV）亦无被动保护作用，因此丙型肝炎病毒的预防主要采取综合措施，重点在于管理好传染源，切断传播途径，降低人群的易感性。对于有流行趋势的丙型肝炎疫区，应做到早诊断、早报告、早隔离、早治疗、早处理疫区，保护易感人群，以防进一步感染。在我国，减少输血及血制品是阻断丙型肝炎病毒传播的重点，规范供血制度、严格消毒、提高自我保护意识、大力加强公民义务献血等是减少丙型肝炎的必要措施。

（五）丁型肝炎的治疗措施

研究表明，几乎所有的丁型肝炎病毒都重叠于乙型肝炎病毒感染者中，或与乙型肝炎病毒同时感染。急性丁型肝炎与乙型肝炎病毒同时感染时，表现与急性乙型肝炎相似，所以治疗也相似。但急性丁型肝炎重叠于慢性乙型肝炎时，病情会加重，容易转变为重型肝炎。大部分患者恢复后，均转为慢性。

由于丁型肝炎与乙型肝炎病毒感染密切相关，因此丁型肝炎病毒的预防应先着重预防乙型肝炎病毒感染。乙肝疫苗的广泛接种有利于减少丁型肝炎病毒的感染。

（六）戊型肝炎的治疗措施

戊型肝炎与甲型肝炎相似，是一种自限性疾病，一般于发病后6周内可自然恢复，不会发展为慢性。治疗上同甲型肝炎一样，主张综合疗法和对症处理，不主张抗病毒治疗。特别需要注意早期诊断，及时治疗。戊型肝炎一旦病愈，则终身获得免疫。少数患者也会发展为重型肝炎，病死率为1%~2%。孕妇感染概率相对较大，且在孕6~9个月病情最重。有发生流产和死胎的危险，病死率较高，这可能与抗原-抗体复合物在肝、肾中的沉积及营养缺乏有关。

本病无特异性预防措施，须注意保护水源，防止粪便污染，不喝生水，讲究卫生。戊型肝炎病毒主动免疫可诱发高水平的抗体反应，但抗体效价很快降低，且无中和保护作用，因此难以制备有效的戊型肝炎疫苗。

（七）预防

1. 对患者和携带者的管理

对急性甲型和戊型肝炎患者应适当隔离治疗。对急性或慢性乙型、丙型和丁型肝炎患者，可根据其病情，确定是否住院或在家治疗。

2. 切断传播途径

（1）甲型和戊型肝炎。

搞好环境卫生和个人卫生，加强粪便、水源管理，做好食品卫生、食具消毒等工作，防止“病从口入”。

（2）乙、丙、丁型肝炎。

患者用过的医疗器械及用具（如采血针、针灸针、手术器械、划痕针、探针、各种内镜及口腔科钻头等）应严格消毒，尤其应加强对带血污染物的消毒处理。对慢性病毒携带者，除不能献血及从事直接接触食品和保育员工作外，可照常工作和学习，但要加强随访。提倡使用一次性注射用具；各种医疗器械及用具实行一用一消毒的措施；对带血及体液的污染物应严格消毒处理。加强血制品管理，每一个献血员和每一种血液成分都要经过最敏感方法检测 HBsAg 和抗-HCV，有条件时应同时检测 HBV DNA 和 HCV RNA。采取主动和被动免疫阻断母婴传播。

3. 保护易感人群

（1）甲型肝炎。

甲肝疫苗用于预防易感人群感染 HAV。目前，在国内使用的甲肝疫苗有甲肝纯化灭活疫苗和减毒活疫苗两种类型。灭活疫苗的成分是灭活后纯化的全病毒颗粒，而减毒活疫苗的成分以减毒的活病毒为主。减毒活疫苗水针剂具有价格低廉的特点，保护期限可达 5 年以上，但其存在疫苗稳定性差的弱点。冻干减毒活疫苗近年已经问世。灭活疫苗抗体滴度高，保护期可持续 20 年以上，由于病毒被充分灭活，不存在毒力恢复的危险，安全性有充分保障，国外均使用灭活疫苗。接种对象为抗 HAV IgG 阴性者。在接种程序上，减毒活疫苗接种一针，灭活疫苗接种两针（0，6 个月），于上臂三角肌处皮下注射，一次 1.0mL。甲肝减毒活疫苗应在冷藏条件下运输，2～8℃保存有效期为 5 个月。对近期有与甲型肝炎患者密切接触的易感者，可用人丙种球蛋白进行被动免疫预防注射，时间越早越好，免疫期为 2～3 个月。

（2）乙型肝炎。

乙型肝炎疫苗和乙型肝炎免疫球蛋白（HBIG）：接种乙型肝炎疫苗是预防 HBV 感染的最有效方法，易感者均可接种。我国原卫生部于 1992 年将乙型肝炎疫苗纳入计划免疫管理，对所有新生儿接种乙型肝炎疫苗，但疫苗及其接种费用需由家长支付；自 2002 年起正式纳入计划免疫，对所有新生儿免费接种乙型肝炎疫苗，但需支付接种费；自 2005 年 6 月 1 日起改为全部免费。因此新生儿应进行普种，与 HBV 感染者密切接触者、医务工作者、同性恋者、静脉药瘾者等高危人群，以及从事托幼保育、食品加工、饮食服务等行业的人群亦是主要的接种对象。

乙型肝炎疫苗全程接种共 3 针，按照 0、1、6 个月程序，即接种第 1 针疫苗后，间隔 1 及 6 个月注射第 2 及第 3 针疫苗。新生儿接种乙型肝炎疫苗越早越好，要求在出生后 24h 内接种。接种部位新生儿为大腿前部外侧肌肉内，儿童和成人为上臂三角肌中部肌肉内注射。单用乙型肝炎疫苗阻断母婴传播的保护率约为 87%。

对 HBsAg 阳性母亲的新生儿，应在出生后 24h 内尽早注射乙型肝炎免疫球蛋白（HBIG），最好在出生后 12h 内，剂量应>100IU，同时在不同部位接种 10μg 重组酵母或 20μg 中国仓鼠卵母细胞（CHO）乙型肝炎疫苗，可显著提高阻断母婴传播的效果。也可在出生后 12h 内先注射 1 针 HBIG，1 个月后再注射第 2 针 HBIG，并同时在不同部位接种一针 10μg 重组酵母或 20μg CHO 乙型肝炎疫苗，间隔 1 和 6 个月分别接种第 2 和第 3 针乙型肝炎疫苗。新生儿在出生 12h 内注射 HBIG 和乙型肝炎疫苗后，可接受 HBsAg 阳性母亲的哺乳。

（3）戊型肝炎。

世界上首个重组戊肝蛋白疫苗由厦门大学研制，适用于 16 岁及以上易感人群。推荐用于戊型肝炎病毒感染的重点高风险人群，如畜牧养殖者、餐饮业人员、学生和部队官兵、育龄期妇女、疫区旅行者等。接种 30μg 病毒抗原，可刺激机体产生抗戊型肝炎病毒的免疫力。

目前对丙型肝炎尚缺乏特异性免疫预防措施，丁型肝炎可以通过乙肝疫苗预防。

二、巨细胞病毒感染

巨细胞病毒（cytomegalovirus，CMV）感染是由人巨细胞病毒（human cytomegalovirus，HCMV）引起的先天或后天获得性感染。CMV 在人群中感染非常广泛，特别是近年来器官移植和艾滋病患者增多，CMV 感染问题越来越突出，已日益受到重视。CMV 感染大多呈亚临床型，显性感染者则有多样化的临床表现，严重者可导致全身性感染而死亡。本病的特征性病变是受感染细胞体积增大呈巨细胞化，胞核和胞浆内出现包涵体，故又名巨细胞包涵体病。此种病变细胞可见于全身组织、脏器，引起相应症状。

（一）抗病毒治疗

1. 更昔洛韦（ganciclovir，GCV）

是目前抗 HCMV 的首选药物。在被 HCMV 感染的细胞中，更昔洛韦可以磷酸化为有活性的 GCV，GCV 不仅能竞争性抑制三磷酸脱氧鸟苷与病毒 DNA 聚合酶结合，还可以直接插入病毒 DNA 链中，抑制 HCMV-DNA 的合成。GCV 5mg/（kg · 12h），14~21 天，继以 5~6mg/（kg · 天），6~7 天，维持治疗以及用于 AIDS 患者 HCMV 视网膜炎的治疗。GCV 的主要副作用是骨髓抑制，表现为中性粒细胞减少、贫血、血小板减少等。用粒细胞集落刺激因子可以改善上述副作用。

2. 膦甲酸（Foscarnet，FOS）

常用于不能耐受 gCV 治疗或 GCV 治疗失败的患者，并已获准用于 AIDS 患者并发 HCMV 视网膜炎的治疗。FOS 是一种非竞争性 HCMV-DNA 聚合酶抑制剂，并能抑制 HIV-1 逆转录酶的活性。FOS 60mg/（kg · 8h），共 3 周，继以 90mg/（kg · 天）维持治疗，可延缓视网膜炎的进展。主要副作用为肾毒性、电解质紊乱、明显的胃肠道症状等。

3. 西多福韦（cidofovir，CDV）

为脱氧胞苷酸类似物，不需要病毒酶激活，除了具有抗 HCMV 的作用外，对腺病毒及单纯疱疹病毒也具有抗病毒活性。推荐用法为 5mg/kg 静脉注射，每周 2 次诱导治疗，继以 5mg/kg，每周 1 次的维持治疗。主要的副作用为肾毒性，在静脉用药之前进行水化处理网时合并应用丙磺舒，可明显改善其副作用。

（二）丙种球蛋白

静脉注射丙种球蛋白抗 HCMV 效果不明显，器官移植时，丙种球蛋白与更昔洛韦联合应用，可以增加预防 CMV 感染的效果，该法用于成人骨髓移植和肾移植较肝移植效果好。高效价 CMV 免疫球蛋白可以通过对病毒表面包装糖蛋白的相互作用，中和病毒感染力，减轻组织损害。

（三）免疫治疗

转移因子（transfer factor，TF）可提高机体细胞免疫能力，增强 NK 细胞和 T 淋巴细胞杀灭病毒的能力。有研究显示单克隆抗体（monoclonal antibody，McAb）联合更昔洛韦治疗也可增强其抗病毒疗效。

（四）中药治疗

冬虫夏草、黄芪、大蒜素对 HCMV 具有一定的抑制作用。

三、水痘和带状疱疹

水痘（varicella，chickenpox）和带状疱疹（herpes zoster）是由同一种病毒即水痘—带状疱疹病毒（varicella-zoster virus，VZV）感染所引起的，临床表现不同的两种疾病。水痘为原发性感染，多见于儿童，临床特征是同时出现的全身性丘疹、水疱及结痂。带状疱疹则是潜伏于感觉神经节的水痘—带状疱疹病毒再激活后发生的皮肤感染，以沿身体一侧周围神经出现呈带状分布的、成簇出现的疱疹为特征，伴有明显疼痛，多见于成人。水痘为常见的呼吸道传染病，接触成人带状疱疹的儿童也可以患水痘。

（一）一般治疗与对症治疗

患者应隔离至全部疱疹变成干结痂为止。发热期卧床休息，给予易消化食物并注意补充水分。加强护理，保持皮肤清洁，避免搔抓疱疹处以免导致继发感染。皮肤瘙痒者可用炉甘石洗剂涂擦，疱疹破裂后可涂甲紫或抗生素软膏。

（二）抗病毒治疗

早期应用阿昔洛韦（acyclovir）已证明有一定疗效，是治疗水痘-带状疱疹病毒感染的首选抗病毒药物。每日 600~800mg，分次口服，疗程 10 天。如皮疹出现 24h 内进行治疗，则能控制皮疹发展，加速病情恢复。此外，阿糖腺苷和干扰素也可试用。重症患者可以应用丙种球蛋白。

（三）防治并发症

继发细菌感染时应及早选用抗菌药物，合并脑炎出现脑水肿者应采取脱水治疗。水痘不宜使用糖皮质激素。

（四）预防

患者应予呼吸道隔离至全部疱疹结痂，其污染物、用具可用煮沸或日晒等方法进行消毒。对于免疫功能低下、正在使用免疫抑制剂治疗的患者或孕妇等，如有接触史，可肌注丙种球蛋白 0.4~0.6mL/kg，或肌内注射带状疱疹免疫球蛋白 0.1mL/kg，以减轻病情。可通过水痘疫苗和成人带状疱疹疫苗来预防。

四、麻疹

麻疹（measles）是由麻疹病毒（measles virus）引起的急性呼吸道传染病，在我国法定的传染病中属于乙类传染病。主要的临床表现包括发热、咳嗽、流涕等呼吸道症状及眼结膜炎（畏光、流泪及眼结膜充血或出血），典型的特征性表现为口腔麻疹黏膜斑（Koplik spots）及全身皮肤红色斑丘疹。在我国，自从婴幼儿广泛接种麻疹疫苗以来，该病的发展已经基本得到了控制，但近年部分地区仍时有小范围流行。

麻疹为自限性疾病，对麻疹病毒尚无特效抗病毒药物，主要为对症治疗，加强护理，预防和治疗并发症。

（一）一般治疗

患者应单病室、按呼吸道疾病隔离至体温正常或至少出疹后 5 天；卧床休息，保持室内通风，空气新鲜，温度适宜；眼、鼻、口腔保持清洁，多饮水。对住院麻疹患儿应补充维生素 A，来降低并发症和病死率。

（二）对症治疗

高热可酌用小剂量解热药物退热或物理降温；咳嗽较重者可用祛痰镇咳药；剧咳和烦躁不安可用少量镇静药；体弱病重患儿可早期注射丙种球蛋白；必要时给氧，保证水、电解质及酸碱平衡等。

（三）并发症治疗

1. 喉炎

蒸汽雾化吸入稀释痰液，使用抗菌药物，对喉部水肿者可试用肾上腺皮质激素。喉梗阻严重时及早行气管切开。

2. 肺炎

治疗同一般肺炎，合并细菌感染较为常见，主要为抗菌药物治疗。

3. 心肌炎

出现心力衰竭者应及早静脉注射强心药物，如毛花苷 C 或毒毛花苷 K，同时应用利尿药，重症者可用肾上腺皮质激素保护心肌。

4. 脑炎

处理基本同其他病毒性脑炎。SSPE 目前无特殊治疗。

(四) 预防

预防麻疹的关键措施是对婴幼儿及其他易感者接种麻疹疫苗。

1. 管理传染源

对麻疹患者应做到早诊断、早报告、早隔离、早治疗，患者隔离至出疹后 5 天，伴呼吸道并发症者应延长到出疹后 10 天。易感的接触者检疫期为 3 周，并使用被动免疫制剂。流行期间，儿童机构应加强检查，及时发现患者。

2. 切断传播途径

流行期间避免去公共场所或人多拥挤处，出入应戴口罩；无并发症的患儿在家中隔离，以减少传播和继发医院感染。

3. 保护易感人群

(1) 主动免疫。

主要对象为婴幼儿，但未患过麻疹的儿童和成人均可接种麻疹减毒活疫苗。目前发达国家初种麻疹疫苗的年龄大多定在 15 个月，而发展中国家由于仍常有麻疹流行，初种年龄为 8 个月婴儿。第 1 次皮下注射 0. 2mL，儿童和成人剂量相同。易感者在接触患者 2 天内若接种疫苗，仍有可能预防发病或减轻病情。接种后 12 天出现 IgM 抗体，阳性率可达 95%~98%；2~6 个月后渐降，IgG 抗体仍维持一定水平；4~6 年后部分儿童已完全测不出抗体，故需复种。接种后反应较轻微，少数接种者可出现短时低热。接种疫苗的禁忌为妊娠、过敏体质、免疫功能低下（如肿瘤、白血病、使用免疫抑制剂及放射治疗者等）；活动性结核应治疗后再考虑接种；发热及一般急、慢性疾病者应暂缓接种；凡 6 周内接受过被动免疫制剂者，应推迟 3 个月接种。

(2) 被动免疫。

新生儿可从母体得到特异性抗体，免疫的半衰期大约有 3 周，随后便对麻疹病毒易感。体弱、妊娠妇女及年幼的易感者接触麻疹患者后，应立即采用被动免疫。在接触患者 5 天内注射丙种球蛋白 3mL 可预防发病。若 5 天后注射，则只能减轻症状，免疫有效期 3~8 周。

五、传染性非典型肺炎

传染性非典型肺炎是由新型冠状病毒感染引起的急性呼吸系统传染病，又称严重急性呼吸综合征（severe acute respiratory svndrome，SARS）。主要通过短距离飞沫、接触患者呼吸道分泌物及密切接触传播。临床上以发热、头痛、肌肉酸痛、乏力、干咳少痰为特征，严重者出现气促或呼吸窘迫。

（一）一般治疗

隔离期：严密隔离至达出院标准，特别是加强医护人员的个人防护。

1. 抗病毒（疗程 5~7 天）

GS/NS 100mL+利巴韦林注射液（病毒唑）10~15mg/kg q12 h iv gtt& 奥司他韦、（≥1 岁，按体重；12 岁以上，同成人）75mg bid。

2. 抗感染（始终注意二重感染）

GS/NS 100mL 4-阿奇霉素注射液 10mg/kg qd ivgtt& 莫西沙星 0. 4g qd（注意 Q-T 间期；癫痫禁用）&GS/NS 100mL 4-头孢他啶/头孢西丁钠/头孢曲松钠 2g q8 h/q12 h ivgtt。

3. 糖皮质激素

甲强龙 80~320mg/d bid。一般不推荐使用，若出现以下 3 种情况可使用。

（1）严重中毒症状，高热 3 天不退。

（2）48 h 内肺部阴影进展超过 50%。

（3）出现急性肺损伤（ALI）或急性呼吸窘迫综合征（ARDS）。

4. 平喘解痉药

（1）NS 100mL+多索茶碱 0. 1×3 支 & 氨茶碱 0. 25g ivgtt qd（始终注意心力衰竭）。

（2）NS 2mL 4-盐酸氨溴索注射液（沐舒坦）15mg 1 支雾化 bid。

（3）沙美特罗替卡松粉吸入剂 5 μg 喷雾。

（4）噻托溴铵粉吸入剂 18μg 喷雾。

（5）茶碱缓释片 0. 1g×2 bid。

（6）可待因桔梗片（西可奇）2 片 tid。

（7）乙酰半胱氨酸泡腾片 1 片 bid。

（8）氨溴索片/口服液。

（9）枸橼酸喷托维林片 25mg tid。

（10）富马酸酮替芬片 1 片 bid。

5. 上呼吸机指征

（1）经积极治疗后病情恶化。

（2）意识障碍。

（3）呼吸道分泌物多且排痰障碍。

（4）有较大呕吐反吸的可能性。

（5）呼吸形式严重异常：如呼吸频率>35~40 次/min 或<6~8 次/min；呼吸不规则；自主呼吸微弱或消失。

（6）血气分析提示严重通气或氧合障碍 PaO_2 < 50mmHg，尤其充分氧疗后仍< 50mm Hg。

（7）$PaCO_2$ 进行性升高，pH 动态下降。

（二）并发症治疗

1. 弥漫性肺间质纤维化

（1）进行性气急、干咳、肺部湿啰音或捻发音、胸片示毛玻璃状或网状阴影。

（2）泼尼松 30~40mg/天，逐周减至维持。

（3）积极抗感染，如合并真菌感染加用氟康唑。

（4）祛痰止咳平喘。

2. 急性肾损伤

（1）积极治疗原发病，及时纠正血容量。

（2）维持水、电解质平衡。

3. 急性心力衰竭

（1）突发性严重呼吸困难、端坐呼吸、咳嗽伴大量粉红色泡沫痰、两肺对称性满布湿啰音及哮鸣音。

（2）取坐位或半卧位、吸氧。

（3）呋塞米 20~40mg iv。

（4）GS 20mL+毛花苷 C 10/20mg iv 慢（注意心力衰竭处理，可加用呋塞米，晚上多发）。

（5）若不能判断是否肺功能不全，可试用氨茶碱 0. 25mg 溶 T 5%GS 20~40mL iv，或 0. 5mg 加于 5%GS 250mL ivgtt，若症状改善为肺功能不全，若不改善考虑心功能不全。

4. 弥散性血管内凝血（DIC）

（1）同时有下列 3 项以上实验异常：血小板计数、凝血酶原时间、激活的部分凝血活酶时间、凝血酶时间、纤维蛋白原水平、D–二聚体等。

（2）肝素钠：80~100 U/kg 皮下注射 q4/6 h。

（3）补充凝血因子。

六、肾综合征出血热

肾综合征出血热（hemorrhagic fever with renal syndrome，HFRS）又称流行性出血热（epidemic hemorrhagic fever，EHF），是由汉坦病毒属病毒（hantaviruses）引起的以啮齿类动物为主要传染源的自然疫源性疾病。本病的主要临床特征为发热、出血、低血压休克及肾脏损害。本病既往在我国、日本、朝鲜、韩国和俄罗斯远东地区称为“流行性出血热”，在欧洲国家称为“流行性肾病（nephropathia epidemica）”。1982 年 WHO 建议统称为肾综合征出血热，但目前政府公文和新闻媒体仍沿用流行性出血热这一疾病名称。

本病目前尚无特效疗法，主要针对各期的病理生理变化，进行综合性、预防性治疗。抓好“三早一就”（早发现、早休息、早治疗和就近在有条件的地方治疗），把好三关（休克、少尿及出血关），对减轻病情、缩短病程和改善预后具有重要意义。

（一）发热期治疗

1. 一般治疗

早期卧床休息，避免搬运，给予营养丰富、易于消化的食物。高热者可予物理降温，慎用发汗退热药物。静脉补入适量平衡盐和葡萄糖等液体，每日按 1000～1500mL 给予，发热期末每日静脉液体入量可增至 1500～2000mL，平衡盐液（如复方醋酸钠液）或生理盐水的用量可增至总量的 1/3 甚至 1/2，并及时根据体温、血压、尿量及血液浓缩情况予以调整。渗出体征明显者，应及时加用胶体液如低分子右旋糖酐、羟乙基淀粉（706 代血浆）、新鲜或冻干血浆等，以预防低血压休克的发生。

2. 抗渗出治疗

可选用钙剂、甘露醇和肾上腺糖皮质激素等。

3. 抗出血治疗

可给予维生素 C、酚磺乙胺（止血敏）、卡巴克络（安络血）及肾上腺糖皮质激素等。

4. 抗病毒治疗

本病早期（发病 3~5 日内）及时给予抗病毒治疗，具有减轻病情、缩短病程的显著作用。抗病毒治疗可选用利巴韦林（ribavirin）、α-干扰素和抗汉坦病毒单克隆抗体。利巴韦林具有广谱抗病毒作用。宜早期应用，按每日 15～30mg/kg，分两次加入 10% 葡萄糖 250mL 中静滴，成人可以利巴韦林 400～600mg 溶于 10% 葡萄糖液 250mL 内静滴，每日 2 次，疗程 3~7 日。本品对红细胞生成有抑制作用，停药后可缓解恢复；可致胎儿畸形，故孕妇忌用；大剂量应用可致心肌损害，对呼吸道疾病患者可致呼吸困难、胸痛等。

若选用 α-干扰素宜 500 万单位肌注，每日 1 次，疗程 3~5 日。

5. 免疫调控治疗

根据Ⅲ型和Ⅰ型变态反应可能参与 HFRS 发病机制的研究，可试用环磷酰胺及 HFRS

特异性转移因子和特异性免疫核糖核酸等药物治疗，同时认为联合抗过敏疗法对于本病患者具有明显的疗效。

（二）低血压休克期治疗

本病休克的发生率约为5%~20%，常见于野鼠型 HFRS 疫区。

1. 基础治疗

（1）严禁转运和搬动，宜就地抢救。

（2）严密监测血压、心率、呼吸、神志和出血情况，注意患者保暖，记24h 出入量。

（3）保持患者呼吸道畅通，常规吸氧。

（4）建立和保持静脉通路畅通，根据抢救需要及时建立多路静脉通道。

（5）寒冷季节输入的液体应加温到25℃左右。

（6）保持病室清洁卫生，积极预防和治疗其他病原体的感染。

2. 扩充血容量（液体复苏治疗）

（1）液体种类首选复方醋酸钠液、生理盐水或糖盐水等晶体液，胶体液可选用低分子右旋糖酐、羟乙基淀粉、血浆和白蛋白注射液等。

（2）补液量依据临床经验，一般低血压倾向、低血压和休克时每日输入液量分别为3000mL、4000mL和5000mL左右。按公式计算，每日补液总量：出量（尿量+排泄量）+2.4×体温升高度数（cc）×体重（kg）+1000（mL）。也可依据血红蛋白量进行计算，即血红蛋白每上升10g/L，相当于丢失血浆300mL，约需补液1000~1200mL。

（3）补液原则与速度可以参照“先快后慢、先晶后胶、晶三胶一、胶不过千”的原则施行。为了保证液体能及时快速输入，可建立2个以上静脉通道或用9号以上针头穿刺大的浅部或深部静脉，以便快速或加压输注。发生休克时，首批500mL液体应在30分钟内滴（注）入，并在其后的60~90min内快速输入1000mL，之后根据血压、脉压差、血红蛋白量、末梢循环、组织灌注及尿量的动态变化，决定滴速和用量。一般先输入晶体液，后给予胶体液。晶体液与胶体液的比例为3∶1~5∶1，渗出严重的患者可以加大胶体液，特别是血浆的比例。注意低分子右旋糖酐24h用量不宜超过1000mL，否则易加重血液的低凝状态，导致大出血。有条件时大部分胶体液应补入血浆或新鲜全血，将有助于提高血浆胶体渗透压，稳定血压，使休克逆转。

扩容是否足量，可观察是否达到了下列指标：①收缩压达12.0~13.3 kPa（90~100mmHg）；②脉压4.0kPa（30mmHg）以上；③心率100次/min左右；④尿量25mL/h以上；⑤微循环障碍缓解；⑥红细胞、血红蛋白和血细胞比容接近正常。有监护条件的HFRS危重型低血压休克的患者，可监测中心静脉压（CVP），使之达到8~12mmHg；对于进行机械通气或存在心室顺应性改变的患者推荐维持在12~15mmHg；平均动脉（MAP）维持≥65mmHg；尿量≥0.5mL/（kg·h）；中心静脉血氧饱和度（或上腔静脉 $ScvO_2$）≥70%，或混合静脉血氧饱和度（SvO_2）≥65%。

3. 纠正酸中毒

低血压休克多伴有代谢性酸中毒，可选用5%碳酸氢钠静滴，用量可根据血气结果或经验确定，24h不宜超过800mL。

4. 强心药物的应用

对老幼患者和心肺功能不全的患者，或大量快速输液可能出现心力衰竭和肺水肿的患者，可酌用毛花苷丙（西地兰）0.4mg（儿童0.02~0.03mg/kg）或毒毛旋花苷K 0.125~0.25mg（儿童0.005~0.01mg/kg），加入葡萄糖液中静脉缓慢推注，必要时12h后重复1次全量或半量注射。

5. 血管活性药物的应用

经快速补液、纠酸、强心等处理后，血压回升仍不满意者，可酌情选用多巴胺100~200mg/L、间羟胺（阿拉明）100~200mg/L及去甲基肾上腺素、多巴酚丁胺等静滴。对于所谓低排（心功不全心输出量低）高阻（外周血管阻力高）的患者，也可谨慎选用山莨菪碱、东莨菪碱或异丙基肾上腺素等扩张外周血管的药物。

6. 肾上腺糖皮质激素

可酌用氢化可的松200~300mg/天稀释后静滴或地塞米松10~15mg/天静推，也可应用甲基泼尼松龙治疗。

7. DIC或继发性纤溶的治疗

应根据临床和实验室检查结果给予DIC患者抗凝治疗，按1mg/kg体重予以肝素稀释后静滴，必要时可重复1次。应用时最好同时监测试管法凝血时间，肝素用量以凝血时间不超过25~30min为宜，肝素过量时可用等量硫酸鱼精蛋白对抗。继发性纤溶可予氨甲苯酸（止血芳酸）、6-氨基己酸或氨甲环酸（止血环酸）治疗，氨甲苯酸予以0.2~0.4g/次稀释后静滴，2~4次/日，氨基己酸4.0~6.0g/次，静脉滴注，1~3次/日。

（三）少尿期治疗

稳定机体内环境、促尿利尿和防治严重并发症是本期的治疗原则。

1. 稳定机体内环境

主要是维持水、电解质和酸碱平衡，应严格限制液体入量，每日补液量为前一日尿量和吐泻量加500~800mL，近年随着血透治疗的普及，少尿期的补液量可适度放宽。静脉补入液体应以高渗糖为主，并限制含钾药剂的应用。HFRS患者少尿期的低钠血症多为稀释性低钠，一般无须补钠治疗。本病少尿期较少出现严重高钾血症，必要时可临时推注10%葡萄糖酸钙或静脉滴注高渗葡萄糖和正规胰岛素（每4g糖加用1单位胰岛素）。有条件时应及时进行血液透析以降低过高的血钾浓度。

重度酸血症可酌用碳酸氢钠，但应注意1mL 5%碳酸氢钠中的钠量相当于3.8mL生理盐水，少尿或无尿患者不宜过多使用。

注意维持热量及氮平衡。每日糖量不低于 150~200g，以保证所需的基本热卡。也可辅以 10%脂肪乳 250~500mL/天静滴。酌用胰岛素、ATP 和辅酶 A 等。

2. 促进利尿

一般应在血压稳定 12~24h 后开始。首选 20%甘露醇 125mL 静推或快速静滴，若无效即选用呋塞米（速尿）20~40mg/次加入液体中滴注/推注，若仍未排尿可加大剂量至 100~200mg/次，每日 2~5 次。其他髓袢利尿药，如布美他尼（丁脲胺）、托拉塞米（特苏尼）也可应用。

对于高血容量综合征，除加强利尿治疗外，应争取早期血液透析超滤脱水或行导泻治疗，若无上述条件或因消化道出血不宜导泻者，可考虑放血疗法，通常 1 次可从外周或深部静脉穿刺放血 200~400mL。

3. 导泻

无血透或其他透析条件时可采用导泻治疗。多予以 20%甘露醇口服，100~150mL/次，每天 2~4 次；50%硫酸镁、番泻叶等也可选用。对于导泻治疗中排便次数较多的患者应注意并发水、电解质紊乱。

4. 血液净化治疗

可酌情选用血液透析（hemodialysis）或连续性肾脏替代疗法（continuous renal replacement therapy，CRRT）。

5. 并发症的治疗

（1）继发感染的治疗。控制继发感染应强调早期预防、早期诊断和早期治疗。早期预防包括加强病室的清洁及消毒，限制陪护和探视，注意饮食卫生，严格无菌操作，合理使用广谱抗生素和激素等。基础治疗措施包括严密观察体温、呼吸及血常规，适时抽送局部标本或血培养，加强营养和支持治疗，定时输注新鲜血浆及白蛋白。抗生素的选择应以肾毒性较低的药物为主，此类药物包括大多数青霉素类、头孢菌素（尤其是第三代及第四代头孢菌素）及喹诺酮类药物，应避免使用氨基糖苷类等肾毒性药物，以免诱发或加重肾脏损害。具体药物的选用应按照抗生素使用的一般原则进行，可参照相关文献。

（2）肺部并发症，如原发性肺水肿、肺部感染、尿毒症肺等的治疗及心脏并发症的治疗可参考相关资料。

（四）多尿期治疗

移行期及多尿早期的治疗原则同少尿期，对于尿量迅速增加的患者，应防止发生严重脱水、低血容量性休克、低血钾、低血钠及非酮症性高渗性昏迷，适时补足液体及电解质，逐渐增加蛋白及高热量饮食，对于不能进食的患者可静脉输注脂肪乳、复方氨基酸或肾脏必需氨基酸及血浆等。多尿中后期可予六味地黄丸和金匮肾气丸口服，以促进肾功能的恢复。

（五）恢复期治疗

主要应加强营养，补充高蛋白、高热量和高维生素饮食，逐渐增加活动量，可选服参苓白术散、十全大补汤和六味地黄丸等补益中药。同时测定尿常规、血常规及肾脏功能，了解肾脏损伤及贫血等的恢复情况。

（六）预防

应采取“环境治理、灭鼠防鼠、预防接种、个人防护”的综合性防治对策，以灭鼠、防鼠和预防接种为主，对高发病区的高发人群及其他疫区的高危人群应大力推行疫苗接种。

1. 加强疫情监测

搞好对疫区人、鼠间疫情动态、流行因素及发展趋势、主要传播途径和感染场所、疫区类型变化和主要疫源地变动趋势的监测。对新发生患者进行个案流行病调查，对诊断进行血清学核实，对防治措施的效果进行研究评价。在掌握流行动态、流行因素的基础上，开展对疫情的预测预报。

2. 消灭传染源

鼠类是本病的主要传染源，减少和消灭鼠类是预防肾综合征出血热行之有效的措施。应协助防疫部门查清当地疫区和宿主动物的种类、鼠类密度和带毒率。高发疫区及有条件的地区应组织专业灭鼠队灭鼠。机械、药物和生态灭鼠方法中应以药物毒杀为主。灭家鼠可用0.02%~0.03%的敌鼠钠盐或杀鼠灵，也可用磷化锌1%或1%~2%灭鼠优。灭野鼠可用2%磷化锌，0.5%~1.0%敌鼠钠盐或0.2%氯敌鼠。可在鼠类繁殖季节和本病流行季节前1~2月进行，配合捕鼠、堵鼠洞等综合措施。应结合环境治理、农田改造和兴修水利，大力抓好生态灭鼠。

3. 切断传播途径

由于本病高度散发，大范围灭鼠不仅投入大，而且难以实现将鼠密度控制到1%的指标。为此防鼠仍然是当前预防本病传播的重要措施。可采用防鼠、灭螨、防螨为主的综合措施。

（1）防鼠疫区流行季节应避免野外宿营，短期野外驻训应搭“介”字形工棚，高铺不靠墙，铺下不放食物。挖防鼠沟，做好食品的卫生消毒。应注意不用手接触鼠类及其排泄物。结合爱国卫生运动，搞好环境卫生，清除居民区内外垃圾及柴草堆，消灭鼠类栖息、孳生及活动场所。

（2）灭螨、防螨可与灭鼠同时进行，主要采用杀虫剂，杀灭人员经常活动地区及鼠洞内的螨类，可用1%~2%敌敌畏、40%乐果与5%马拉硫磷乳剂配成1%液喷洒地面，防螨应注意：①不坐卧于野外草地或稻、麦、草堆上；②进行林区、灌木区作业训练应注意暴露皮肤的防护，防止叮咬，有条件时可涂防护剂；③亦可用5‰有机磷喷洒衣服开口处，可维持半日有效。

4. **保护易感人群**

主要措施为接种汉坦病毒疫苗。目前国内上市的疫苗均为灭活全病毒疫苗，包括沙鼠/地鼠肾原代细胞疫苗（Ⅰ型、Ⅱ型和双价）、Vero细胞纯化疫苗及乳小鼠脑纯化疫苗（Ⅰ型）。我国研制生产的上述各种疫苗均采用初免3针，1年后加强1次的免疫方案，在不同疫区连续5年观察，证明其安全有效，防病效果均在93%以上，迄今已在全国对2000万人群使用。近年已报告采用2针接种即可取得良好的免疫防护效果。

此外，减毒活疫苗和基因重组疫苗仍在研究，由于抗原性较弱或由于缺乏评价安全性的动物模型，目前还难以上市应用。

七、登革热

登革热（Dengue fever）是由登革病毒引起、伊蚊传播的一种急性传染病。临床特征为起病急骤、高热，全身肌肉、骨髓及关节痛，极度疲乏，部分患者可有皮疹、出血倾向和淋巴结肿大。

目前无特效抗病毒药物治疗。

（一）普通型登革热

普通型多为自限性，故以对症治疗为主。

1. **一般治疗**

急性期应卧床休息，流质或半流质清淡饮食，防蚊隔离至完全退热。重型病例应加强护理，注意口腔和皮肤清洁，保持大便通畅。

因登革热早期不易与重症鉴别，普通型早期应密切监测血压等生命体征、神志、尿量、血细胞比容，血小板数等至退热后24～48h，以便及早发现出血及休克或器官损害表现。

2. **对症治疗**

（1）退热治疗：以物理降温为主。慎用止痛退热药物，以防在G-6-PD缺乏患者中诱发急性血管内溶血。严重毒血症患者，可短程、小剂量使用肾上腺糖皮质激素，如泼尼松口服，5mg，每天3次。对乙酰氨基酚（paracetamol，如醋氨酚 acetaminophen）可用作降温及减轻不适感，但应避免非甾体类抗炎症药物（nonsteroidal anti-inflammatory drug，NSAIDs），如布洛芬（ibuprofen）及阿司匹林（aspirin），以免加重出血。

（2）补液：尽可能以口服补液为主。有大量出汗致脱水者，应及时口服补液。切勿过量静脉补液，以免增加脑水肿发生的机会。

（3）镇静止痛：可给予安定、罗通定等对症处理。

（4）防治出血：可用卡巴克络、酚磺乙胺、维生素C及维生素K等止血药物。大出血病例，应给予输注红细胞、血浆或血小板等。

3. 抗病毒治疗

目前仍无特异性抗病毒药物可供使用。

有报道认为，可试用利巴韦林抗病毒治疗，但应早期使用。

未来抗病毒药物的研发，可能有以下几个靶点。针对 NS5 RNA-依赖 RNA 多聚酶的核苷酸类似物，其次，针对 NS3 的蛋白酶抑制剂或抑制病毒进入细胞的受体抑制剂或 5 氮端帽结合蛋白抑制剂等阻止病毒侵入或病毒复制。

（二）重症登革热的治疗

动态监测：神志、呼吸、心率、血压、血氧饱和度、尿量、红细胞比容、血小板及电解质等。

治疗原则：在循环支持治疗及出血治疗的同时，应当重视其他器官功能状态的监测及治疗；预治各种并发症。

1. 抗休克治疗

重症患者病情进展迅速，出现休克时尽早液体复苏。严重渗出者静脉给予等渗晶体液、血浆或白蛋白扩容，监测血细胞比容，调整液体复苏方案，及时纠正酸碱失衡，合理使用血管活性药物；严重出血引起的休克，应及时输注红细胞或全血等。有条件可进行血流动力学监测并指导治疗。

补液原则：重症登革热补液原则是在维持良好的组织器官灌注的情况下，可给予平衡盐等晶体液，渗出严重者应及时给予血浆或白蛋白等胶体液。如无出血病例不宜输入血细胞，以免加重血液浓缩。根据患者血细胞比容、血小板、电解质情况随时调整补液的种类和数量，在尿量达约 0. 5mL/（kg·h）的前提下，应尽量减少静脉补液量。

2. 出血的治疗

尽量避免侵入性的医疗措施，如肌注，插胃管、尿管等。

（1）出血部位明确者，如严重鼻出血给予局部止血。胃肠道出血者给予制酸药；应用常规的止血药物。

（2）严重出血者，根据病情及时输注红细胞。

（3）严重出血伴血小板显著减少者，应输注血小板。

3. 器官损害对症治疗

出现脑膜炎时应快速静脉滴注 20%甘露醇脱水，150~250mL/次，每 4~6h 一次。对呼吸中枢受抑制者应及时使用人工呼吸机。

4. 激素

严重毒血症状病例，可用短期（3~5 天）静滴肾上腺糖皮质激素，以减轻高热等毒血症状和改善休克、脑水肿或呼吸窘迫综合征。

5. 防治 DIC

有 DIC 征象时忌用肝素，根据病情需要补充血小板及凝血因子。

（三）预防

1. 控制传染源

地方性流行区或可能流行地区要做好登革热疫情监测预报工作，加强国境卫生检疫，做到早发现，早诊断，及时隔离治疗。但隔离患者并不足以控制本病的流行。

2. 切断传播途径

防蚊灭蚊是预防本病最重要的措施。流行区应加强宣传，改善卫生环境，消灭伊蚊孳生地。广泛开展喷洒杀蚊剂来消灭蚊虫。

3. 保护易感人群

以个人防护为主，做好个人防蚊措施。疫苗的研制有一定的困难，与病原体病毒特性的复杂性及需要同时对四种类型病毒产生免疫反应有关。目前已有几种疫苗进入临床试验阶段，但尚未能推广应用。

八、流行性乙型脑炎

流行性乙型脑炎简称乙脑，在国际上称日本脑炎。是由乙脑病毒引起的以脑实质炎症为主要病变的急性传染病。本病经蚊虫传播。主要分布在亚洲，多为夏秋季流行。临床上以高热、意识障碍、抽搐、病理反射及脑膜刺激征为特征。重症者伴中枢性呼吸衰竭，病死率高达 10%~30%，可留有后遗症。

目前尚无特效的抗病毒治疗药物，乙脑病情重、变化快，早期可试用利巴韦林、干扰素等。同时采取积极的对症支持治疗，维持水和电解质平衡，密切监测病情变化，处理好高热、抽搐，控制脑水肿和呼吸衰竭等危重症状，以降低死亡率及减少后遗症的发生。

（一）一般治疗

病室应安静，室温控制在 30℃以下。密切监测患者精神、意识、体温、生命体征及瞳孔的变化。补充足够的营养和维生素，重型患者静脉输液不宜过多，以免加重脑水肿，一般成人每天补液约 1500~2000mL，儿童每天约 50~80mL/kg，同时给予补充钾盐，纠正酸中毒。昏迷的患者应定时翻身、拍背、吸痰以防止肺部感染及褥疮的发生，抽搐的患者应设防护栏以防坠床。

（二）对症治疗

高热、抽搐、呼吸衰竭是危及患者生命的三大主要症状，并且互为因果，恶性循环。

因而，及时控制高热、抽搐、呼吸衰竭是抢救乙脑患者的关键。

1. 降温

高热患者采用物理降温为主，药物降温为辅，使体温控制在38℃以下。物理降温包括冰敷额部、枕部和体表大血管部位，如腋下、颈部及腹股沟等处，30%～50%乙醇或温水擦浴，冷水灌肠等。降温不宜过快、过猛，禁用冰水擦浴，以免引起寒战和虚脱。药物降温应防止用药过量，导致大量出汗而引起循环衰竭。必要时可采用亚冬眠疗法，肌内注射氯丙嗪及异丙嗪各0.5～1mg/kg，每4～6h一次，疗程一般为3～5天。同时加用物理降温，使体温降至38℃以下。氯丙嗪的缺点是导致呼吸道分泌物增多，抑制呼吸中枢及咳嗽反射，以致痰堵，故用药过程中应保持呼吸道通畅，密切监测生命体征。

2. 惊厥或抽搐处理

根据病因采取对症措施。①高热所致者，以降温为主；②脑水肿或脑疝所致者，给予脱水治疗。一般可用20%甘露醇静脉滴注或推注（20～30min内），每次1～1.5g/kg，根据病情可每4～6h重复使用，或可加50%葡萄糖、呋塞米、肾上腺皮质激素静脉注射，注意水与电解质平衡；③因缺氧所致者，应及时吸痰，保持呼吸道通畅，必要时可做气管切开；④脑实质病变引起的抽搐，可给予镇静剂或亚冬眠疗法。镇静剂在有抽搐先兆时即予以应用，并及时停药，注意给药时间。常用的镇静剂有地西泮，成人每次10～20mg，儿童每次0.1～0.3mg/kg（每次不超过10mg），肌内注射或缓慢静脉注射，还可用水合氯醛鼻饲或灌肠，成人每次1～2g，儿童每次60～80mg/kg（每次不超过1g）。巴比妥钠可用于预防频繁的抽搐，可加用氢化可的松治疗；⑤电解质紊乱所致者，低钙引起的抽搐应及时补充钙剂，脑性低钠引起的可用3%的生理盐水静注。

3. 呼吸衰竭处理

（1）保持呼吸道通畅：定时吸痰、翻身拍背，必要时可用化痰药（糜蛋白酶、沐舒坦等）和糖皮质激素雾化吸入，必要时可采用气管插管及气管切开建立人工气道。

（2）氧疗：增加吸入氧浓度来纠正患者缺氧状态，一般用鼻导管或面罩给氧。

（3）应用脱水剂：脑水肿所致者应加强脱水治疗。

（4）中枢性呼吸衰竭时可使用呼吸兴奋剂：首选洛贝林，成人每次3～6mg，儿童每次0.15～0.2mg/kg，肌内注射或静脉滴注；亦可选用尼可刹米，成人每次0.375～0.75g，儿童每次5～10mg/kg，肌内注射或静脉滴注；其他如盐酸哌甲酯（利他林）、二甲弗林（回苏林）等可交替或联合使用。

（5）改善微循环：使用血管扩张剂可改善脑循环、减轻脑水肿、解除血管痉挛和兴奋呼吸中枢。常用东莨菪碱，成人每次0.3～0.5mg，儿童每次0.02～0.03mg/kg，或山莨菪碱（654-2），成人每次20mg，儿童每次0.5～1mg/kg，加入葡萄糖液中静脉滴注，10～30min重复一次，一般1～5天；此外还可使用阿托品、酚妥拉明等。纳洛酮是特异性的吗啡受体拮抗剂，对退热，止痉、神志转清、纠正呼吸衰竭等方面有较好的作用，可早期应用。

4. 循环衰竭处理

给予补充血容量，应用升压药、强心剂、利尿药等，同时注意电解质平衡。

5. 其他

肾上腺皮质激素的使用目前尚未统一。有人认为激素具有抗炎、退热，降低毛细血管通透性和减少渗出，降低颅内压和防止脑水肿等作用；有人认为激素可抑制机体的免疫功能，增加继发感染机会，且疗效不显著。临床上应根据具体情况在重型患者的抢救中酌情使用。

（三）恢复期和后遗症治疗

此期应加强护理，防止褥疮和继发感染，进行适当锻炼，或结合物理疗法、中医治疗等。

（四）预防

乙脑的预防应采取灭蚊、防蚊及预防接种为主的综合措施。

1. 控制传染源

及时隔离、治疗患者，直至体温正常方可解除隔离。注意搞好饲养场所环境卫生，人畜居地分开。

2. 切断传播途径

防蚊灭蚊是预防乙脑病毒传播的重要措施。猪是乙脑传播的主要中间宿主，乡村及饲养场所要积极做好牲畜场的环境卫生，有条件的对母猪及家禽可进行疫苗接种，并注意使用蚊帐等措施防止被蚊虫叮咬。

3. 保护易感人群

接种乙脑疫苗是保护易感人群强有力的措施。目前被推荐的乙脑疫苗是日本鼠脑提纯灭活疫苗和中国地鼠肾细胞灭活疫苗。我国使用的是后者的减毒活疫苗，保护率可达60%~90%。接种对象主要是10岁以下儿童和从非流行区进入流行区的人员，一般接种2次，间隔7~10天，第二年可加强注射一次，连续3次加强后，可获得较持久的免疫力。我国目前大规模生产的减毒活疫苗价格低廉，不良反应少，免疫原性良好。

九、脊髓灰质炎

脊髓灰质炎是由脊髓灰质炎病毒引起的急性肠道传染病，临床表现主要为急性弛缓性麻痹，一部分病例可能有永久性的肢体麻痹。目前我国已基本消灭了野毒株感染病例。

本病无法治愈，目前也尚无特效抗病毒治疗方法。治疗原则主要是对症治疗、缓解症状、促进恢复、预防及处理并发症、康复治疗。

（一）前驱期及瘫痪前期

1. 一般治疗

卧床至热退后 1 周，避免各种引起瘫痪发生的因素，如剧烈活动、肌内注射、手术等。保证补液量及热量的供给。

2. 对症治疗

必要时可使用退热药物、镇静剂缓解全身肌肉痉挛和疼痛；适量的被动运动可减少肌肉萎缩、畸形发生。对发热较高、病情进展迅速者，可采用丙种球蛋白肌注，以中和血液内可能存在的病毒。肾上腺皮质激素如泼尼松（强的松）、地塞米松等有退热、减轻炎症和水肿等作用，可用于严重病例，疗程 3~5 天。

（二）瘫痪期

1. 保持功能体位

患者应躺在有床垫的硬板床上，瘫痪肢体应保持在功能位置上，以避免产生垂腕垂足等现象。卧床时保持身体成一直线，膝部略弯曲，髋部及脊柱用板或重物使之挺直，踝关节成 90°。疼痛消失后应积极做主动和被动锻炼，以防止骨骼和肌肉萎缩、畸形。

2. 营养补充

予以充足的营养及充足的水分，维持电解质平衡。

3. 药物促进功能恢复

使用神经细胞的营养药物如维生素 B_1、维生素 B_{12} 及促神经传导药物地巴唑；增进肌肉张力药物，如加兰他敏等，一般在急性期后使用。

4. 延髓型瘫痪处理

①保持气道通畅：采用头低位，避免误吸，最初几日可使用静脉途径补充营养。若气管内分泌物较多，应及时吸出，防止气道梗阻。②监测血气、电解质、血压等，发现问题及时处理。③声带麻痹、呼吸肌瘫痪者，需行气管切开术，必要时使用呼吸机辅助通气。

（三）恢复期及后遗症期

体温恢复正常，肌肉疼痛消失和瘫痪停止发展后应进行积极康复治疗。若畸形较严重，可行外科矫形治疗，此外还可通过中医按摩、针灸、推拿、康复锻炼及其他理疗措施促进瘫痪肌肉的功能恢复。

（四）预防

1. 管理传染源

早期发现患者，及时疫情报告，进行详细的流行病学调查。患者自起病日起至少隔离

40 天，最初 1 周应同时强调呼吸道和胃肠道隔离，1 周后单独采用消化道隔离即可。患者粪便、便盆、食具和居住环境按要求的方法进行消毒。密切接触者应医学观察 20 天，对于病毒携带者应按患者的要求隔离。

2. 切断传播途径

急性期患者粪便用 20%含氯石灰乳剂，将粪便浸泡消毒 1~2h 或用含氯消毒剂浸泡消毒后再排放，沾有粪便的尿布、衣裤应煮沸消毒，被服应日光曝晒。加强水、粪便和食品卫生管理。

3. 保护易感人群

（1）本病流行期间，儿童应少去人群众多场所，避免过分疲劳和受凉，推迟各种预防注射和不急需的手术等，以免促使顿挫型变成瘫痪型。

（2）主动免疫。主动免疫是预防本病的主要且有效的措施。自 1955 年采用疫苗预防脊髓灰质炎之后，发病率有非常显著的下降。

①减毒活疫苗（OPV）：口服，使用方便，95%以上接种者可产生长期免疫，但由于是活病毒，故不可用于免疫功能缺陷者或免疫抑制剂治疗者。我国从 1960 年开始自制脊髓灰质炎减毒活疫苗，一种是三型单价糖丸，另一种是混合多价糖丸，为Ⅰ、Ⅱ、Ⅲ型混合物，目前普遍采用此型疫苗。一般首次免疫从 2 月龄开始，2、3、4 月龄各服 1 次，4 岁时再加强免疫一次。服用疫苗后 2 周，体内可产生特异性抗体，1~2 个月可达有效水平，三剂服用完成后产生的免疫力可维持 5 年，加强免疫 1 次可维持终身。在极少数情况下，疫苗株病毒可突变，重新具有对神经系统的毒性作用，导致受接种者或接触人群发生疫苗相关性麻痹性脊髓灰质炎（vaccine associated paralytic poliomyelitis，VAPP），在我国发生率约 1/125 万，但该疫苗的优点仍远远超过其缺点，在我国实践中，口服疫苗的效果仍然是满意的。

②灭活疫苗（IPV）：较为安全，可用于免疫功能缺陷者及接受免疫抑制剂治疗者，可与白喉、百日咳、破伤风等疫苗混合注射，避免活病毒突变恢复毒力的可能性，不受肠道内其他病毒的干扰，接种后保护率可达 70%~90%。但价格昂贵，抗体产生缓慢，免疫维持时间短，需重复注射，肠道内无抗体产生，接种后不能防止感染和携带病毒，只能防止发病，灭活不完全可引起接种者发病。

（3）被动免疫。未服过疫苗的幼儿、孕妇、医务人员、免疫低下者、扁桃体摘除等局部手术后或先天性免疫缺陷的患者及儿童，若与患者密切接触，应及早肌内注射丙种球蛋白。推荐剂量 0.3~0.5mL/kg，每月 1 次，连用 2 次，免疫效果可维持 2 个月。

十、风疹病毒感染

风疹是由风疹病毒引起的急性呼吸道传染病，呈世界性分布，在我国归属于法定丙类传染病，一年四季均可发生，以冬春季节发病为多，易感年龄以 1~5 岁为多，故流行多见于学龄前儿童。自风疹疫苗问世以来，发病率明显下降。风疹临床症状轻微，但孕妇妊娠早期初次感染风疹病毒后，病毒可通过血胎屏障进入胎儿，常可造成先天性胎儿畸形、死胎、早产。因此，风疹的早期确诊及预防极为重要。

（一）一般治疗

隔离期：隔离至出疹后5天。

（1）抗病毒：疗程5~7天。

GS/NS 100mL+利巴韦林注射液（病毒唑）10~15mg/（kg·天）q12h ivgtt。

（2）对症支持治疗。

（二）并发症治疗

1. 脑炎

（1）抗病毒。

（2）对症：退热、降颅压。

2. 心肌炎

（1）卧床休息至热退3~4周。

（2）抗病毒、维生素C和极化液改善心肌缺血。

3. 关节炎

休息及对症处理。

（三）预防

（1）接种疫苗。

①常用麻疹-流行性腮腺炎-风疹联合疫苗和麻疹-流行性腮腺炎-风疹-水痘联合疫苗。

②被动免疫：免疫球蛋白0.5mL/kg。

（2）如经病毒及血清学检查证实在妊娠4个月内确已感染风疹应考虑终止妊娠。

十一、手足口病

手足口病（hand-foot-and-mouth disease）是指由肠道病毒，以柯萨奇A组16型（c.x A16）、肠道病毒71型（EV71）为主的感染引起手、足、臀、口腔等部位出现红色斑丘疹、疱疹，伴或不伴发热的一种急性传染病。少数病例可出现脑炎、脑脊髓炎、肺水肿、循环障碍等，多由EV71感染引起，致死原因主要为脑干脑炎及神经源性肺水肿。

（一）普通病例治疗

1. 一般治疗

注意隔离，避免交叉感染。适当休息，清淡饮食，做好口腔和皮肤护理。

2. 对症治疗

发热等症状采用中西医结合治疗。

（二）重症病例

1. 神经系统受累治疗

（1）控制颅内高压：限制力量，积极给予甘露醇降颅压治疗，每次 0.5~1.0g/kg，每 4~8h 一次，20~30min 快速静脉注射。根据病情调整给药间隔时间及剂量。必要时加用呋塞米。

（2）酌情应用糖皮质激素治疗，参考剂量：甲基泼尼松龙 1~2mg/（kg·天）；氢化可的松 3~5mg/（kg·天）；地塞米松 0.2~0.5mg/（kg·天）。病情稳定后，尽早减量或停用。个别病例进展快、病情凶险，可考虑加大剂量，如在 2~3 天内给予甲基泼尼松龙 10~20mg/（kg·天）（单次最大剂量不超过 1g）或地塞米松 0.5~1.0mg/（kg·天）。

（3）酌情应用静脉注射免疫球蛋白，总量 2g/kg，分 2~5 天给予。

（4）其他对症治疗：降温、镇静、止惊。

（5）严密观察病情变化，密切监护。

2. 呼吸、循环衰竭治疗

（1）保持呼吸道通畅，吸氧。

（2）确保两条静脉通道通畅，监测呼吸、心率、血压和血氧饱和度。

（3）呼吸功能障碍时，及时气管插管使用正压机械通气，建议呼吸机初调参数：吸入氧浓度 80%~100%，PIP：20~30cmH_2O，PEEP：4~8 cmH_2O，f：20~40 次/min，潮气量 6~8mL/kg。根据血气、X 线胸片结果随时调整呼吸机参数。适当给予镇静、镇痛。如有肺水肿、肺出血表现，应增加 PEEP，不宜进行频繁吸痰等降低呼吸道压力的护理操作。

（4）在维持血压稳定的情况下，限制液体入量（有条件者根据中心静脉压、心功能、有创动脉压监测调整液量）。

（5）头肩抬高 15°~30°，保持中立位；留置胃管、导尿管。

（6）药物应用：根据血压、循环的变化可选用米力农、多巴胺、多巴酚丁胺、酚妥拉明等药物；酌情应用利尿药物治疗。

（7）保护重要脏器功能，维持内环境的稳定。

（8）监测血糖变化，严重高血糖时可应用胰岛素。

（9）抑制胃酸分泌：可应用胃黏膜保护剂及抑酸剂等。

（10）继发感染时给予抗生素治疗。

3. 恢复期治疗

（1）促进各脏器功能恢复。

（2）功能康复治疗。

（3）中西医结合治疗。

（三）预防

（1）饭前便后、外出后要用肥皂或洗手液等给儿童洗手，不要让儿童喝生水、吃生冷食物，避免接触患病儿童。

（2）看护人接触儿童前、替幼童更换尿布、处理粪便后均要洗手，并妥善处理污物。

（3）婴幼儿使用的奶瓶、奶嘴使用前后应充分清洗。

（4）本病流行期间不宜带儿童到人群聚集、空气流通差的公共场所，注意保持家庭环境卫生，居室要经常通风，勤晒衣被。

（5）儿童出现相关症状要及时到医疗机构就诊。患儿不要接触其他儿童，父母要及时对患儿的衣物进行晾晒或消毒，对患儿粪便及时进行消毒处理；轻症患儿不必住院，宜居家治疗、休息，以减少交叉感染。

（6）每日对玩具、个人卫生用具、餐具等物品进行清洗消毒。

（7）托幼单位每日进行晨检，发现可疑患儿时，采取及时送诊、居家休息的措施；对患儿所用的物品要立即进行消毒处理。

（8）患儿增多时，要及时向卫生和教育部门报告。根据疫情控制需要，当地教育和卫生部门可决定采取托幼机构或小学放假措施。

第二节　螺旋体感染

一、钩端螺旋体病

钩端螺旋体病是由致病性钩端螺旋体引起的自然疫源性急性传染病。我国除少数干旱少雨地区外，大多数省份均发现有本病存在，尤其是长江流域及其以南地区。人类本病的临床表现复杂，轻型似流感，重型表现为肺出血型、黄疸出血型及脑膜脑炎型等。肺弥漫性出血、心肌炎、溶血性贫血及肝肾功能衰竭为常见致死原因。

（一）治疗

隔离期：隔离患者至治愈。

（1）抗感染。疗程7~10天。

1）青霉素首剂40万U，之后每日120万~160万U tid im。

2）链霉素0.5g im q12 h。

3）多西环素200mg/天 po bid。

（2）郝氏反应。

①为预防郝氏反应可在开始治疗前1天给予泼尼松5~10mg po tid，连用3天。

②NS 100mL+地塞米松注射液10mg ivgtt。

③NS 100mL+甲强龙40mg ivgtt。

（3）对症治疗。

（二）并发症治疗

1. 眼后发症

（1）以葡萄膜炎、虹膜睫状体炎、脉络膜炎等常见。

（2）积极抗感染。

（3）后马托品眼膏、醋酸氢化可的松滴眼液。

2. 闭塞性脑动脉炎（烟雾病）

（1）卧床休息、积极抗感染。

（2）理疗、针灸。

（三）预后

预后与治疗的早晚密切相关。

（1）起病2天内及时诊治者恢复快，死亡率低。

（2）迁延至中、晚期，病死率高。

（3）肺弥漫性出血型、黄疸出血型出现广泛出血或肝肾衰竭，脑膜脑炎型有深昏迷或抽搐者，预后不良。

二、回归热

回归热（relapsing fever）是由回归热螺旋体经虫媒传播引起的急性传染病，临床特点为周期性高热伴全身疼痛、肝脾肿大和出血倾向，重症可有黄疸。根据传播媒介不同，可分为虱传回归热（流行性回归热）和蜱传回归热（地方性回归热）两种类型。

（一）治疗

隔离期：彻底灭虱，隔离至退热后15天。

(1) 抗感染。疗程 7~10 天。

①多西环素 0.1g bid。

②青霉素每日 2000 万 U tid& 阿奇霉素 0.5g qd（对青霉素过敏者）。

③链霉素 0.5g q12 h im。

④青霉素每日 120 万~240 万 U，分 2~3 次 im。

(2) 郝氏反应。

①为预防郝氏反应可在开始病因治疗前 1 天给予泼尼松 5~10mg po tid，连用 3 天。

②NS 100mL+地塞米松注射液 10mg ivgtt。

③NS 100 mL+甲强龙 40mg ivgtt。

(3) 对症支持治疗。

(二) 预防

尚无有效主动免疫方法。

三、莱姆病

莱姆病（lyme disease）是由伯氏疏螺旋体（B. burgdorferi）引起的自然疫源性疾病，该病经硬蜱虫叮咬人传播。临床上表现为皮肤、神经、关节和心脏等多脏器、多系统受损。早期以慢性游走性红斑为主，中期表现神经系统及心脏功能异常，晚期主要表现为关节炎。1975 年美国东北部康涅狄格州莱姆（Lyme）镇发生该病流行，1980 年被命名为莱姆病，并确定其发生与硬蜱叮咬有关。自 1985 年我国黑龙江省首次发现莱姆病疑诊病例以来，全国各地相继出现此病病例报告。

在对症和支持治疗的基础上，应用抗生素抗螺旋体治疗是最主要的治疗措施，越早应用抗生素治疗效果越好。

(一) 病原治疗

早期、及时给予口服抗生素治疗，既可使典型的游走性红斑迅速消失，也可以防止后期的主要并发症（心肌炎、脑膜炎或复发性关节炎）出现。

1. 第一期

成人：常采用多西环素 0.1g，每日 2 次口服，或红霉素 0.25g，每日 4 次口服。儿童：首选阿莫西林，每日 50mg/kg，分 4 次口服，或用红霉素。一疗程均为 10~21 天。治疗中须注意患者可能发生赫氏反应。

2. 第二期

无论是否伴有其他神经系统病变，患者出现脑膜炎就应静脉给予青霉素 G，每日 2000 万单位以上，疗程为 10 天。一般头痛和颈强直在治疗后第 2 天开始缓解，7~10 天消失。

3. 第三期

晚期有严重心脏、神经或关节损害者，可应用青霉素，每日2000万单位静滴，也可应用头孢曲松2g，每日1次，疗程均为14~21天。

（二）对症治疗

患者应卧床休息，注意补充足够的液体。对于有发热、皮损部位有疼痛者，可适当应用解热止痛剂。高热及全身症状重者，可给糖皮质激素，但对有关节损伤者，应避免关节腔内注射。患者伴有心肌炎，出现完全性房室传导阻滞时，可暂时应用起搏器至症状及心律改善。

（三）预防

本病的预防主要是进入森林、草地等疫区的人员要做好个人防护，防止硬蜱虫叮咬。若被蜱虫叮咬后，可用点燃的香烟头点灼蜱体，也可用氯仿、乙醚、煤油、甘油等滴盖蜱体，使其口器退出皮肤再轻轻取下，取下的蜱不要用手捻碎，以防感染。若口器残留在皮内，可用针挑出并涂上酒精或碘酒，只要在24h内将其除去，即可防止感染。因为蜱虫叮咬吸血，需持续24h以上才能有效传播螺旋体。在蜱虫叮咬后预防性给予抗生素，可以达到预防目的。近年，对莱姆病流行区人群进行重组外表脂蛋白A莱姆病疫苗预防注射，取得了良好效果。

四、梅毒

梅毒（syphilis）是由梅毒螺旋体引起的一种全身慢性传染病。梅毒患者是唯一传染源。该病主要通过性接触和血液传播，梅毒孕妇也可通过胎盘传播给胎儿，引起死产、流产、早产或胎传梅毒。该病可侵犯全身各组织器官，早期规范治疗效果好，未治疗患者临床损害极大。

（一）治疗原则

梅毒早期规范治疗效果好，因此强调早期诊断、早期治疗、疗程规范、剂量足够，尽可能避免心血管梅毒、神经梅毒及严重并发症的发生。性伴侣应同时接受治疗，治疗期间禁止性生活。

（二）常用药物

首选方案：青霉素类，如苄星青霉素、普鲁卡因水剂青霉素G、水剂青霉素G。备选方案（青霉素过敏者）：优先选择头孢曲松钠，其次可选四环素类和大环内酯类。

（三）治疗方案

梅毒治疗方案如表 6-1 所示。

表 6-1　梅毒治疗方案

早期梅毒	首选方案	苄星青霉素 240 万 U，分两侧臀部肌内注射，每周 1 次，连续 2~3 周
		普鲁卡因青霉素 G 80 万 U，肌内注射，每天 1 次，连续 10~15 天
	备选方案	头孢曲松钠 1.0g，静脉注射，每天 1 次，连续 10~14 天
		连续口服四环素类（多西环素 100mg，每天 2 次；米诺环素 100mg，每天 2 次）15 天
		连续口服大环内酯类（阿奇霉素 0.5g，每天 1 次；红霉素 0.5g，每天 4 次）15 天
晚期梅毒	首选方案	苄星青霉素 240 万 U，分两侧臀部肌内注射，每周 1 次，连续 3~4 周
		普鲁卡因青霉素 G 80 万 U，肌内注射，每天 1 次，连续 20 天
	备选方案	连续口服四环素类或大环内酯类药物 30 天，剂量同上
心血管梅毒	首选方案	水剂青霉素 G 肌内注射，第 1 天 10 万 U，第 2 天 20 万 U（分 2 次），第 3 天 40 万 U（分 2 次），第 4 天起肌内注射普鲁卡因青霉素 G 80 万 U，每天 1 次，连续 15 天为 1 个疗程，共 2 个疗程，疗程间间歇 2 周
	备选方案	同晚期梅毒
神经梅毒	首选方案	水剂青霉素 G 1200 万~2400 万 U，分 4~6 次静脉注射，连续 10~14 天，继以苄星青霉素 240 万 U 肌内注射，每周 1 次，连续 3 周
		普鲁卡因青霉素 G 240 万 U，肌内注射，每天 1 次，连续 10~14 天；同时连续口服丙磺舒，每天 2.0g，分 4 次；继以苄星青霉素 240 万 U 肌内注射，每周 1 次，连续 3 周
	备选方案	同晚期梅毒

续表

<table>
<tr><td rowspan="4">早期先天梅毒</td><td rowspan="2">脑脊液异常者</td><td>水剂青霉素 G 10 万~15 万 U/（kg · 天），分 2~3 次静脉注射，连续 10~14 天</td></tr>
<tr><td>普鲁卡因青霉素 G 5 万 U/（kg · 天），肌内注射，连续 10~14 天</td></tr>
<tr><td>脑脊液正常者</td><td>苄星青霉素 5 万 U/（kg · 天），肌内注射</td></tr>
<tr><td>无条件检查脑脊液者</td><td>按脑脊液异常者的方案进行治疗</td></tr>
<tr><td rowspan="3">晚期先天梅毒</td><td rowspan="2">首选方案（不应超过成人同期患者剂量）</td><td>水剂青霉素 G 20 万~30 万 U/（k · 天），分 4~6 次静脉注射，连续 10~14 天</td></tr>
<tr><td>普鲁卡因青霉素 G 5 万 U/（kg · 天）肌内注射，连续 10~14 天为 1 个疗程，可用 1~2 个疗程。</td></tr>
<tr><td>备选方案</td><td>红霉素，20~30mg/（kg · 天），分 4 次口服，连续 30 天</td></tr>
</table>

（四）赫氏反应

赫氏反应（Jarish−Herxheimer reaction），又称吉—海反应，系梅毒患者接受高效价驱梅药物治疗后，TP 被迅速杀死并释放出大量异种蛋白，引起机体发生的急性变态反应。多在用药后数小时内发生。可由小剂量开始加以预防，或使用泼尼松预防赫氏反应。

（五）随访

梅毒患者治疗后应定期随访，进行体格检查、血清学检查及影像学检查以考察疗效。一般至少坚持 3 年：第 1 年每 3 个月复查 1 次，第 2 年每 6 个月复查 1 次，第 3 年年末复查 1 次。神经梅毒患者需同时每 6 个月进行脑脊液检查。妊娠梅毒经治疗在分娩前应每月复查 1 次。梅毒孕妇分娩出的婴儿，应在出生后第 1、2、3、6 和 12 个月进行随访。

（六）预防

加强教育和宣传，避免不安全性行为。对可疑梅毒接触史者及梅毒患者的性伴侣进行追踪筛查，作梅毒血清试验，及时发现，尽早治疗。对患梅毒的孕妇，应及时给予有效治疗，以防止将梅毒传染给胎儿。梅毒患者在未治愈前应禁止性生活。

第三节　细菌性疾病

一、链球菌病

本病起病急骤，病情发展迅速，早期诊断治疗对预后影响显著。

（一）一般治疗

卧床休息。密切观察病情变化，特别注意血压、神志等变化。早期给予持续导管吸氧，病情进展者可改用面罩给氧。维持机体内环境的平衡和稳定，包括水、电解质、酸碱、能量平衡；补充维生素，据病情可给予新鲜血浆和白蛋白等支持治疗。根据病情需要，定期或持续监测血压和动脉血氧饱和度（SaO_2）。定期复查血常规、尿常规、血电解质、肝肾功能和X线胸片等。

（二）对症治疗

发热体温>38.5℃者可给予物理降温，慎重使用解热镇痛药；有恶心、呕吐等消化道症状的患者，应禁食，静脉补液，保证水、电解质平衡；烦躁和局部疼痛患者，给予镇静剂和镇痛剂。

（三）病原治疗

早期、足量使用有效的广谱抗菌药物是防止休克发生、降低病死率的关键。猪链球菌对大多数的抗菌药物敏感，但不同地区的菌株敏感性有差异。

（1）可选青霉素，每次320万~480万U，静脉滴注，每8h 1次，疗程10~14天。

（2）可选择第三代头孢菌素，头孢曲松钠2.0g，静脉滴注，每12h 1次；或头孢噻肟2.0g，静脉滴注，每8h 1次。也可选择其他第三代及第四代头孢菌素。治疗脑膜炎时，尤其应注意药物在脑脊液中是否能够达到有效的杀菌浓度。

（3）有病原培养报告的患者，可根据药敏结果调整治疗。

（4）治疗2~3天效果不佳者，应考虑调整抗菌药物。

（四）其他治疗

1. 休克型患者

在抗菌治疗的基础上应积极抗休克治疗。包括：扩充血容量；根据酸中毒的严重程度，补给碳酸氢钠溶液；在积极扩容基础上，血压仍无上升的患者，可使用血管活性药物（多巴胺），根据血压调整剂量；在充分扩容基础上，仍存在微循环障碍患者（四肢凉、口唇发绀、甲床发绀），可应用654-2；心率加快、升压效果不好的患者，可以使用洋地黄类强心药物。注意维护重要脏器的功能。

2. 脑膜炎型患者

应尽早应用有效抗菌药物，尽早发现颅内高压，给予脱水治疗，减轻脑水肿（edema）及预防脑疝（cerebral henia），可用20%的甘露醇1~2g/kg，每4~6h 1次。严重患者在注射甘露醇的间歇可以使用呋塞米20~100mg，或50%葡萄糖注射液40~60mL，静脉注射。并可应用地塞米松10~20mg，每天1~2次静脉注射。对抽搐惊厥患者，可以使用苯巴比妥钠或安定，必要时10%水合氯醛口服或灌肠。

3. 糖皮质激素的使用

应用糖皮质激素的目的是抑制机体异常的免疫病理反应，减轻全身炎症反应，从而改善休克和脑膜炎的症状。应用指征如下：①经过积极的补液治疗，仍需血管活性药物维持血压；②有明显脑膜刺激征或脑水肿表现者。推荐药物为琥珀酸氢化可的松每日200~300mg，分2~3次静脉给药，连续应用7天后，逐渐减量。

4. 呼吸支持治疗

重症患者应监测 SaO_2 变化，SaO_2 低于90%~94%是呼吸衰竭的早期表现，及早给予鼻导管吸氧或面罩吸氧治疗，改善不佳者，应及时考虑机械通气。

5. DIC 的处理

治疗原则包括原发病治疗（抗生素），输注新鲜血浆或血小板支持替代治疗，必要时肝素抗凝治疗。

6. 急性肾衰的防治

积极扩容，纠正低血压，保证肾脏灌注，同时避免肾毒性药物，防止肾功能损害。尿量明显减少者可使用利尿剂。少尿或血肌酐>442μmol/L，可实施连续性肾脏替代治疗（CRRT）。

7. 应激性溃疡的预防

存在休克、应用激素等危险因素的患者，可应用抑酸剂和胃黏膜保护剂预防应激性溃疡。

8. 听力障碍的治疗

部分患者，特别是脑膜炎型患者会出现听力障碍，因此在早期治疗期间应注意避免使用耳毒性药物。一旦出现听力障碍，可给予改善微循环的药物以及钙离子拮抗剂，有条件的可行高压氧治疗。

二、鼠疫

鼠疫（plague）是鼠疫耶尔森菌（Yersinia pestis）引起的烈性传染病，主要流行于鼠类、旱獭及其他啮齿动物，属于自然疫源性疾病。临床主要表现为高热、淋巴结肿痛、出血倾向、肺部特殊炎症等。人群之间主要通过带菌的鼠蚤为媒介，经人的皮肤传入引起腺鼠疫；经呼吸道传入发生肺鼠疫，均可发展为败血症。传染性强，病死率高，属国际检疫传染病和我国法定的甲类传染病。我国有 12 种类型鼠疫自然疫源地，分布于 19 个省区，近十年间鼠疫病例数逐年增多，以腺鼠疫为主，需引起高度重视。

凡确诊或疑似鼠疫患者，均应迅速组织严密的隔离，就地治疗，不宜转送。

（一）一般治疗及护理

1. 严格的隔离和消毒

病区内必须做到无鼠无蚤。入院时对患者做好卫生处理（更衣、灭蚤及消毒）。病区室内定期进行消毒，患者排泄物和分泌物应用含氯石灰或甲酚皂液彻底消毒。

2. 饮食与补液急性期应卧床休息

给予患者流质饮食，或葡萄糖和生理盐水静脉滴注，维持水、电解质平衡。

（二）病原治疗

治疗原则是早期、联合、足量、应用敏感的抗菌药物。

1. 腺鼠疫

链霉素成人首次 1g，以后 0.5~0.75g，每 4h 或每 6h 肌注（2~4g/天）。

治疗过程中可根据体温下降至 37.5℃以下，全身症状和局部症状好转后逐渐减量。患者体温恢复正常，全身症状和局部症状消失，按常规用量继续用药 3~5 天。疗程一般为 10~20 天，链霉素使用总量一般不超过 60g。腺体局部按外科常规进行对症治疗。

2. 肺鼠疫和败血症型鼠疫

链霉素成人首次 2g，以后 1g，每 4h 或每 6h 肌注（4~6g/天）。全身症状和呼吸道症状显著好转后逐渐减量。疗程一般为 10~20 天，链霉素使用总量一般不超过 90g。儿童参考剂量为每 12h30mg/kg。

3. 皮肤鼠疫

按一般外科疗法处置皮肤溃疡，必要时局部滴注链霉素或敷磺胺软膏。

4. 有脑膜炎症状的患者

在特效治疗的同时，辅以氯霉素治疗，成人 50mg/（kg · 天），儿童（>1 岁）每 6h 50mg/（kg · 天），静脉滴注，疗程 10 天，注意氯霉素的骨髓毒性等不良反应。

亦可选用氨基糖苷类、氟喹诺酮类第三代头孢菌素及四环素等。

（三）对症治疗

高热者给予冰敷、酒精擦浴等物理降温措施。发热>38.5℃，或全身酸痛明显者，可使用解热镇痛药。儿童禁用水杨酸类解热镇痛药。烦躁不安或疼痛者用镇静止痛剂。注意保护重要脏器功能，有心衰或休克者，及时强心和抗休克治疗。有 DIC 者在给予血小板、新鲜冰冻血浆和纤维蛋白原等进行替代治疗的同时，给予肝素抗凝治疗。中毒症状严重者可适当使用肾上腺皮质激素。

（四）预防

1. 管理传染源

应灭鼠灭蚤，监控鼠间鼠疫。加强疫情报告。严格隔离患者，患者和疑似患者应分别隔离。腺鼠疫隔离至淋巴结肿大完全消散后再观察 7 天。肺鼠疫隔离至痰培养 6 次阴性。接触者医学观察 9 天，曾接受预防接种者应检疫 12 天。患者的分泌物与排泄物应彻底消毒或焚烧。死于鼠疫者的尸体应用尸袋严密包扎后焚化。

2. 切断传播途径

加强国际检疫与交通检疫，对来自疫区的车、船、飞机进行严格检疫并灭鼠灭蚤。对可疑旅客应隔离检疫。

3. 保护易感人群

（1）加强个人防护。

参与治疗或进入疫区的医护人员必须穿防护服和高筒靴、戴面罩、厚口罩、防护眼镜、橡胶手套等。

（2）预防性服药。

药物可选用四环素、多西环素、磺胺、环丙沙星等。必要时可肌内注射链霉素进行预防性治疗，疗程均为 7 天。

（3）预防接种。

主要对象是疫区及其周围的人群，参加防疫工作人员及进入疫区的医务工作者。非流行区人员应在鼠疫菌苗接种 10 天后方可进入疫区。

三、布鲁菌病

布鲁菌病（bruellosis）简称布病，是布鲁杆菌（Brcella）引起的一种人畜共患的地方性传染病，在农牧区多见。因许多野生动物是布鲁菌的宿主，故本病属自然疫源性疾病。我国将其列为乙类传染病。布鲁菌病主要因布鲁菌经皮肤破损处接触、食用受染动物及乳制品或吸入含菌尘埃而引起。临床表现以波浪热、多汗、骨关节炎、神经痛、肝脾大、睾丸肿痛为特征，可累及多器官或多系统，易转成慢性感染和复发，骨关节病变是最常见的并发症，脑膜炎和心内膜炎是致死的主要原因。本病需长疗程抗菌药物联合治疗。布鲁菌被列为生物恐怖活动的 B 类病原体，应受到高度重视。

（一）急性期治疗

1. 一般治疗与对症治疗

注意休息，补充营养，高热量、多维生素及易消化饮食。高热者可用物理方法降温，持续不退者可给予退热剂治疗。维持水及电解质平衡。有睾丸肿痛者可酌情用糖皮质激素。

2. 抗菌治疗

抗菌治疗以消灭体内细菌，是缓解症状、缩短病程及减少并发症和复发的主要措施。布鲁菌为革兰染色阴性胞内菌，需用能进入细胞内的抗菌药物，需早期联合用药，足够疗程，以减少复发。

（1）标准抗菌治疗方案（WHO 推荐的标准治疗方案）：四环素每 6h 500mg 或多西环素 200mg/天，疗程 6 周，联合链霉素 1g/天，肌注，2~3 周，或联合庆大霉素 5mg/（kg·天），肌注，疗程 7 天，或联合利福平 600~900mg/天，疗程 6 周，均为一线用药，有较好疗效。荟萃分析和前瞻性随机对照试验显示，四环素或多西环素与链霉素或庆大霉素联合是治疗无并发症布鲁菌病的首选方案。多西环素联合利福平方案，亦可作为一线治疗方案，但复发率略高于前者。

若因疗效不佳或有不良反应，多西环素或利福平可与复方新诺明（SMZ+TMP）、妥布霉素、喹诺酮类药物联合。

（2）复发者抗菌治疗方案：对复发者可再次用一线抗菌药物治疗并延长疗程，或更换或再加用 1 种抗菌药物的“三联方案”治疗，如多西环素、利福平、氨基苷类或氟喹诺酮类药物联合治疗。

（3）儿童和孕妇抗菌治疗方案：孕期可单用利福平或与复发新诺明联合治疗。复方新诺明是儿童布鲁菌病的首选方案，儿童禁用四环素类药物，慎用氨基苷类和氟喹诺酮类药物。

（二）慢性期治疗

慢性期仍以抗菌治疗为主，联合对症治疗或菌苗治疗。菌苗治疗因不良反应多而现少用。抗菌治疗方案同急性期，需延长 2~3 个疗程。

（三）并发症的治疗

对于布鲁菌脑膜炎、心内膜炎、脊椎炎等并发症治疗，推荐多西环素联合 2~3 种抗菌药物，根据治疗应答决定疗程。有骨关节炎、脊椎炎并发症者需治疗 6 月以上。多西环素透过血脑屏障优于四环素，可与复方新诺明或利福平联合，亦可与脑脊液中浓度较高的第三代头孢菌素联合治疗脑膜炎。对合并心内膜炎者在联合抗菌药物治疗基础上，行换瓣手术治疗，可明显改善预后。有脓肿者亦需手术治疗。

（四）预防

采取控制和消灭病畜为主的综合性预防措施。

1. 控制传染源

控制和消灭病畜是消除人类布鲁菌病的根本措施。家畜定期检疫和消毒，治疗或捕杀染菌家畜。限制流行区家畜转运至非流行区，并对来自流行区的家畜及畜产品加强检疫，防止布鲁菌病在畜间扩散。对健康家畜接种疫苗可减少染菌机会，但畜用布鲁菌疫苗对人类有致病性，须注意。

2. 切断传播途径

加强饮食卫生，严格实施畜产品及乳制品的卫生监督，禁止带菌畜产品及乳制品交易。保护水源，防止被动物粪便及排泄物污染。勿进食未消毒煮熟的肉类或乳制品。

3. 保护易感人群

对高危职业人群和农牧区居民进行健康教育，接触病畜及畜产品时做好个人防护。职业暴露或接触病畜及受染畜产品后，可口服多西环素联合利福平 3~6 周来药物预防。目前尚无人用布鲁菌疫苗。

四、流行性脑脊髓膜炎

流行性脑脊髓膜炎（简称流脑）是由脑膜炎奈瑟菌（又称脑膜炎球菌）引起的一种化脓性脑膜炎。本病菌除引起流脑和败血症外，还可引起肺炎、心包炎、泌尿生殖道炎、眼内炎、全眼炎、骨髓炎、关节炎和腹膜炎等，统称脑膜炎球菌病。其主要临床表现是突发高热、剧烈头痛、频繁呕吐、皮肤黏膜瘀点瘀斑及脑膜刺激征，严重者可有败血症、休克和脑实质损害，脑脊液呈化脓性改变。部分病人暴发起病，可迅速致死。本病呈全球分布，散发或流行，冬春季节多见，儿童易患。

（一）普通型治疗

1. 病原治疗

一旦高度怀疑流脑应尽早（30min 内）、足量应用敏感并能透过血脑屏障的抗菌药物。

（1）青霉素。

目前青霉素对脑膜炎球菌仍高度敏感，虽不易透过正常血-脑脊液屏障，但在脑膜有炎症时亦有 10%~30%药物透过，故需大剂量才能达到脑脊液的有效浓度，临床上可获良好疗效。剂量成人每日 800 万～1200 万 U，儿童每日 20 万～40 万 U/kg，分 3～4 次加入 5%葡萄糖液内静脉滴注，疗程 5～7 天。

（2）头孢菌素类。

第三代头孢菌素对脑膜炎球菌抗菌活性强，易透过血－脑脊液屏障，在脑脊液中浓度高。头孢噻肟（cefotaxime）剂量：成人每日 2～4g，儿童每日 50～150mg/kg，分 2～4 次肌内注射或静脉滴注。头孢曲松（ceftriaxone）剂量：成人每日每次 0.5～2g，病情严重者每 12h 给药 1～2g，儿童每日 50～100mg/kg，分 2 次肌内注射或静脉滴注。疗程 3～5 天。

（3）氯霉素（chloramphenicol）。

对脑膜炎球菌亦很敏感，且较易透过血－脑脊液屏障，脑脊液浓度为血浓度的 30%～50%。剂量：成人每日 2～4g，儿童每日 50mg/kg，根据病情可口服、肌内注射或静脉滴注，疗程 3～7 天。应注意其对骨髓抑制的副作用，一般不作为首选。

（4）磺胺类药。

由于近年来耐药菌株的增加，现已少用，仅用于该地区对磺胺药物敏感的流行菌株的患者，现多选用复方磺胺甲噁唑。

2. 一般对症治疗

早期诊断，就地住院隔离治疗，密切监护，加强护理，预防并发症。同时加强营养支持治疗及维持水、电解质平衡。高热时可用物理降温和药物降温；颅内高压时予以 20%甘露醇 1～2g/kg，快速静脉滴注；根据病情 4～6h 一次，可重复使用，应用过程中应注意对肾脏的损害。

（二）暴发型流脑的治疗

1. 休克型治疗

（1）尽早应用抗菌药物。

可联合应用抗生素，首剂可加倍。

（2）迅速纠正休克。

①扩充血容量及纠正酸中毒治疗：最初 1h 内成年人 1000mL，儿童 10～20mL/kg，快速静脉滴注。输注液体为 5%碳酸氢钠液 5mL/kg 和低分子右旋糖酐液。此后酌情使用晶体液和胶体液，24h 输入液量为 2000～3000mL，儿童为 50～80mL/kg，其中含钠液体应占 1/2 左右，补液量应视具体情况。原则为“先盐后糖、先快后慢”。根据监测血 pH 值或 CO_2 结合力，用 5%碳酸氢钠液纠正酸中毒。②血管活性药物应用：在扩充血容量和纠正酸中毒基础上，正确使用血管活性药物以纠正异常的血液动力学改变和改善微循环，常用的药物为山莨菪碱、多巴胺、间羟胺等。

（3）DIC 的治疗。

高度怀疑有 DIC 时宜尽早应用肝素，剂量为 0.5～1.0mg/kg，加入 10%葡萄糖液 100mL 静脉滴注，以后可 4～6h 重复一次。应用肝素时，用凝血时间监测，调整剂量，要求凝血时间维持在正常值的2.5~3倍为宜，如在2倍以下，可缩短间隔时间，增加剂量，如超过3倍，可延长间隔时间或减少剂量。高凝状态纠正后，应输入新鲜血液、血浆及应用维生素K，补充被消耗的凝血因子。

（4）肾上腺皮质激素的使用：适应证为毒血症症状明显的患者，有利于纠正感染中毒性休克。地塞米松，剂量为成人每日10~20mg，儿童0.2~0.5mg/kg，或氢化可的松200~500mg/天，儿童剂量为8~10mg/kg。静脉注射，一般不超过3天。

（5）治疗流脑原发病的同时注意保护肺脏、肝脏、肾脏等重要器官。

2. 脑膜脑炎型的治疗

（1）抗生素的应用。

（2）防治脑水肿、脑疝：及早发现脑水肿，积极脱水治疗，预防发生脑疝。可用甘露醇治疗，用法同前，此外还可使用白蛋白、利尿剂、激素等药物治疗。

（3）防治呼吸衰竭：在积极治疗脑水肿的同时，保持呼吸道通畅，必要时气管插管，使用呼吸机治疗。

3. 混合型的治疗

此型患者病情复杂严重，治疗中应积极治疗休克，又要顾及脑水肿的治疗。因此应在积极抗感染治疗的同时，针对具体病情，有所侧重，二者兼顾。

（三）预防

1. 控制传染源

早期发现患者，就当地医院进行呼吸道隔离与治疗，做好疫情报告。对患者所在社区、学校等疫源地和周围环境开展消毒处理，患者应隔离至症状消失后3日，或自发病后1周。

2. 切断传播途径

流行期间做好卫生宣传工作，搞好个人及环境卫生。室内保持清洁和通风。儿童避免到公共场所，提倡少集会，少走亲访友。

3. 保护易感人群

疫苗预防对象主要为15岁以下儿童。国内多年来应用A群荚膜多糖菌苗，接种后的保护率达90%以上，副作用极少。剂量为40~50μg，皮下注射。近年来由于C群流行，我国已经开始接种A+C结合菌苗。药物预防的重点对象为发生流行的集体单位、患者周围密切接触者或发病家庭密切接触的儿童。根据药敏结果进行预防用药，未知药敏结果时可服用利福平，成人每日600mg，儿童5~10mg/kg，分2次服用，连用2日。由于磺胺类药物耐药发生率较高，故一般不采用，仅用于对磺胺药物敏感的流行菌株的患者。另外头孢菌素类、喹诺酮类亦有良好的预防作用。

五、白喉

白喉（diphtheria）是由白喉杆菌（corynebacterium diphtheriae）引起的急性传染病，其临床特征是咽、喉、鼻等处假膜形成和全身中毒症状，如发热、乏力、恶心呕吐、头痛等，严重者可并发心肌炎和神经瘫痪。

（一）一般治疗

严格卧床休息 2～6 周。高热量流质饮食，维持水与电解质平衡，注意口腔护理，保持室内通风和湿度。

（二）病原治疗

早期使用抗毒素和抗生素治疗是治疗成功与否的关键。

1. 抗毒素

白喉抗毒素（DTA）治疗是本病的特异性治疗方法。由于白喉抗毒素不能中和进入细胞内的外毒素，宜尽早（病后 3～4 天内）使用。用量按假膜部位、中毒症状、治疗早晚而定，轻中型为 3 万～5 万 U，重型 6 万～10 万 U；治疗晚者加大剂量。注意应用 DAT 治疗后假膜很快脱落可堵塞气道，DAT 静脉注射 30min 血浓度达高峰，肌内注射需 24h。重型及治疗晚者常将其稀释于 100～200mL 葡萄糖液缓慢静脉滴注。注射前皮试过敏者采用脱敏疗法。

2. 抗生素

可抑制白喉杆菌生长，缩短病程和带菌时间。首选药物为青霉素 G。它对各型白喉均有效。每天 80 万～160 万 U，分 2～4 次肌内注射；也可用红霉素，每天（10～15）mg/kg，分 4 次口服，疗程 7～10 天，也可用阿奇霉素或头孢菌素治疗。并发细菌性肺炎应根据药敏试验选用相应抗生素控制感染。

（三）对症治疗

并发心肌炎或中毒症状重者可用肾上腺皮质激素，并酌情用镇静剂。喉梗阻或脱落假膜堵塞气道者可行气管切开或喉镜取膜。咽肌麻痹者鼻饲，必要时呼吸机辅助治疗。

（四）预防

1. 管理传染源

患者应按呼吸道传染病隔离至临床治愈，2 次咽拭培养（隔日 1 次）阴性者可解除隔离。接触者检疫 7 天，带菌者隔离 7 天，并用青霉素或红霉素治疗。

2. 切断传播途径

患者鼻咽分泌物及所用物品应严格消毒。呼吸道分泌物用双倍 5%煤酚皂（来苏）或石炭酸处理 1h；污染衣物或用具煮沸 15min，不能煮沸的物品用 5%煤酚皂浸泡 1h。

3. 保护易感人群

新生儿生后 3 个月注射“百白破（pertussis-diphtheria-tetanus，PDT）”三联疫苗。7 岁以上儿童首次免疫或流行期易感者，接种吸附精制白喉类毒素（diphtheria toxoid，DT）或吸附精制白喉和破伤风类毒素。密切接触的易感者可肌内注射精制 DAT 1000～2000U（儿童 1000U），有效预防期为 2～3 周，一月后再行类毒素全程免疫。

六、炭疽

炭疽为一种炭疽杆菌引起的动物传染病，牛、羊、猪、犬等家畜极易受染。通过接触受染的动物及污染的畜产品和从外周污染环境吸入而传染人类。经接触、吸入、食入等方式发生皮肤炭疽、肺炭疽和肠炭疽。皮肤炭疽最常见。肺炭疽虽较罕见，但病情严重，病死率很高。特别是恐怖主义者将炭疽杆菌作为一种生化武器袭击人类以来，炭疽已引起世界各国的高度重视。

（一）治疗

隔离期：皮肤炭疽隔离至创口痊愈、痂皮脱落、淋巴结肿大消退，分泌物连续 2 次（间隔 3～5 天）细菌培养阴性。

1. 抗感染

无全身症状的皮肤炭疽疗程 7～10 天；若病灶在颈部或伴有严重水肿者、肺/肠炭疽、炭疽脑膜炎及败血症者，可加大剂量青霉素，疗程延长至 60 天。

（1）青霉素 320 万～3600 万 U/天 ivgtt q8/6 h

+（2）（3）（4）中 1～2 种连用：

（2）多西环素 200mg/天。

（3）莫西沙星 400mg/天。

（4）链霉素 1g/天。

2. 糖皮质激素

毒血症状明显可酌情用。

（二）预防

（1）炭疽菌苗接种。

（2）暴露后推荐用莫西沙星或多西环素、阿莫西林预防，疗程 60 天。

七、沙门菌感染

沙门菌属细菌在自然界广泛存在，它存在于各种哺乳动物、鸟类和昆虫的胃肠道内，感染后大部分同人体或动物呈共生状态，某些沙门菌，如伤寒、副伤寒沙门菌和仙台沙门菌只对人体致病，没有其他自然宿主。鼠伤寒沙门菌可感染多种宿主，有些沙门菌如牛沙门菌和亚利桑那沙门菌只是感染动物，极少感染人类。沙门菌属的名称来自于病理学家沙门，他首先从猪的肠道中分离出霍乱沙门菌。

（一）伤寒治疗

伤寒是伤寒杆菌引起的。主要的病理特征是全身网状内皮系统的增生反应，以回肠下段淋巴组织的病变最为显著。

1. 一般治疗

隔离期：隔离患者直至症状消失后每隔 5~7 天大便培养连续两次阴性。

饮食：应以流质、细软、无渣饮食；禁吃坚硬多渣食物，以免发生肠出血和肠穿孔；忌食豆、奶制品。

（1）抗感染。

疗程 14 天（或体温正常后再继续用药 5~7 天）。

1）左氧氟沙星/莫西沙星 0.4g qd ivgtt。

2）莫西沙星 0.4g qd（注意 Q-T 间期；癫痫禁用；严重肝损伤慎用）。

3）头孢曲松钠（罗氏芬）2g/4g qd，用于孕妇、儿童和哺乳期妇女及耐氟喹诺酮。

4）GS/NS 100 mL+美罗培南 1g q8 h ivgtt。

（2）糖皮质激素。

一般不推荐使用，除非毒血症状明显，以免出现肠出血和肠穿孔。

（3）对症、支持治疗。

2. 并发症治疗

（1）肠出血（病程 2~3 周）。

1）绝对卧床休息，暂时禁食；密切观察血压和大便出血量。

2）若烦躁不安，可予地西泮或苯巴比妥钠注射液镇静。

3）止血，必要时输血，维持水电解质和酸碱平衡。

4）内科治疗无效时，可考虑动脉栓塞或手术治疗。

（2）肠穿孔（最严重）。

1）禁食、胃肠减压。

2）及时手术治疗，同时加用足量有效抗菌药物控制腹膜炎，警惕感染性休克。

（3）中毒性心肌炎。

1）严格卧床，营养心肌：环磷腺苷 20~40mg im bid。

2）如果出现心力衰竭，予以毛花苷 C 和利尿药直至症状消失。

（4）溶血性尿毒综合征（病程 1~3 周，进行性贫血、黄疸加深，接着出现少尿、无尿，严重者出现急性肾功能衰竭）。

1）输血、碱化尿液。

2）应用肾上腺皮质激素。

3）双嘧达莫 2 片 tid。

4）必要时进行血液透析。

3. 预防

伤寒，副伤寒甲、乙三联混合灭活菌体疫苗。

（二）副伤寒治疗

副伤寒，分别由副伤寒甲、乙、丙杆菌引起。它的临床表现、诊断、治疗和预防与伤寒相同。

1. 治疗

隔离期：隔离患者直至症状消失后每隔 5~7 天大便培养连续两次阴性。

（1）抗感染。

疗程 14 天（或体温正常后再继续用药 5~7 天）。

1）左氧氟沙星/莫西沙星 0.4g qd ivgtt。

2）莫西沙星 0.4g qd（注意 Q-T 间期；癫痫禁用；严重肝损伤慎用）。

3）头孢曲松钠（罗氏芬）2g/4g qd，用于孕妇、儿童和哺乳期妇女及耐氟喹诺酮。

4）GS/NS 100 mL+美罗培南 1g q8 h ivgtt，用于孕妇、儿童和哺乳期妇女及耐氟喹诺酮。

（2）糖皮质激素。

一般不推荐使用，除非毒血症状明显。

（3）宜用流质饮食或细软无渣饮食，忌食豆、奶制品。

2. 预防

伤寒、副伤寒甲、乙三联混合灭活菌体疫苗。

（三）非伤寒沙门菌感染治疗

非伤寒沙门菌感染是指伤寒、副伤寒以外的各种沙门菌所引起的急性传染病。其临床表现复杂，可分为胃肠炎型、类伤寒型、败血症型、局部化脓感染型，亦可表现为无症状感染。

1. 治疗

隔离期：隔离患者直至症状消失后每隔 5~7 天大便培养连续两次阴性。

（1）抗感染。

疗程 14 天（或体温正常后再继续用药 5~7 天）。

1）左氧氟沙星/莫西沙星 0.4g qd ivgtt。

2）莫西沙星 0.4g qd（注意 Q-T 间期；癫痫禁用；严重肝损伤慎用）。

3）头孢曲松钠（罗氏芬）2g/4g qd，用于孕妇、儿童和哺乳期妇女及耐氟喹诺酮。

4）GS/NS 100mL+美罗培南 1g q8 h ivgtt，用于孕妇、儿童和哺乳期妇女及耐氟喹诺酮。

（2）糖皮质激素。

一般不推荐使用，除非毒血症状明显。

（3）宜用流质饮食或细软无渣饮食，忌食豆、奶制品。

2. 预防

伤寒、副伤寒甲、乙三联混合灭活菌体疫苗。

第四节　立克次体感染

一、流行性斑疹伤寒

流行性斑疹伤寒（epidemic typhus）又称虱传斑疹伤寒（louse-bometyphus），是由普氏立克次体（rickettsia prowazeki）所致的急性传染病。因常于战争后或自然灾害后流行，故获流行性名称。病原体主要通过人虱叮咬人传播。临床表现类似伤寒，以持续高热为主要特征，其他主要表现为急性起病、剧烈头痛、皮疹及中枢神经系统症状。

（一）一般治疗

卧床休息，补充足够水分及热量，维持电解质及酸碱平衡。病情重者，应加强护理，防止并发症。

（二）病原治疗

与其他立克次体疾病类似，本病对青霉素、头孢类抗生素不敏感，但对四环素类、氯霉素、喹诺酮类敏感。首选多西环素（doxycycline），也可选择多西环素。成人患者还可选择喹诺酮类药物，早中期妊娠妇女可选用氯霉素。多西环素成人每日 0.2~0.3g，顿服或分2次服用，小儿用量酌减。应用于小于9岁的患者是安全的，因短期治疗，对牙齿损害较小。若合用甲氧苄啶（trimethoprim，TMP）疗效更好，成人每日0.2~0.4g，分2次服用。治疗应持续至退热后2~3天。过早病原治疗或过早停药都可能导致复发。早期的治疗如发病后1~2天即进行治疗导致的复发可能与患者没有产生特异性免疫来抑制残余立克次体的增殖有关。

（三）对症治疗

剧烈头痛时，可用止痛镇静药；毒血症症状严重者，可短程应用肾上腺皮质激素。慎用退热剂，以免大汗虚脱。

（四）预防

需采用综合性措施进行预防，其中灭虱是最为关键的环节。

1. 管理传染源

早发现、早隔离、早治疗患者。密切接触者应进行医学观察21天。患者及接触者均应剃发、更衣和洗澡，剃下的头发烧掉，衣服消毒灭虱。不能剃发者，可用10%百部煎液灭虱。

2. 切断传播途径

最重要的措施是防虱、灭虱。可选用85℃以上温度30min或敌敌畏及敌百虫等加热、煮沸或化学药物等方法灭虱。加强宣传教育，注意个人卫生，勤洗澡及换衣。

3. 保护易感人群

可选用鸡胚或鼠肺灭活疫苗或减毒E株活疫苗对疫区易感人群进行注射。一次免疫注射，其效果可维持5年。但人工免疫不能代替防虱、灭虱，疫苗只能减轻病情，不能完全阻止发病。

二、恙虫病

恙虫病（tsutsugamushi disease）又名丛林斑疹伤寒（scrub typhus），是由恙虫病东方体（Orientia tsutsugamushi）引起的一种急性自然疫源性传染病。本病通过恙螨幼虫（chigger）叮咬传播。主要临床特征为急起发热、皮疹、叮咬部位焦痂（eschar）或溃疡形成、淋巴结肿大、肝脾肿大以及白细胞数减少等。

对人类致病的立克次体科有五个属，即立克次体属（Rickettsia）、柯克斯体属（Coxiella）、东方体属（Orientia）、埃立克体属（Ehrlichia）和巴通体属（Bartonella）。本病病原体属于立克次体科东方体属，最早命名为恙虫病立克次体（Rickettsia tsutsugamushi），也称东方立克次体（Rickettsia orientalis）。后来研究发现其生物学特征与立克次体科中立克次体属的其他成员明显不同，于1995年起改称为恙虫病东方体。

（一）一般治疗

宜卧床休息，进食易于消化的食物。加强护理，注意口腔卫生，定时翻身。重症患者应加强观察，防治各种并发症。高热可用冰敷、乙醇拭浴等物理降温，酌情使用解热药物，但慎用大量发汗的解热药。烦躁不安时可适量应用镇静药物。

（二）病原治疗

青霉素类、头孢菌素类和氨基糖苷类抗生素对本病无治疗作用。也有报道对喹诺酮类天然耐药。氯霉素（chloramphenicol）、四环素类和红霉素类药对本病有良好疗效，用药后大多在1~3天内退热。但近年也有对氯霉素、多西环素敏感性下降的报道。

目前病原治疗首选多西环素（doxycycline），100mg，每日两次。氯霉素剂量，成人2g/天，儿童25~40mg/（kg·天），4次分服，口服困难者可静脉滴注给药。热退后剂量减半，再用7~10天，以防复发。四环素的剂量与氯霉素相同，但四环素对儿童的不良反应较多，宜慎用。红霉素的成人剂量为1g/天。

此外，罗红霉素（roxithromycin）、阿奇霉素（azithromycin）等对本病亦有良效。妊娠妇女可选用罗红霉素。

（三）预防

1. 控制传染源

主要是灭鼠。应采取综合措施，用各种捕鼠器与药物灭鼠相结合。常用的灭鼠药物有磷化锌、安妥和敌鼠等。患者不必隔离，接触者不作检疫。

2. 切断传播途径，保护易感人群

关键是避免恙螨幼虫叮咬。应改善环境卫生，除杂草，消除恙螨孳生地，或在丛林草地喷洒杀虫剂消灭恙螨。加强宣传教育，不要在草地上坐卧，在野外工作活动时，必须扎紧衣袖口和裤脚口，并可涂上防虫剂，如邻苯二甲酸二苯酯或苯甲酸苄酯等。目前尚无有效的羌虫病疫苗可供临床使用。

第七章　感染性疾病临床操作技术

本章主要对腹腔穿刺术、胸腔穿刺术、骨髓穿刺（活检）术、腰椎穿刺术、肝脏穿刺活检术、肝脏穿刺抽脓术、导尿术、淋巴结穿刺术、淋巴结活检术、股静脉置管术、胃管插入术、结核菌素试验进行详细介绍。

第一节　腹腔穿刺术

一、适应证

（1）明确腹腔积液的性质，找出病原，协助诊断。

（2）适量地抽出腹水，以减轻患者腹腔内的压力，缓解腹胀、胸闷、气急、呼吸困难等症状，减少静脉回流阻力，改善血液循环。

（3）向腹膜腔内注入药物。

（4）施行腹水浓缩回输术。

（5）诊断性（如腹部创伤时）或治疗性（如重症急性胰腺炎时）腹腔灌洗。

二、禁忌证

（1）广泛腹膜粘连者。

（2）有肝性脑病先兆、包虫病及巨大卵巢囊肿者。

（3）大量腹水伴有严重电解质紊乱者禁忌大量放腹水。

（4）精神异常或不能配合者。

（5）妊娠。

三、操作步骤

（1）术前嘱患者排尿，以防刺伤膀胱。

（2）放液前先测血压、脉搏，量腹围，检查腹部体征。

（3）根据病情和需要可取坐位、半卧位、平卧位。

（4）左下腹部穿刺点：脐与左髂前上棘连线的中外1/3处，此处可避免损伤腹壁下动脉，肠管较游离不易损伤。放腹水时通常选用左侧穿刺点，此处不易损伤腹壁动脉。而肝硬化因脾功能亢进常选取麦氏点，少量或包裹性腹水常须B超指导下定位穿刺。

（5）将穿刺部位常规消毒，戴无菌手套，铺消毒洞巾，自皮肤至腹膜壁层用2%利多卡因逐层作局部浸润麻醉。

（6）术者左手固定穿刺部皮肤，右手持针经麻醉处垂直刺入腹壁，待针锋抵抗感突然消失时，表示针尖已穿过腹膜壁层，助手戴手套后，用消毒血管钳协助固定针头，术者抽取腹水，并留样送检。诊断性穿刺：可直接用20mL或50mL注射器及适当针头进行。大量放液时：可用中心静脉导管置管，并于针座接引流袋，将腹水引入袋中记录量并送化验检查。

（7）抽液完毕，拔出穿刺针，穿刺点用碘伤消毒后，覆盖无菌纱布，稍用力压迫穿刺部位数分钟，用胶布固定，测量腹围、脉搏、血压，检查腹部体征。如无异常情况，送患者回病房，嘱患者卧床休息。观察术后反应。

四、注意事项

（1）术中密切观察患者，如有头晕、心悸、恶心、气短、脉搏增快及面色苍白等，应立即停止操作，并进行适当处理。

（2）放液不宜过快、过多，肝硬化患者一次放液一般不超过3000mL，过多放液可诱发肝性脑病和电解质紊乱，但在补充大量白蛋白基础上（一般放腹水1000mL补充白蛋白6~8g），也可大量放液。

（3）在放腹水时若流出不畅，可将穿刺针稍移动、变换体位或用生理盐水冲洗中心静脉导管。

（4）注意无菌操作，以防止腹腔感染，术后应密切观察有无出血和继发感染的并发症。

第二节　胸腔穿刺术

一、适应证

（1）明确胸腔积液的性质，找出病原，协助诊断。
（2）缓解大量积液或积气所致肺压迫症状。
（3）引流脓液治疗脓胸，避免胸膜粘连影响肺功能。
（4）向胸腔内注入药物。

二、禁忌证

（1）未纠正的凝血疾病。
（2）对麻醉药过敏。
（3）病情危重（心肺功能不全等）。
（4）精神异常或不能配合者。
（5）穿刺部位皮肤感染。
（6）相对禁忌证：机械通气和肺大疱患者。

三、操作步骤

（1）嘱患者取坐位面向椅背，两前臂置于椅背上，前额伏于前臂上。不能起床者可取半卧位，患侧前臂上举抱于枕部。

（2）穿刺点应根据胸部叩诊选择实音明显的部位进行，常选择肩胛下角线第 7~9 肋间，腋后线第 7~8 肋间，腋中线第 6~7 肋间，腋前线第 5~6 肋间。而叩诊不明显或包裹性胸水常须 B 超指导下定位穿刺。

（3）将穿刺部位常规消毒，戴无菌手套，铺消毒洞巾。

（4）用 2%利多卡因在下一肋骨上缘穿刺点自皮肤至胸膜壁层进行局部浸润。

（5）术者左手固定穿刺部皮肤，右手持针经麻醉处垂直刺入胸壁，待针锋抵抗感突然消失时，表示针尖已穿过胸膜壁层，助手戴手套后，用消毒血管钳协助固定针头，术者抽取胸水，并留样送检。诊断性穿刺：可直接用 20mL 或 50mL 注射器及适当针头进行。大量放液时：可用中心静脉导管置管，并于针座接引流袋，将胸水引入袋中记录量并送化验检查。

（6）抽液完毕，拔出穿刺针，穿刺点用碘仿消毒后，覆盖无菌纱布，稍用力压迫穿刺部位数分钟，用胶布固定。如无异常情况，送患者回病房，嘱患者卧床休息。观察术后反应。

四、注意事项

（1）操作前应向患者说明穿刺目的，消除顾虑，同时签好知情同意书；对精神紧张者，可于术前半小时给地西泮 10mg 以镇静镇痛。

（2）操作中应密切观察患者的反应，如患者有头晕、面色苍白、出汗、心悸、胸部压迫感或剧痛、晕厥等胸膜过敏反应；或出现连续性咳嗽、气短、咳泡沫痰等现象时，立即停止抽液，并皮下注射 0. 1%肾上腺素 0. 3~0. 5mL，或进行其他对症处理。

（3）在放胸水时若流出不畅，可将穿刺针稍移动、变换体位或用生理盐水冲洗中心静脉导管。

（4）一次抽液不应过多、过快。诊断性抽液，50~100mL 即可。减压抽液，首次不超过 600mL，以后每次不超过 1000mL。如为脓胸，每次尽量抽尽，疑有化脓性感染时，助手用无菌试管留取标本，行涂片革兰染色镜检、细菌培养及药敏试验。检查瘤细胞，至少需要 100mL，并应立即送检，以免细胞自溶。

（5）严格无菌操作，操作中要始终保持胸膜负压，防止空气进入胸腔。

（6）应避免在第 9 肋间以下穿刺，以免穿透膈肌，损伤腹腔脏器。

（7）注意无菌操作，以防止胸腔感染，术后应密切观察有无出血和继发感染的并发症。

（8）恶性胸腔积液，可在胸腔内注入抗肿瘤药或硬化剂诱发化学性胸膜炎，促使脏层与壁层胸膜粘连，闭合胸腔。

第三节　骨髓穿刺（活检）术

一、适应证

（1）血液病的诊断。

（2）血液病治疗中疗效观察。

（3）恶性肿瘤怀疑骨髓转移。

（4）寄生虫学检查。

（5）骨髓液的细菌学检查。

二、禁忌证

（1）血友病。

（2）严重凝血功能障碍者，如 PLT<20×10^9/L 应特别注意。

（3）穿刺部位有感染者。

三、操作步骤

（1）选择穿刺部位。

1）髂前上棘穿刺点：以髂前上棘后 1~2cm 处。

2）髂后上棘穿刺点：骶椎两侧、臀部上方突出部位。

3）胸骨穿刺点：胸骨柄、胸骨体相当于第 1、2 肋间隙的部位。

4）腰椎棘突穿刺点：腰椎棘突突出部位。

（2）体位。

1）髂前上棘和胸骨穿刺点：仰卧位。

2）髂后上棘穿刺点：侧卧位。

3）腰椎棘突穿刺点：坐位或侧卧位。

（3）将穿刺部位常规消毒，戴无菌手套，铺消毒洞巾。

（4）用 2%利多卡因自皮肤至骨膜做局部浸润麻醉，先打皮丘后垂直进针，边进针边回抽边注射。

（5）术者左手拇指及示指分别在髂前上棘内外固定皮肤，右手持穿刺针垂直刺入达骨膜后沿针体长轴左右旋转，缓缓刺入骨质，刺入约 1cm 骨髓腔时有落空感，且穿刺针已固定于骨质后，即拔出针芯，接上 20mL 干燥注射器，抽出骨髓 0. 1~0. 2mL 作涂片检查；如作细菌培养，再取 5~10mL。

（6）抽液完毕，拔出穿刺针，穿刺点用碘仿消毒后，覆盖无菌纱布，稍用力压迫穿刺部位数分钟，用胶布固定。如无异常情况，送患者回病房，嘱患者卧床休息。观察术后反应。

四、注意事项

（1）注射器与穿刺针必须干燥，以免发生溶血。

（2）穿刺针进入骨质后避免摆动过大发生折断，避免用力过猛，穿刺过深。

（3）抽取骨髓涂片检查时，应缓慢增加负压，当注射器内见血后应立即停止抽吸，以免骨髓稀释。取下注射器时，应迅速插回针芯，以防骨髓外溢。

（4）同时要作涂片及单抗、遗传学检查及骨髓培养者，应先抽取少量骨髓涂片，然后再按实验室要求抽取一定骨髓液，不可一次抽取。

第四节　腰椎穿刺术

一、适应证

（1）协助诊断颅内感染性、免疫炎症性疾病，脑膜肿瘤，中枢神经血管性疾病。

（2）治疗（鞘内给药），蛛网膜下腔出血时腰椎穿刺放出少量血性脑脊液以缓解症状。

二、禁忌证

（1）颅内占位性病，尤其是后颅窝占位性病变。

（2）颅内高压综合征，甚至疑有脑疝者。

（3）腰椎穿刺处局部感染或脊柱病变。

（4）有出血倾向者。

（5）生命体征不平稳者。

三、操作步骤

（1）体位。嘱患者侧卧硬板床，背部与床面垂直，脊柱与床面平行，头向前胸部屈曲，双手抱膝，紧贴腹部，使躯干呈弓形。

（2）定位。以双侧髂后上棘与后正中线交汇处为穿刺点，此处相当于第3、第4腰椎间隙，记号笔做标记。

（3）将穿刺部位常规消毒，戴无菌手套，铺消毒洞巾。

（4）用2%利多卡因自皮肤至椎间韧带做局部浸润麻醉，先打一个皮丘，边抽吸边进针边麻醉。

（5）术者左手示指与中指固定穿刺处皮肤，右手持穿刺针，以垂直背部的方向缓慢刺入，针尖稍斜向头部，进针4~6cm（儿童2~3cm），当针尖抵抗感突然消失时停止进针，并固定拔出针芯，可见无色透明脑脊液流出。开始测压，接上测压管，测量压力。需要了解蛛网膜下腔有无阻塞，可做动力试验（亦称压颈试验）。即于测定初压后压迫患者一侧颈静脉 10s，进行观察判断。

1）若脑脊液压力于压颈后立即上升至原来水平 1 倍，解除压迫后，在 20s 内迅速下降至原来水平，表明蛛网膜下腔无阻塞。

2）若脑脊液压力于压颈后不上升，表明蛛网膜下腔完全阻塞。

3）若脑脊液压力于压颈后缓慢上升，解除压迫后又缓慢下降或不下降，表明蛛网膜下腔有不完全阻塞。测压后取下测压管，用试管接脑脊液送检。

（6）抽液完毕，拔出穿刺针，穿刺点用碘仿消毒后，覆盖无菌纱布，稍用力压迫穿刺部位数分钟，用胶布固定。如无异常情况，送患者回病房，嘱患者平卧 4~6h。观察术后反应。

四、注意事项

（1）防止低压性头痛，主要因为穿刺针过粗或过早起床或脑脊液自穿刺孔处外漏所引起。患者站立时头痛加重，平卧后缓解，经 1~3 天可消失，长者可达 7~10 天。一旦发生，患者应平卧，多饮用盐水，或静脉点滴生理盐水 500~1000mL，或加垂体后叶素，以促进脑脊液的分泌。

（2）颅内压增高者，不宜作腰椎穿刺，以避免脑脊液动力学的突然改变，使颅腔与脊髓腔之间的压力不平衡，导致脑疝形成。

（3）穿刺过程中如出现脑疝症状时（如瞳孔不等大、意识不清、呼吸异常），应立即停止放液，并向椎管内注入空气或生理盐水（10~12mL），静脉注射 20%甘露醇 250mL。

（4）有躁动不安和不能合作者，可在镇静药或基础麻醉下进行，需有专人辅助。

第五节　肝脏穿刺活检术、肝脏穿刺抽脓术

一、肝脏穿刺活检术

（一）适应证

（1）不明原因的肝大、肝功能异常。

（2）全身性疾病疑有肝脏受累，如肝结核、系统性红斑狼疮、恶性组织细胞病。

（3）对肝炎进行诊断、分型及判断治疗效果。

（4）确定肝脏占位性病变的性质。

（二）禁忌证

（1）凝血功能障碍，如血友病、凝血时间延长、PLT<80×10^9/L以下者。

（2）大量腹水或重度黄疸者。

（3）右侧胸腔感染。

（4）肝包虫病、海绵状血管瘤、肝浊音界明显缩小。

（5）位于肝脏表面的肿瘤穿刺宜慎重。

（6）肝昏迷者、儿童、老年人与不能合作的患者。

（7）严重高血压者（收缩压> 180mmHg）。

（三）操作步骤（活检枪）

（1）穿刺点一般取右侧腋中线第8、第9肋间、肝实音处穿刺。疑诊肝癌者，宜选较突出的结节处在超声定位下穿刺。

（2）将穿刺部位常规消毒，戴无菌手套，铺消毒洞巾。

（3）用2%利多卡因由皮肤至肝被膜进行局部麻醉。

（4）在超声引导下将活检针刺入肝或肿块边缘稍停，出针后立即抽出。

（5）局部敷以消毒纱布，小盐袋压迫，再用高弹力腹带束紧，严密观察脉搏、血压6h。

（四）注意事项

（1）术前应检查血小板数、凝血酶原时间（PT）、部分凝血活酶时间（APTT）等，如有异常，应肌内注射维生素K_1 10mg，每日1次，3天后复查，如仍不正常，不应强行穿刺。

（2）穿刺前应测血压、脉搏，并行胸片，观察有无肺气肿、胸膜肥厚。验血型，以备必要时输血。若过度紧张，必要时术前1h服用地西泮10mg。

（3）术后应卧床24h，在4h内每隔15～30min测血压、脉搏一次，如有脉搏增快细弱、血压下降、烦躁不安、面色苍白、出冷汗等内出血现象，应紧急处理。

二、肝脏穿刺抽脓术

（一）适应证

肝脓肿的诊断和治疗。

（二）禁忌证

同肝脏穿刺活检术。

（三）操作步骤（中心静脉导管留置）

（1）术前准备同肝脏穿刺活检术。如疑为阿米巴肝脓肿时，则应先用甲硝唑抗阿米巴药治疗 2~4 天，待肝充血和肿胀稍减轻时再行穿刺；若疑为细菌性肝脓肿，则应在抗生素控制下进行穿刺。

（2）在超声检查进行脓腔定位后再行穿刺。

（3）将穿刺部位常规消毒，戴无菌手套，铺消毒洞巾。

（4）用 2%利多卡因由皮肤至肝被膜进行局部麻醉。

（5）在超声引导下将穿刺针刺入脓腔，若能抽出脓液提示已进入脓腔，再用中心静脉导管置入脓腔，以便抽尽脓液及注入药物治疗。

（6）局部敷以消毒纱布，严密观察脉搏、血压 6h。

（四）注意事项

（1）有出血倾向、严重贫血和全身状况极度衰弱者，应积极处理后慎重穿刺。

（2）穿刺时要抑制咳嗽与深呼吸，以免针头划伤肝组织引起出血。

（3）穿刺后局部疼痛可服镇痛药。如右肩部剧痛伴气促，则多为膈损伤，除给镇痛药镇痛外，严密观察病情变化。

（4）术后应定时测量脉搏、血压，直至稳定。如有内出血征象，应及时处理。

第六节　导尿术

一、适应证

（1）急、慢性尿潴留，危重患者尿量监测。

（2）探查尿道有无梗阻；测定残余尿量；进行膀胱尿道测压及逆行性膀胱造影检查等。

（3）膀胱尿瘘的治疗及防止输尿管反流。

（4）盆腔手术的术前准备；大中型手术中防止膀胱过度充盈及观察尿量。

二、禁忌证

（1）急性尿道炎、急性前列腺炎、附睾炎。

（2）尿道损伤已完全断裂的患者。

（3）尿道狭窄，导尿管无法插入的患者。

三、操作步骤

（1）患者仰卧，两腿屈膝外展，臀下垫油布或中单。患者先用肥皂液清洗外阴；男患者翻开包皮清洗。

（2）以2%红汞或0.1%苯扎溴铵（新洁尔灭）或0.1%氯己定（洗必泰）溶液由内向外环形消毒尿道口及外阴部。而后外阴部盖无菌洞巾，男性则用消毒巾裹住阴茎，露出尿道口。

（3）术者戴无菌手套站于患者右侧，以左手拇指、示指挟持阴茎，女性则分开小阴唇露出尿道口，右手将涂有无菌润滑油的导尿管慢慢插入尿道，导尿管外端用止血钳夹闭，将其开口置于消毒弯盘中。男性进入15~20cm，女性进入6~8cm，松开止血钳，尿液即可流出。

（4）需做细菌培养者，留取中段尿于无菌试管中送检。

（5）术后将导尿管夹闭后再徐徐拔出，以免管内尿液流出污染衣物。如需留置导尿时，则以胶布固定尿管，以防脱出，外端以止血钳夹闭，管口以无菌纱布包好，以防尿液逸出和污染；或接上留尿无菌塑料袋，挂于床侧。

四、注意事项

（1）严格无菌操作，避免引起感染。

（2）操作时，注意手法，动作轻柔，插管发生阻力时，要分析原因，决不能盲目、粗暴插入，以免尿道损伤。

（3）插入的深度要根据尿道的长度插入，还要考虑个体的高矮稍有差异，见尿后再进5~7cm，即尿管头部的气囊部分要全部进入膀胱，防止气囊部分留在尿道内口外，造成尿道受压、缺血、坏死，导致损伤。

（4）为尿潴留患者导尿时，须缓慢排空膨胀的膀胱，否则突然而快速地降低膀胱内压可引起膀胱急性出血。第一次放尿不能超过1000mL，老年、体弱者500~800mL。

第七节 淋巴结穿刺术、淋巴结活检术

一、淋巴结穿刺术

（一）适应证

疑诊淋巴瘤、淋巴结结核、癌转移、黑热病及真菌病等。

（二）禁忌证

（1）可能的或已肯定的原发性恶性肿瘤。

（2）肿大的淋巴结直接靠近大动脉或神经。

（三）操作步骤

（1）选择适于穿刺的部位，一般取肿大较明显的淋巴结。

（2）常规消毒局部皮肤和术者手指。

（3）术者以左手示指和拇指固定淋巴结，右手持 10mL 干燥注射器将针头直接刺入淋巴结内，深度依淋巴结大小而定，然后边拔针边用力抽吸，利用空针内的负压将淋巴结内的液体和细胞成分吸出。

（4）固定注射器内栓拔出针头后将注射器取下，充气后再将针头内的抽出液喷射到玻璃片上制成均匀涂片，染色镜检。

（5）术后穿刺部位用无菌纱布覆盖，并以胶布固定。

（四）注意事项

（1）最好在饭前穿刺，以免抽出物中含脂质过多，影响染色。

（2）若未能获得抽出物时，可将针头再由原穿刺点刺入，并可在不同方向连续穿刺，抽吸数次，只要不发生出血，直到取得抽出物为止。

（3）注意选择易于固定的部位，淋巴结不宜过小，且应远离大血管。

（4）在制涂片之前要注意抽出物的外观性状。一般炎症抽出液色微黄；结核病变可见干酪样物；结核性脓液有黄绿色或乌灰色黏稠液体。

二、淋巴结活检术

(一) 适应证

(1) 不明原因淋巴结肿大，经抗感染治疗无好转，肿大淋巴结无减小。

(2) 发现淋巴结肿大，经临床、影像和实验室检查不能明确诊断，无病理诊断依据，不能确定治疗方案。

(3) 恶性肿瘤病史，需确定是否有淋巴结转移者。

(二) 禁忌证

(1) 严重出血倾向，中性粒细胞减少 $<1\times10^9/L$，或穿刺部位有明显感染。

(2) 极度衰弱不合作者。

(3) 肿大的淋巴结直接靠近大动脉或神经。

(三) 操作步骤

(1) 活检部位，一般取肿大明显的淋巴结。全身浅表淋巴结均肿大者，尽量少取腹股沟淋巴结。疑为恶性疾病转移者，按淋巴引流方向，摘取相应组群淋巴结检查，阳性率高。如疑为胸腔恶性病变者，多选右锁骨上；腹腔恶性疾病者，多选左锁骨上；盆腔及外阴部恶性病变者，多选腹股沟淋巴结活检为宜。

(2) 常规消毒欲穿刺的部位，穿刺者左手拇指、示指及中指用乙醇擦洗后，固定欲穿刺的淋巴结。

(3) 抽取 2%利多卡因做局部浸润麻醉。

(4) 常规方法摘取淋巴结，摘取淋巴结立即置于 10%甲醛或 95%乙醇中固定及时送检。

(5) 术后穿刺部位用无菌纱布覆盖，并以胶布固定。

(四) 注意事项

(1) 淋巴结局部有明显炎症反应或即将溃烂者，不宜穿刺。

(2) 刺入淋巴结不宜过深，以免穿通淋巴结而损伤附近组织。

(3) 穿刺一般不宜选用腹股沟淋巴结。

第八节　股静脉置管术

一、适应证

（1）需做人工肝、血液透析、药物治疗。

（2）需测中心静脉压、行右心导管检查术者。

（3）外周静脉穿刺困难，但需采集血标本或急救时静脉内注药者。

二、禁忌证

（1）有明显出血倾向者。

（2）穿刺部位有感染。

（3）不合作、烦躁不安的患者。

（4）下肢有静脉血栓者。

三、操作步骤

（1）患者取平卧位，其穿刺下肢伸直并轻微外展外旋。

（2）局部常规消毒，铺无菌洞巾，2%利多卡因 2mL 局部麻醉并探明位置和深度。

（3）左手在腹股沟韧带中点下方 2～3cm 摸到股动脉搏动明显部位，并予以固定。

（4）右手持注射器，使针头和皮肤呈 30°～45°，在股动脉内侧 0.5～1cm 处穿入，然后缓缓抽吸空针，见抽出暗红色血液后即固定针头位置。

（5）置导丝，再用外套管扩管，然后沿导丝置导管。

（6）回抽血顺畅，先以生理盐水 10mL 推入，再以肝素 1～2mL 推入后封管，再缝线固定后敷贴。

四、注意事项

（1）严格执行无菌技术操作。

（2）穿刺应为 30°～45°，以免穿破血管。如抽出鲜红血液，即示误入股动脉，应立即拔针，加压 5min 以上止血。

第九节　胃管插入术

一、适应证

（1）急性胃扩张、上消化道穿孔或胃肠道有梗阻。

（2）急腹症有明显胀气者或较大的腹部手术前等。

（3）昏迷患者或不能经口进食者，如口腔疾病、口腔和咽喉手术后的患者。

（4）不能张口的患者，如破伤风患者。

（5）早产儿和病情危重的患者以及拒绝进食的患者。

（6）服毒自杀或误食中毒需洗胃的患者。

二、禁忌证

（1）鼻咽部有癌肿或急性炎症的患者。

（2）食管静脉曲张，上消化道出血，胃炎，鼻腔阻塞，食管、贲门狭窄或梗阻，心力衰竭和重度高血压患者。

（3）吞食腐蚀性药物的患者。

三、操作步骤

（1）患者取半坐卧位，铺治疗巾，置弯盘于口角，清洁患者选择通气顺利一侧鼻孔。取出胃管，测量胃管插入长度，成人插入长度为45~55cm，测量方法有以下两种：一是从前额发际至胸骨剑突的距离；二是由鼻尖至耳垂再到胸骨剑突的距离。

（2）用石蜡油润滑胃管前段，左手持纱布托住胃管，右手持镊子夹住胃管前段，沿选定的鼻孔插入胃管，先稍向上而后平行再向后下缓慢轻轻地插入，缓慢插入到咽喉部（14~16cm），嘱患者作吞咽动作，当患者吞咽时顺势将胃管向前推进，直至预定长度。初步固定胃管，检查胃管是否盘曲在口中。

（3）确定胃管位置，通常有三种方法。

①抽取胃液法，这是确定胃管是否在胃内最可靠的方法。然后用胶布固定胃管于鼻翼处。

②听气过水声法，即将听诊器置患者胃区，快速经胃管向胃内注入10mL的空气，听

到气过水声。

③将胃管末端置于盛水的治疗碗内，无气泡逸出。

(4) 确认胃管在胃内后，用纱布拭去口角分泌物，撤弯盘，摘手套，用胶布将胃管固定于面颊部。将胃管末端反折，用纱布包好，撤治疗巾，用别针固定于枕旁或患者衣领处。

四、注意事项

(1) 插管动作要轻稳，特别是在通过咽、喉、食管的三个狭窄处时，以避免损伤食管黏膜。操作时强调是“咽” 而不是“插”。

(2) 在插管过程中患者出现恶心时应暂停片刻，嘱患者做深呼吸，以分散患者的注意力，缓解紧张，减轻胃肌收缩；如出现呛咳、呼吸困难提示导管误入喉内，应立即拔管重插；如果插入不畅时，切忌硬性插入，应检查胃管是否盘在口咽部，可将胃管拔出少许后再插入。

(3) 昏迷患者插管时，应将患者头向后仰，当胃管插入会厌部时约 15cm，左手托起头部，使下颌靠近胸骨柄，加大咽部通道的弧度，使管端沿后壁滑行，插至所需长度。

第十节　结核菌素试验

结核菌素试验，也称 PPD 试验。

一、适应证

(1) 为接种卡介苗（由减毒牛型结核杆菌悬浮液制成的活菌苗）提供依据。如结核杆菌素试验阳性时，表明体内已感染过结核杆菌，无须再接种卡介苗。阴性者是卡介苗的接种对象。

(2) 为测定免疫效果提供依据。一般在接种卡介苗 3 个月以后，应做结核菌素试验，了解机体对卡介苗是否产生免疫力。

(3) 用于诊断与鉴别。诊断结核菌素试验对青少年儿童及老年人的结核病的诊断和鉴别有重要作用。

二、禁忌证

(1) 患眼结膜炎、中耳炎、青霉素过敏或家族过敏者。

（2）发热、体温在 37.5°C 以上者，急性传染病。

（3）皮肤病或家族皮肤病史、白癜风。

（4）以往预防接种有过敏反应或体弱多病者。

（5）有过敏性哮喘、湿疹、荨麻疹、癫痫、癔症等神经系统疾病。

三、操作步骤

（1）以 PPD0.1mL（5U）于左或右前臂内侧行皮内注射，在穿刺处周围皮肤将出现红晕、硬结反应，注射 48~72h 后测量和记录反应面积。

（2）结果判断：试验后 48~72h 观察结果，以局部皮下硬结大小为准。

1）阴性：用（-）表示，无硬结或局部皮肤轻度发红或硬结平均直径小于 5mm。

2）阳性：用（+）的多少表示。

a. 一般阳性：硬结平均直径 5~9mm（+）；

b. 中度阳性：硬结平均直径 10~19mm（++）；

c. 强阳性：硬结平均直径>20mm（+++）或虽不足 20mm 但局部出现水泡坏死或淋巴管炎。

（3）临床意义。

①阴性：常见于未曾感染过结核杆菌或还处于结核感染早期（4~8 周）或血行播散型肺结核等重症结核患者、使用免疫抑制剂或糖皮质激素者、HIV（+）或恶性肿瘤者以及结节病者等。

②阳性：常提示有结核感染，3 岁以下儿童需按活动性结核处理，成人强阳性需考虑有活动性结核可能。

四、注意事项

（1）皮试前若前臂内侧皮肤有损伤或恰遇假期时间，则需重新安排皮试时间。

（2）老年人对 PPD 反应较年轻人慢，可能需要 72h 才能检查到反应结果。

（3）约 20%活动性结核患者可呈假阴性，建议初次注射 1~3 周后重复 PPD 试验，可由于助强效应呈现阳性反应。

参考文献

［1］曹雪涛．医学免疫学［M］．6 版．北京：人民卫生出版社，2013.
［2］龚非力．医学免疫学［M］．3 版．北京：科学出版社，2009.
［3］李兰娟，任红．传染病学［M］．8 版．北京：人民卫生出版社，2013.
［4］王宇明．感染病学［M］．2 版．北京：人民卫生出版社，2010.
［5］李凡，徐志凯．医学微生物学［M］．8 版．北京：人民卫生出版社，2013.
［6］诸欣平，苏川．人体寄生虫学［M］．8 版．北京：人民卫生出版社，2013.
［7］万学红，卢雪峰．诊断学［M］．8 版．北京：人民卫生出版社，2013.
［8］白雪帆，徐志凯．肾综合征出血热［M］．2 版．北京：人民卫生出版社，2013.
［9］陈灏珠．实用内科学［M］．11 版．北京：人民卫生出版社，2005.
［10］陆再英，钟南山．内科学［M］．7 版．北京：人民卫生出版社，2008.
［11］陈灏珠．实用内科学［M］．13 版．北京：人民卫生出版社，2009.
［12］王家珑，李绍白．肝脏病学［M］．3 版．北京：人民卫生出版社，2013.
［13］骆抗先，陈金军，李平．乙型肝炎基础和临床［M］．4 版．北京：人民卫生出版社，2012.
［14］陈锦治，王旭辉，杨敬，等．突发公共卫生事件预防与应急处理［M］．南京：东南大学出版社，2005.
［15］郭新彪，刘君卓．突发公共卫生事件应急指引［M］．北京：化学工业出版社，2009.
［16］左群，杨瑛．突发公共卫生事件防控与救助［M］．北京：人民军医出版社，2005.
［17］李广明．感染性疾病的诊断与综合治疗学［M］．长春：吉林科学技术出版社，2018.
［18］冯玉卿．感染性疾病临床诊疗［M］．长春：吉林科学技术出版社，2018.
［19］侯新生，等．实用临床感染性疾病学（上）［M］．长春：吉林科学技术出版社，2016.
［20］王煜，许银，丁静雯，等．感染性疾病诊断与治疗［M］．西安：西安交通大学出版社，2015.
［21］阮丽仙．临床常见感染性疾病诊疗［M］．昆明：云南科技出版社，2014.
［22］商庆华．临床感染性疾病理论与实践［M］．西安：西安交通大学出版

社，2014.
[23] （美）索斯威克．感染性疾病临床短期教程［M］．2 版．天津：天津科技翻译出版公司，2011.
[24] 姜丙华，杨淑丽，杨保华．感染性疾病诊断与治疗［M］．天津：天津科学技术出版社，2008.
[25] 韩晋，赵庆国，刘华，等．感染性疾病药物治疗学［M］．天津：天津科学技术出版社，2010.
[26] 熊旭东．实用感染性疾病药物治疗［M］．北京：人民军医出版社，2009.
[27] 赵钢．中枢神经系统感染临床诊断的现状和研究思路［J］．中国神经免疫学和神经病学杂志，2011，18（6）：381-382.
[28] 中华医学会，中华中医药学会．传染性非典型肺炎（SARS）诊疗方案［J］．中华医学杂志，2003. 83（19）：1731-1752.
[29] 中国防痨协会．耐药结核病化学治疗指南（2009）［J］．中国防痨杂志，2010，42（4.）：181-197.
[30] 张文宏，李忠民．全球结核病控制六十年规划的成果、现状和展望［J］．中华微生物学与免疫学杂志，2013，33（1）：47-55.
[31] 中华医学会肝病学分会，中华医学会感染病分会．慢性乙型肝炎防治指南（2015 年更新版）［J］．中华肝脏病杂志，2015，23（12）：888-905.
[32] 中华医学会肝病学分会，中华医学会感染病分会．丙型肝炎防治指南（2015 年更新版）［J］．中华肝脏病杂志，2015，23（12）：906-923.
[33] 张彩霞，吴玉娟．传染病防控的国际合作机制演进与国际卫生法的实践［J］．广州广播电视大学学报，2010，196（6）：33-37.
[34] 崔玉洁．传染病防控新型国际合作机制探讨［J］．现代商贸工业，2009，21（11）：91-92.